Pravin B. Jain

Grundlagen der Kinderheilkunde

GRUNDLAGEN DER
KINDERHEILKUNDE

Lehrbuch und Materia Medica

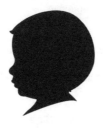

PRAVIN B. JAIN

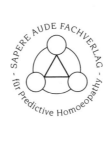

SAPERE AUDE FACHVERLAG
- für Predictive Homoeopathy -

Die Deutsche Nationalbibliothek verzeichnet diese Publikation in der Deutschen Nationalbibliographie; detaillierte bibliographische Daten sind im Internet über http://d-nb.de abrufbar.

JAIN, PRAVIN: Grundlagen der Kinderheilkunde. Lehrbuch und Materia Medica

1. vollständig überarbeitete Auflage, Oktober 2014

Englische Originalausgabe:
Essentials of Pediactrics, Published by Nitya Publications, Mumbai, India, Third Edition 2010

Herausgegeben von Gunter Stegk und Steffen Frey im Sapere Aude Fachverlag für Predictive Homoeopathy.

Übersetzung, Bearbeitung und Satz:	Steffen Frey
Lektorat, Gestaltung und Einband:	Steffi Redes
Mitarbeit:	Gunter Stegk, Andreas Krafka
Gesamtherstellung:	Drusala (www.drusala.cz)

© Copyright der deutschen Ausgabe 2014

Sapere Aude Fachverlag für Predictive Homoeopathy
Zillertalstr. 59, 13187 Berlin

info@predictive-verlag.de | www.predictive-verlag.de

ISBN 978-3-9816111-1-3

Inhalt

Teil 1 –
Grundlagen

Teil 2 –
Materia Medica

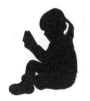

Verzeichnis der Arzneimittelbilder in der Materia Medica

Abrot.	Bism.	Hep.	Mang.	Puls.
Acon.	Bor.	Hyos.	Med.	Rheum
Aeth.	Brom.	Ign.	Merc.	Rhus-t.
Agar.	Bry.	Iod.	Merc-d.	Sabad.
All-c.	Bufo	Ip.	Mez.	Sanic.
Aloe	Calc.	Kali-bi.	Mosch.	Sec.
Alum.	Calc-p.	Kali-br.	Nat-c.	Sep.
Ambr.	Calc-s.	Kali-c.	Nat-m.	Sil.
Am-c.	Caps.	Kali-i.	Nat-p.	Spong.
Anac.	Carc.	Kali-m.	Nat-s.	Staph.
Ant-c.	Caust.	Kali-p.	Nit-ac.	Stram.
Ant-t.	Cham.	Kali-s.	Nux-m.	Sulph.
Apis	Chin.	Kreos.	Nux-v.	Syph.
Arg.	Cina	Lac-c.	Op.	Tarent.
Arg-n.	Cupr.	Lac-d.	Ph-ac.	Thuj.
Ars.	Dulc.	Lach.	Phos.	Tub.
Aur.	Ferr.	Lyc.	Pic-ac.	Verat.
Bar-c.	Gels.	Mag-c.	Plb.	Zinc.
Bar-m.	Graph.	Mag-m.	Podo.	
Bell.	Hell.	Mag-p.	Psor.	

Vorwort der Herausgeber

Doktor Pravin B. Jains ‹Grundlagen der Kinderheilkunde› präsentiert eine einfache, klar strukturierte Methode zur homöopathischen Fallaufnahme und Fallanalyse bei Kindern. Auch wenn dieses Buch nicht zum offiziellen Kanon der Predictive Homœopathy gehört, ist es doch ein wertvoller Beitrag zur Praxis einer an genetisch veranlagten Eigenschaften orientierten Homöopathie und eine Bereicherung sowohl für angehende als auch für erfahrene Homöopathen. Ursprünglich beruht es auf der Idee, den Ansatz von Prafull Vijayakars ‹Die homöopathische Behandlung der akuten Krankheiten› auf die Behandlung von Kindern zu übertragen: Mit Hilfe weniger grundlegender Eigenschaften werden Mittelgruppen gebildet, anhand derer entlang eines Flussdiagramms differenziert wird. Das ist u. a. deshalb möglich, weil die ursprüngliche Veranlagung von Kindern, an erster Stelle ihr Temperament, noch weniger durch sykotische Anpassungen an gesellschaftliche Zwänge und Erwartungen überdeckt ist und klarer zutage tritt als bei unseren erwachsenen Patienten.

Doktor Jains Methode hat sich als überaus praktisch erwiesen. Nachdem sie vor über zehn Jahren der Öffentlichkeit vorgestellt wurde, unter anderem im Rahmen des Predictive National Workshops 2002 in Mahabaleshwar, hat sie sich durch die Arbeit des Autors und die Rückmeldungen zahlreicher Therapeuten kontinuierlich weiterentwickelt: Die Anzahl der Mittel im Flussdiagramm hat sich gegenüber der ersten Auflage fast vervierfacht und in seiner Heimat Indien hat Dr. Jain ein ganzes ‹Homœo-Care› genanntes Netzwerk von Kinderpraxen aufgebaut. Diese Praxen arbeiten nach seiner Methode und verfügen über eine entsprechende Einrichtung. Die Fallaufnahme bspw. findet in einem speziellen Spiel- und Beobachtungszimmer statt, in dem das Verhalten des Kindes und seine Interaktion mit verschiedenen Objekten gemäß Dr. Jains Leitsatz von der ‹überragenden Bedeutung der Beobachtung› studiert werden kann. Dabei geht es v. a. um die Ermittlung der drei wichtigsten Eigenschaften eines Kindes: der Soziabilität bzw. Interaktivität, der Aktivität und der Destruktivität. Sie bilden die sogenannte Soziabilitäts-Aktivitäts-Destruktivitäts-Achse oder kurz SAD-Achse, die die zentrale Komponente der Jainschen Fallanalyse und damit auch dieses Buches darstellt.

Prafull Vijayakar:
Die homöopathische
Behandlung der akuten
Krankheiten

Prafull Vijayakar et al.:
Workshop-Mitschrift.
Mahabaleshwar 2002

www.homoeocare.co.in

Das vorliegende Buch gliedert sich in zwei Teile: ein Lehrbuch über die Grundlagen der Kinderbehandlung und eine speziell für die pädiatrische Praxis zusammengestellte Materia Medica mit Flussdiagramm. Im ersten Teil wird das SAD-Konzept umfassend erläutert: Was muss eine vollständige Fallaufnahme abdecken? Wie sind die Daten aus der Fallaufnahme im Hinblick auf die Altersgruppe des Kindes zu deuten? Wie können wir Geist und Gemüt bzw. das Temperament eines Kindes richtig verstehen? Zum Gebrauch

Wenn Sie sich mit der SAD-Achse vertraut gemacht haben, können Sie das Flussdiagramm nutzen, um bei der Fallanalyse zu einer Gruppe wahrscheinlicher Mittel zu gelangen. Diese Mittel können dann mithilfe der Materia Medica differenziert werden, indem die Fallanalyse durch Hinzufügen von Durst, Temperatur, Körpermerkmalen und charakteristischen Gemütssymptomen vervollständigt wird. Im sechsten Kapitel wird dieses Vorgehen anhand einer Kasuistik demonstriert und erläutert.

Die vorliegende deutsche Ausgabe dieses Buches ist in Rücksprache mit dem Autor korrigiert und aktualisiert worden. Das Flussdiagramm wurde bereinigt und auf den neuesten Stand gebracht. Zahlreiche Illustrationen sollen einen intuitiven Zugang zum Inhalt gewährleisten und den Gedanken Dr. Jains unterstreichen, dass die homöopathische Behandlung von Kindern *mit der Beobachtung steht und fällt*. Ein Marginalienapparat ordnet wichtige Hinweise, Erläuterungen, Rubriken und Verweise unmittelbar den entsprechenden Textstellen zu. Rubriken werden nach Complete Repertory 2007 zitiert, wobei die eingeklammerte Zahl die Größe der Rubrik angibt. Arzneimittel sind im Text durch KAPITÄLCHEN gekennzeichnet. Auf die Angabe von Wertigkeiten wurde verzichtet.

Bitte beachten Sie, dass dieses Buch im indischen Kulturkreis wurzelt, der sich radikal von unserem unterscheidet. Dadurch weichen bestimmte Angaben, u.a. bei den Altersgruppen, von europäischen Standards ab. Zur Übersetzung bleibt anzumerken, dass die im Original ‹sich annähernd› und ‹sich zurückziehend› lautenden Pole der Sozialität hier mit ‹extrovertiert› und ‹introvertiert› übertragen wurden. Im vierten Kapitel wird erläutert, wie diese Eigenschaften bei Kindern zu verstehen sind. Beachten Sie bitte, dass sich die Sozialität von Kindern bei Jain mitunter von der Veranlagung der Interaktivität nach Vijayakar unterscheidet. Zur Übersetzung

Der Autor bittet auch um Ihre Rückmeldungen! Nur durch die Mitarbeit einer möglichst großen Anzahl von Kollegen kann das SAD-Konzept erweitert und perfektioniert werden. Sapere aude, incipe! drpravin@vsnl.com

Steffen Frey, Berlin im August 2014

Vorwort von Dr. Prafull Vijayakar

Prafull G. Vijayakar

Man sagt, Homöopathie wäre nicht nur eine Wissenschaft, sondern auch eine Kunst. Dabei liegt die Kunst in der Homöopathie darin, die wissenschaftlichen Prinzipien richtig auf den individuellen Fall anzuwenden. Die Methode zur Auswahl des Similimums ruht auf einer vollständigen Aufnahme der Fallgeschichte und der darauffolgenden Erfassung der maßgeblichen Veranlagungen bzw. Charakteristika eines Patienten. Diese Merkmale werden uns vom Patienten geschildert, aus der Krankengeschichte abgeleitet und vom Arzt beobachtet. Davon spricht Organon § 90, wenn es heißt: «Ist der Arzt mit Niederschreibung dieser Aussagen fertig, so merkt er sich an, was er selbst an dem Kranken wahrnimmt und erkundigt sich, was demselben hievon in gesunden Tagen eigen gewesen.» Beobachtungen gewinnen natürlich besonders dann an Bedeutung, wenn uns kein anderer Zugang zu den Merkmalen eines Individuums zur Verfügung steht, weil unser Patient seine Krankengeschichte nicht schildern kann. Daher ist die Beobachtung u. a. bei Taubstummen, Komapatienten, Kindern und Tieren sehr wichtig.

Doktor Jain hat in seinen ‹Grundlagen der Kinderheilkunde› auf hervorragende Weise die homöopathische Behandlung von Kindern auf Grundlage solcher Beobachtungen dargelegt. Er hat wichtige genetische Veranlagungen identifiziert, zu denen uns die Beobachtung einen guten Zugang bietet. An erster Stelle legt er großen Wert darauf zu bestimmen, ob ein Kind extrovertiert oder introvertiert, hyperaktiv oder hypoaktiv und destruktiv oder nicht destruktiv ist. In guter Tradition seiner Verbindung zur Predictive Homœopathy folgt er deren Grundsatz, die Mittelfindung zu vereinfachen und einen eindeutigen und dabei leicht verständlichen Weg zum Similimum aufzuzeigen. Dazu hat er ein eigenes Flussdiagramm für die Kinderbehandlung entwickelt, das sich an mein Flussdiagramm zur Behandlung der akuten Krankheiten anlehnt. Ich bin sicher, dass es sich für all jene, die Kinder wirklich in Hahnemanns Sinne ‹heilen› wollen, als sehr nützlich erweisen wird.

Dr. Prafull G. Vijayakar, 2003

10

Danksagung

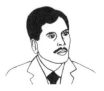

Pravin B. Jain

Dieses Buch ist aus vier Jahren praktischer Arbeit mit verschiedenen An-
sätzen zur homöopathischen Behandlung von Kindern hervorgegangen.
Es ist nun schon fast zwei Jahre her, dass ich meine erste Vorlesung über
Pädiatrie im Punjab gegeben habe, wo sie großen Anklang fand. Ich bin
meinem Lehrer und Guru Doktor Prafull Vijayakar zu Dank verpflichtet. Er
gab mir die Möglichkeit, meine Methode im Rahmen unserer Predicitve
Homœopathy-Arbeitstreffen vorzustellen. Doktor Vijayakars Buch über
‹Die homöopathische Behandlung der akuten Krankheiten› hat mich
stark beeinflusst, was sich im Aufbau dieses Buches widerspiegelt. Es verfolgt denselben Ansatz: ‹Homöopathie ist Mathematik.› und ‹Homöopathie ist einfach.› Das sind die Leitsätze Dr. Vijayakars und mit diesem
Buch möchte ich seinen Gedanken unterstreichen, dass die Homöopathie, richtig verstanden, wirklich sehr einfach ist. Und so gilt mein tief
empfundener Dank meinen Kollegen aus der Predictive Homœopathy,
die mich immer ermutigt haben, an diesem Projekt weiterzuarbeiten: Dr.
Narendra Mehta, Dr. Sucheta Desai, Dr. Vijay Shah, Dr. Bandish Ambani,
Dr. Anita Salunkhe, Dr. Prafull Borkar und Dr. Mahesh Bahdra.

Ich danke all meinen kleinen Freunden und ihren Müttern für das Vertrauen, das sie mir entgegengebracht haben. Ohne ihre Hilfe und ihre Ge-
duld wäre es mir nicht möglich gewesen, die Feinheiten der Kinderbehandlung zu verstehen. Ich danke meiner Frau Meghna, meinem
Leitstern. Sie ist mir eine große moralische Stütze und hat meine ausge-
dehnten Reisen, auf denen ich meine Ansichten mit Kollegen teilen und
diskutieren konnte, nicht nur gebilligt, sondern mich sogar dazu ermutigt.
Mit ihr habe ich regelmäßig über das Temperament unserer vier Jahre alten Tochter Nitya gesprochen, die mein engster Kontakt zur Welt der Pädiatrie ist. Meine Eltern, meine Brüder und meine Schwägerinnen verdie-
nen hier eine besondere Erwähnung, weil sie bei all meinen Projekten
immer fest hinter mir standen und sich um meine Frau und meine Tochter kümmerten, wann immer ich auf Vortragsreisen war. Ohne ihre Hilfe
und Unterstützung wäre es mir nicht möglich gewesen, neben meiner Praxis Bücher zu schreiben und Vortragsreisen zu unternehmen. Ein beson-
derer Dank gilt Dr. Randeep Nanda, der mir geholfen hat, meine Ideen auf

die Probe zu stellen und mir viele wertvolle Rückmeldungen gab. Er hat viel zum Materia Medica-Teil dieses Buches beigetragen, der neben den Arbeiten Vijayakars vor allem von Vermeulen, Morrison und Sankaran inspiriert ist. Auch ihnen danke ich für ihre wertvolle Arbeit. Doktor Ajay Nikam hat mich mit ungezählten Verbesserungsvorschlägen unterstützt und geleitet. Großer Dank gilt auch all jenen Homöopathen, die das Flussdiagramm in ihrer Praxis benutzt haben und mit ihren Vorschlägen zu seiner Verbesserung beigetragen haben, u. a. David Witko, Alexander Kotok und Dr. Ajit Kulkarni.

Dr. Pravin B. Jain, 2003

Vorwort zur dritten englischen Ausgabe

Diese Überarbeitung der ‹Grundlagen der Kinderheilkunde› dient v. a. der Präzisierung und Vereinfachung, damit der Einsatz des Buches in der täglichen Praxis noch unkomplizierter wird. Viel Zeit ist vergangen, seitdem es 2003 in erster Auflage erschienen ist und die Rückmeldungen hunderter Kollegen, die mit dem Buch gearbeitet und es für nützlich befunden haben, haben mich tief berührt. Der Ausdruck von Zufriedenheit und Glück, der auf den Gesichtern jener Kollegen zu sehen ist, wenn sie ihren kleinen Patienten die Kindheit zurückschenken, bedeutet für mich die größte Inspiration und Ermutigung. Deshalb entstand 2006 in Indien das ‹HomœoCare›-Netzwerk, eine Gruppe von spezialisierten homöopathischen Kinderpraxen, deren Arbeit auf meinem Ansatz beruht. Heute gibt es schon zehn dieser Praxen mit ihrem einzigartigen ‹Child Observation Room›, in dem sich die Individualität des Kindes frei ausdrücken kann.

www.homoeocare.co.in

Neben kleineren Ergänzungen und Korrekturen habe ich das SAD-Flussdiagramm weiter verbessert. Man lernt nie aus und ich will nicht behaupten, dass es nun vollständig wäre, aber diese neueste Version ist in all unseren Praxen auf die Probe gestellt worden und mehr als 3000 Kinder haben in den vergangenen Jahren gute Erfahrungen damit gemacht.

Ich möchte allen meinen Patienten und all jenen Kollegen danken, die Seite an Seite mit mir gearbeitet haben, um meine Vorstellungen zu überprüfen und die Achsen der Mittel zu bestätigen.

Dr. Pravin B. Jain, 2010

12

Teil 1 – Grundlagen

Es ist unmöglich, die Symtpome und Bedürfnisse eines Kleinkindes
anders zu erkennen, als durch die Deutung seiner Bewegungen.
Jede seiner Regungen bedeutet etwas.

Kent, Vorlesungen

1. Einleitung

Obwohl sie auf den ersten Blick einfach scheinen mögen, haben unsere pädiatrischen Fälle schon immer eine große Herausforderung dargestellt. So muss es nicht überraschen, dass auch ich in den Anfangstagen meiner Praxis große Probleme bei der Behandlung von Kindern hatte. Wenn ich eine Mutter mit ihrem Kind in meine Praxis kommen sah, liefen mir schon Schauer über den Rücken. Noch bevor das übliche ‹Hallo!› gewechselt war, schossen mir Fragen wie ‹Wonach soll ich mich erkundigen? Wie soll ich fragen? Wie beurteilt man die Konstitution eines Kindes?› durch den Kopf. Kinder können uns ihre Probleme und Beschwerden nicht wie Erwachsene schildern. Die Beurteilung pädiatrischer Fälle gründet auf der Krankengeschichte, die durch die Bezugsperson übermittelt wird und auf den *Deutungen* des Arztes. Mir war keine klar definierte und eindeutige Methode bekannt, um ein Kind zu verstehen und sein Simillimum auszuwählen. Meine Hilflosigkeit war so groß, dass ich, sobald ein ‹ungezogenes› Kind in die Praxis kam, die Mutter anwies, es im Wartezimmer zu lassen und allein ins Sprechzimmer zu kommen, um bei der Fallaufnahme jede *Ablenkung* durch das hyperaktive Kind zu vermeiden. Erst nachdem ich mit der Mutter gesprochen hatte, rief ich das Kind herein. Und selbst dann achtete ich mehr auf die teuren Möbel und das Inventar der Praxis als auf das Kind selbst, da ich fürchtete, der kleine Schurke könnte Schaden anrichten.

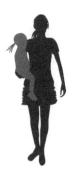

Homöopathie ist sicher und nebenwirkungsfrei. Dieses verbreitete Missverständnis ist ein Grund dafür, dass Eltern für ihre Kleinen homöopathische Arzneien bevorzugen. Dabei ist ihnen aber kaum bewusst, dass viele Homöopathen durch die Konfrontation mit einem Kind verängstigt und dadurch viel zu verwirrt sind, um korrekt zu verordnen. So bekommt dann jedes Schreikind CHAMOMILLA, jeder Durchfall wird mit ALOE, jedes Fieber mit FERRUM PHOSPHORICUM und jede Erkältung mit PULSATILLA behandelt. Am Ende landet das Kind dann mit jeder dieser Krankheiten beim Allopathen. Erst *nachdem* der Allopath den akuten Zustand behandelt bzw. unterdrückt hat, wird der kleine Patient zum Homöopathen zurückgebracht, damit dieser die ‹Immunität des Kindes stärkt.› Und so überlebt die homöopathische Therapie weiterhin durch den allgemein verbreiteten Irrglauben, Homöopathie sei ‹nebenwirkungsfrei und gut zur Stärkung der Immunität geeignet.›

So weit, so gut: Ich konnte diesen Zustand akzeptieren, insofern es meine Praxis anging. Aber mit der Geburt meiner Tochter steigerte sich meine Beklemmung. Mich beschäftigten unzählige Fragen: ‹Was ist mit Impfungen? Was ist sie für eine Konstitution? Ist sie kalt oder warm? Wie steht es mit ihrem Durst?› Solch gewöhnliche Fragen, die ein Homöopath eigentlich recht leicht beantworten können sollte, schienen mir wie ein Abgrund, in den zu blicken ich fürchtete. Diese Angst trieb mich zu einem eingehenden Studium der pädiatrischen Fachliteratur. Gleichzeitig begann ich, durch genaues Beobachten meiner Tochter auch meine Wahrnehmung zu verfeinern. Diese Beobachtungen und die anschließende Analyse ihres Verhaltens mithilfe der pädiatrischen Psychologiebücher, die ich zu Rate gezogen hatte, waren der Schlüssel zur Beantwortung vieler meiner Fragen. Dieselben Kinder, die mich in der Klinik bisher immer geängstigt hatten, beobachtete ich nun voller Freude. Ich begann jetzt, die Mütter aus dem Sprechzimmer zu schicken, damit sie meine Beobachtungen nicht stören konnten. In dem Maße, in dem ich das *normale, gesunde Kind* verstand, zerstreuten sich meine Ängste und Bedenken. Ich begann, das Similimum für meine kleinen Patienten mit erstaunlicher Geschwindigkeit und Genauigkeit zu finden.

Mit diesem Buch möchte ich meine Erfahrungen bei der homöopathischen Behandlung von Kindern mitteilen und eine einfache Methode vorstellen, um die Persönlichkeit eines Kindes zu verstehen und damit einfacher und sicherer zum Similimum zu gelangen.

Kinder in der homöopathischen Praxis

In der homöopathischen Praxis sind bis zu 40% unserer Patienten Kinder und um wirklich gute Homöopathen zu werden, müssen wir auch bei der Behandlung von Kindern kenntnis- und erfolgreich sein. Wenn wir unsere pädiatrischen Fälle mit Leichtigkeit bewältigen, dann werden auch unsere erwachsenen Patienten mehr Vertrauen in uns gewinnen. Allerdings ist die Fallaufnahme bei Kindern oft eine große Herausforderung für den Homöopathen. Wenn wir aber über ein korrektes Verständnis des *normalen Kindes* verfügen und uns die verschiedenen kindlichen Entwicklungsphasen klar sind, dann wird die Fallaufnahme einfach, präzise und anregend. Als wichtigste Voraussetzung für eine erfolgreiche Behandlung von Kindern sollte jedem Homöopathen ein *sanftes, freundliches und zugewandtes Wesen* zu eigen sein. Wir sollten echtes Interesse an und eine liebevolle Einstellung zu Kindern haben. Seien Sie freundlich, lächeln Sie und werden Sie v.a. nie ärgerlich mit ihren kleinen Patienten, auch wenn diese sich wieder einmal von ihrer schlechtesten Seite zeigen. Machen Sie den Kindern den Besuch in Ihrer Praxis *so angenehm wie möglich*. Behandeln Sie die Kinder wie Kinder und nicht wie Patienten. Beginnen Sie niemals sofort mit Untersuchung oder Fallaufnahme, sondern versuchen Sie zuerst, eine Beziehung zu dem Kind aufzubauen. Eine entsprechend *freundliche Ausstrahlung* wird Ihnen eine große Hilfe sein, wenn Sie versuchen, Zugang zu Kindern zu gewinnen. Auch in Ihrer Körpersprache sollte sich diese freundliche Einstellung zeigen. Sie sollten sich buchstäblich auf die Ebene des Kindes herab begeben, sowohl körperlich als auch geistig, um es zur Mitarbeit zu motivieren.

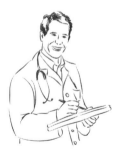

Freundlichkeit

Spielzeuge sind unerlässlich, um für unsere kleinen Freunde eine wirklich einladende Atmosphäre zu schaffen. Unsere Praxis sollte hell, ruhig und mit Bildern und Spielzeugen ausgestattet sein, um den Kindern die Scheu zu nehmen. Wir können dieser Ausstattung auch noch Mal- und Bilderbücher oder Comics hinzufügen. Babys und kleinen Kindern sollte ein Kuscheltier angeboten werden, um eine Beziehung herzustellen.

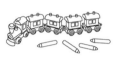

Praxisausstattung

Wir sollten es wie gesagt vermeiden, Kinder gleich zu Beginn der Konsultation zu befragen. Lassen Sie sich das Verhalten des Kindes zuerst von der Mutter schildern, aber *beobachten Sie das Kind dabei aufs Genaueste*. Die Angaben der Mutter sind weniger wichtig als die Beobachtungen, die Sie machen, während sie spricht! Dabei ist es essentiell, der Mutter mit dem angebrachten Respekt zu begegnen, während Sie das Kind sozusagen ‹absichtlich übersehen›. Wenn Sie später das Kind befragen, können Sie je nach Alter z. B. nach dem Namen des Kindes, dem Namen der Schule, dem Alter, Hobbys usw. fragen, um ihm ein gutes Gefühl zu geben. Das Verhalten des Kindes sollte dabei ständig aufmerksam beobachtet und die entsprechenden Beobachtungen notiert werden. Starren Sie das Kind dabei aber nicht an! Kinder reagieren nämlich oft verängstigt, wenn man ihnen forschend in die Augen schaut.

Beobachtung

Verwenden Sie so viel Zeit wie möglich auf die Beobachtung. Arbeiten Sie jeden Tag an der Schärfung Ihrer Beobachtungsgabe. Trainieren Sie diese Fähigkeit! Sehen Sie sich dazu verschiedene Menschen an und finden Sie all die subtilen Unterschiede im Gesichtsausdruck, im Gangbild und in der Sprechweise, die ein Individuum kennzeichnen. Denken Sie immer daran: Kein Mensch ist wie der andere.

Natürlich müssen wir auch die *Ängste der Eltern beschwichtigen*. Überängstliche Eltern stellen viele Fragen über ihr Kind und dessen Situation. Eine genaue Beantwortung dieser Fragen unter Bezugnahme auf das Kind und die für den Fall relevanten, normalen kindlichen Entwicklungsschritte kann die Befürchtungen der Eltern zerstreuen. Erklären Sie dabei auch, welche Abweichungen in der Entwicklung normal sind und welche nicht.

Die Bedeutung der Altersgruppen

Das Gewicht eines Kindes verdreifacht sich im ersten Lebensjahr. Kleinkinder wachsen so schnell, dass die relevanten Fragen und die entsprechenden Interpretationen sich mit jedem Monat verändern. Deshalb kann es auch gar keine allgemeingültigen Standards für die pädiatrische Fallaufnahme geben: Ablauf und Inhalt der Anamnese müssen sich ebenso

Körperproportionen
im Wachstum

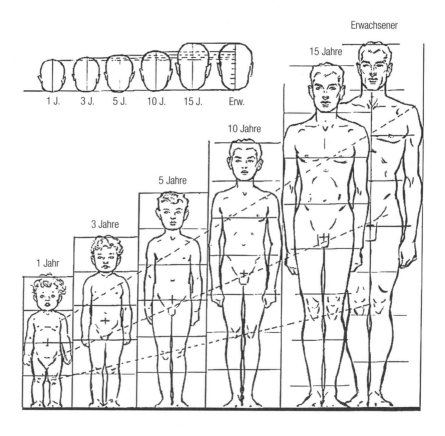

nach der Altersgruppe richten, zu der unser Patient gehört, wie die Deutung der Informationen und Beobachtungen. Ansonsten laufen wir Gefahr, ein Verhalten als krankhaft anzusehen, das in der entsprechenden Entwicklungsphase jeweils völlig normal ist. Zum Beispiel betrachten wir bei Vorschulkindern Stehlen als normales Verhalten. Wenn dieses Verhalten aber mit Erreichen des Schulalters weiter anhält, ist es nicht mehr normal. Deswegen müssen wir das ‹normale Kind› in jeder seiner Entwicklungsphasen gut kennen, d. h. die ‹normale Entwicklung› von Kindern verstehen. Wir werden diese Entwicklung nun unter den folgenden drei Gesichtspunkten untersuchen:

▷ körperliche Entwicklung   Aspekte von Entwicklung
▷ soziale und emotionale Entwicklung
▷ intellektuelle Entwicklung

Alle Kinder folgen in der Entwicklung einem gleichartigen Muster, bei dem eine Stufe jeweils zur nächsten führt. Babys stehen, bevor sie laufen. Kleinkinder fangen an Kreise zu malen, bevor sie Quadrate zu Papier bringen und obwohl viele Kollegen diese Anmerkungen unangebracht finden mögen, ist das Verständnis dieser normalen Entwicklungsmuster auf viele Arten hilfreich für den Homöopathen. Sobald Sie sich diese Muster vergegenwärtigt haben:

▷ wissen Sie, womit Sie es bei Ihrem kleinen Patienten zu tun haben.
▷ wissen Sie, worauf Sie Ihre Aufmerksamkeit richten und was sie besonders beobachten sollten.
▷ wissen Sie, wie Sie Ihre Beobachtungen zu deuten haben.
▷ können Sie leichter einen Fragekatalog für die verschiedenen Altersgruppen formulieren.

Zuerst sollten wir uns im Rahmen unserer Untersuchung über die Altersgruppen klarwerden, die den verschiedenen Entwicklungsstufen entsprechen. Sie werden im nächsten Kapitel detailliert besprochen und gliedern sich wie folgt:

▷ Säugling: erstes Lebensjahr   Altersgruppen
▷ Kleinkind: zweites und drittes Lebensjahr
▷ Vorschul- bzw. Kindergartenkind: drittes bis fünftes Lebensjahr
▷ Schulkind: fünftes bis zehntes Lebensjahr

Ein Porträt der Krankheit

Um das Similimum bei chronischen Krankheiten zu finden, müssen wir uns ein Bild der Krankheit machen. Dieses ‹Porträt› beinhaltet sowohl die angeborenen Grundmerkmale entsprechend Organon §5 als auch das durch die Krankheit veränderte Bild entsprechend Organon §6.

Die angeborenen Grundmerkmale repräsentieren den **Menschen**, der an der Krankheit leidet und den es ‹gesund zu machen› gilt, wie es im ersten Paragraphen des Organons heißt. Wir können die Grundmerkmale dieses Menschen ermitteln, indem wir folgende Punkte berücksichtigen:

Grundmerkmale nach
Organon §5

▷ die ‹Grundursache›, d. h., das vorherrschende Miasma
▷ die körperliche Konstitution bzw. ‹Leibes-Beschaffenheit›
▷ den moralischen bzw. ‹gemüthlichen Charakter›
▷ den intellektuellen bzw. ‹geistigen Charakter›
▷ die ‹Beschäftigungen› bzw. die berufliche Tätigkeit und evtl. Hobbys
▷ seine ‹Lebensweise und Gewohnheiten›
▷ die Beschaffenheit seiner sozialen und familiären Beziehungen bzw. ‹seine bürgerlichen und häuslichen Verhältnisse›
▷ ‹sein Alter›
▷ ‹seine geschlechtliche Function, u. s. w.›

Wenn wir bei der pädiatrischen Fallaufnahme versuchen, die *angeborenen Grundmerkmale* zu ermitteln, gewinnt die Tatsache, dass wir es nicht mit Erwachsenen zu tun haben, an Bedeutung.

Grundmerkmale bei
Kindern

▷ Der moralische Charakter eines Kindes lässt sich beurteilen, indem wir herausfinden, ob das Kind destruktiv oder nicht destruktiv ist.
▷ Die Veranlagung des Intellekts spielt erst in der Altersgruppe der Vorschul- und Schulkinder eine Rolle. Wie wir ihn beurteilen, wird im Kapitel über Geist und Gemüt erläutert.

→ Kapitel 4, S. 73ff.

▷ Die Befragung bezüglich der ‹Beschäftigungen› und Sexualfunktionen hat bei Kindern weniger Bedeutung.
▷ Die sozialen und familiären bzw. ‹häuslichen› Beziehungen lassen sich bewerten, indem wir die Soziabilität bzw. Interaktivität des Kindes untersuchen. Ist es extrovertiert und geht auf Menschen und neue Situationen zu oder ist es introvertiert und neigt eher zum Rückzug?

«Als Beihülfe der Heilung dienen dem Arzte die Data der wahrscheinlichsten **Veranlassung** der acuten Krankheit, so wie die bedeutungsvollsten Momente aus der ganzen Krankheits-Geschichte des langwierigen Siechthums, um dessen **Grundursache**, die meist auf einem chronischen Miasm beruht, ausfindig zu machen, wobei die erkennbare Leibes-Beschaffenheit des (vorzüglich des langwierig) Kranken, sein gemüthlicher und geistiger Charakter, seine Beschäftigungen, seine Lebensweise und Gewohnheiten, seine bürgerlichen und häuslichen Verhältnisse, sein Alter und seine geschlechtliche Function, u. s. w. in Rücksicht zu nehmen sind.»

Organon §5

«Der vorurtheillose Beobachter… nimmt, auch wenn er der scharfsinnigste ist, an jeder einzelnen Krankheit nichts, als äußerlich durch die Sinne erkennbare Veränderungen im Befinden des Leibes und der Seele, Krankheitszeichen, Zufälle, Symptome wahr, das ist, Abweichungen vom gesunden, ehemaligen Zustande des jetzt Kranken, die dieser selbst fühlt, die die Umstehenden an ihm wahrnehmen, und die der Arzt an ihm beobachtet. Alle diese wahrnehmbaren Zeichen repräsentiren die Krankheit in ihrem ganzen Umfange, das ist, sie bilden zusammen die wahre und einzig denkbare Gestalt der Krankheit.»

Organon §6

Die Folgeuntersuchung

Mit dem Abschluss der Fallaufnahme und der Verordnung eines Mittels ist unsere Arbeit aber erst zur Hälfte getan. Es geht uns nicht darum, dass Patienten zur Folgeuntersuchung kommen und uns erzählen, dass es ihnen besser gehe. Unser «höchstes Ideal der Heilung», wie es im zweiten Paragraphen des Organons heißt, sollte es sein, «kranke Menschen gesund zu machen» bzw. «eine schnelle, sanfte, dauerhafte Wiederherstellung der Gesundheit» bei unseren Patienten zu erreichen. Das haben wir nur erreicht, wenn wir bei der Folgeuntersuchung einen Heilungsprozess gemäß des Heringschen Gesetzes von der Natur der Heilung beobachten können, *dass ohne Ausnahme für jeden einzelnen Fall gültig ist.* Das Heringsche Gesetz besagt, dass eine Erkrankung bzw. Verstimmung oder Störung der regulierenden Funktionen der Lebenskraft aus dem Organismus auf folgende Art auswandert bzw. ausheilt und sich so die zunehmende Fähigkeit des Organismus zeigt, wieder normal zu funktionieren:

1. von oben nach unten
2. von innen nach außen
3. vom Zentrum zur Peripherie
4. von wichtigen zu weniger wichtigen Organen (Organsystemen)
5. in der umgekehrten Reihenfolge ihres Auftretens
6. von einem zerstörerischen Miasma auf ein weniger zerstörerisches hin (also von der Syphilis zur Sykose zur Psora)

Das Heringsche Gesetz

Bei Punkt 6 handelt es sich um eine Ergänzung durch Dr. Prafull Vijayakar. → Vijayakar 2004

Das Heringsche Gesetz und die Wachstumsachsen

Warum ist nun das Heringsche Gesetz so wichtig und warum sollten wir bei jeder Folgeuntersuchung überprüfen, ob die Heilung seinen Vorgaben folgt? Das körperliche Wachstum und die körperliche Entwicklung eines Kindes stellen einen zusammenhängenden und bestimmten Ordnungsprinzipien unterworfenen Prozess dar. Dieser Prozess folgt einem höchst *spezifischen Muster* entlang zweier Achsen, die auch im Heringschen Gesetz erwähnt werden:

Wachstumsachsen

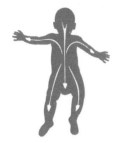

▷ die *cephalo-kaudale* Wachstumsachse legt eine schnellere Entwicklung der oberen Teile des Körpers gegenüber den unteren Teilen fest.
▷ die *proximo-distale* Wachstumsachse legt eine raschere Entwicklung der mittleren bzw. proximalen Teile des Körpers gegenüber den weiter außen liegenden bzw. distalen Teilen fest.

Auch bei der motorischen Entwicklung zeigen sich bestimmte Gesetzmäßigkeiten. Wie beim körperlichen Wachstum folgt auch die motorische Entwicklung in der Regel der cephalo-kaudalen und proximo-distalen Achse. Ein Säugling gewinnt zuerst die motorische Kontrolle über Kopf und Nacken, dann über die Schultern und schließlich über den ganzen Oberkörper. Dieser Prozess führt zum nächsten wichtigen Entwicklungsschritt: der muskulären Kontrolle über den Brustkorb, die das freie Sitzen ermöglicht. Die allgemeine ungerichtete Aktivität von Säuglingen wird durch spezifische individuelle Reaktionen ersetzt. Babys zeigen ungerichtete Bewegungen der Arme und mehr oder minder beliebige Bewegungen des Körpers, bevor sie zu spezifischen Reaktionen, wie z. B. nach einem angebotenen Objekt zu greifen, fähig sind. Die nähere Untersuchung dieser Wachstumsachsen offenbart, dass das Wachstum des Körpers einem eindeutigen Muster folgt, das dem Heringschen Gesetz außerordentlich ähnlich ist. An diesem Beispiel lässt sich erkennen, dass die Gesetze der Natur das Heringsche Gesetz untermauern und bestätigen. Also *muss* sich das Heringsche Gesetz bei jeder Folgeuntersuchung zeigen, wenn unsere Verschreibung korrekt war.

2. Die Fallaufnahme

Der entscheidende Punkt bei der Aufnahme von pädiatrischen Fällen ist immer die **Beobachtung**, wobei uns aber auch bewusst sein muss, worauf wir eigentlich achten müssen. Auf eine sorgfältige Beobachtung muss dann selbstverständlich auch eine korrekte **Deutung** folgen. Anschließend können wir der Mutter *direkte Fragen* stellen, um unsere Beobachtungen zu *bestätigen*. Damit ist der erste Teil der Fallaufnahme abgeschlossen. Ich möchte hier nochmals betonen, dass bei der pädiatrischen Fallaufnahme viele direkte Fragen gestellt werden müssen. Obwohl wir bei erwachsenen Patienten im Allgemeinen davon absehen, direkte oder suggestive Fragen zu stellen, ist es bei den pädiatrischen Fällen sowohl sicher als auch unabdingbar, unsere Beobachtungen durch die direkte Befragung der Eltern zu bestätigen. Bei Schulkindern können auch Anmerkungen der Lehrer und Informationen aus den Zeugnissen wichtige Hinweise geben.

Beobachtung, Deutung und Bestätigung

Ich erinnere mich an den Fall eines zehnjährigen Jungen, der seit frühester Kindheit an einer atopischen Dermatitis litt. Seine Mutter vereinbarte einen Termin und gab mir dabei die ersten Informationen über das Kind. Sie sagte, ihr Sohn sei sehr gehorsam und liebevoll. Er sorge sich immer um jeden, teile seine Spielzeuge mit anderen und auch seine Lehrer würden ihn als guten Schüler mit gutem Betragen beschreiben. Auf Grundlage dieser vorläufigen Informationen entschied ich mich, diesem Kind PHOSPHORUS zu geben. Als der Termin dann schließlich gekommen war, mussten Mutter und Sohn ziemlich lange im Wartezimmer sitzen, weil ich mit einem anderen Patienten beschäftigt war. Als sie schließlich an der Reihe waren, weigerte sich der Junge, ins Sprechzimmer zu kommen. Auf meine Nachfrage hin gestand die Mutter ein, dass das Kind verärgert war, weil sie so lange warten mussten. Erst nach einer Menge Überzeugungsarbeit kam der Junge schließlich doch ins Sprechzimmer, aber ich konnte die Unzufriedenheit in seinen Augen erkennen. Er tat so, als sei ich gar nicht anwesend und weigerte sich, auch nur eine einzige meiner Fragen zu beantworten. Als ich versuchte, trotzdem mehr herauszufinden und den Jungen weiter zu befragen, wurde er ärgerlich. Das ließ mich meine PHOSPHORUS-Verschreibung überdenken.

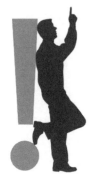

An diesem Beispiel sollte deutlich werden, dass Sie Ihre Verschreibungen immer auf **Beobachtungen** gründen müssen und nicht auf irgendwelchen Informationen, die Sie von den Eltern erhalten. Die allermeisten Eltern wollen uns anfangs weismachen, dass ihr Kind in der Schule sehr gut, mit Freunden herzlich und zu Hause äußerst folgsam sei und so weiter und so fort. Aber dann kommt dieses Kind in Ihre Praxis und dort beobachten Sie genau gegenteilige Charakterzüge. Wenn Ihnen solche Widersprüche auffallen, dann müssen Sie Ihre Beobachtungen bestätigen, indem Sie den Eltern ‹raffinierte› Fragen in diese Richtung stellen. Oft werden die Eltern dann die Beobachtungen bestätigen, wenn auch mitunter unfreiwillig.

Entscheidende Punkte bei der Fallaufnahme

Zumeist sind wir uns im Unklaren darüber was wir erfragen sollen, wenn z. B. ein Säugling in unsere Praxis gebracht wird. Und wenn wir mit Glück die richtigen Fragen stellen, dann wissen wir nicht, wie wir die Antworten zu interpretieren haben. Also sollten wir zuerst versuchen zu verstehen, was wir fragen müssen und welche Antworten wir zu erwarten haben. Danach können wir diese Antworten im Sinne der passenden Rubriken interpretieren. Die Fallaufnahme sollte bei Kindern die untenstehenden Punkte abdecken, um uns zu ermöglichen, ein ‹Porträt der Krankheit zu zeichnen.›

Punkte zur Fallaufnahme

▷ die aktuellen Beschwerden
▷ die auslösenden Faktoren bzw. Ursachen (Beschwerden durch)
▷ die körperliche Konstitution bzw. den Körperbau
▷ die Geschichte der Mutter während der Schwangerschaft
▷ den Verlauf der Geburt
▷ Ernährung und Verdauung (Stillen, Flasche, Zufüttern)
▷ die Allgemeinsymptome und die allgemeinen Veranlagungen, die auch mit dem englischen Begriff ‹Generals› bezeichnet werden (Gemeint sind hier Temperatur, Durst, Seitigkeit, Entwicklungsschritte, Schlaf, Verlangen und Abneigungen und charakteristische körperliche Allgemeinsymptome.)

▷ das Temperament bzw. die Veranlagung von Geist und Gemüt, zu deren SAD-Achse → S. 62 Bestimmung wir die von mir eingeführte sog. Soziabilitäts-Aktivitäts-Destruktivitäts-Achse (‹SAD-Achse›) verwenden. Außerdem werden die Reaktion auf Reize, die Emotionen sowie charakteristische Gemüts-symptome berücksichtigt.

In den folgenden Abschnitten werden diese Punkte jeweils im Detail er-läutert. Wenn wir sie einmal verstanden haben, wird die Erhebung der Krankengeschichte einfacher und wir müssen nicht länger im Dunkeln tappen.

Ursachen – Beschwerden durch

Hier geht es darum, welche Faktoren bei einem gesunden Kind eine Er-krankung auslösen können. Wir müssen sehr gründlich nach den auslö-senden Faktoren der Erkrankung forschen, denn oft stellen sich diese ‹Be-schwerden durch› als wichtigster Hinweis für die Verschreibung heraus. Diese Faktoren sprechen uns von der Konstitution des Kindes, da es die Veranlagung ist, die einen Menschen empfindlich auf bestimmte Einflüs-se reagieren lässt. Wenn ein ansonsten eigentlich recht gesundes Kind plötzlich an Fieber oder Durchfall leidet, müssen wir uns fragen, was die-se Krankheit verursacht hat. Welche Faktoren haben bei diesem ganz ge-sunden Kind zu einer Störung der Dynamis geführt und seine Wider-standskraft beeinträchtigt? Waren es emotionale Faktoren, auf die es empfindlich reagiert hat oder vielleicht klimatische? Wählen wir ‹Geist, Gemüt; Beschwerden durch Zorn, Ärger…› oder ‹Allgemeines; Beschwer-den durch kalten Wind›? Die Ursachen können ein wichtiger Hinweis auf bestimmte Mittel sein.

    Beim Ermitteln der wahrscheinlichsten Auslöser ist es hilfreich ein an-Immunität gemessenes Verständnis der allgemeinen Natur von ‹Krankheit› zu besit-zen und sich der Funktionen der menschlichen Immunabwehr bewusst zu sein. Letztendlich ist es immer eine Schwächung dieser dynamischen Wi-derstands- und Selbstregulationskraft des Organismus, die zu Krankheit führt. Immunität ist definiert als die Widerstandskraft eines Individuums gegen äußere Angriffe, d. h. gegen die pathogenen Wirkungen von Mikro-organismen oder die toxischen Wirkungen von antigenen Substanzen. Das Immunsystem schützt den Organismus vor potentiell schädlichen Substanzen, indem es sogenannte Antigene erkennt und auf sie reagiert.

Antigene sind große Moleküle auf der Oberfläche von Zellen, Viren, Pilzen oder Bakterien. Es handelt sich dabei meist um Proteine. Proteine (bzw. Peptide) spielen auch in der menschlichen Biochemie in Form von Hormonen, Neurotransmittern und Enzymen eine wichtige Rolle. Sie sind in einem komplexen System aus Wechselwirkungen verknüpft und erhalten das Gleichgewicht der menschlichen Biochemie. Dieses Gleichgewicht nennen wir Homöostase.

Das Einbringen von Fremdproteinen in das biochemische System stört die Homöostase und löst Ungleichgewichte aus. Wenn die Homöostase gestört wird, beeinträchtigt das die Immunität und das Individuum wird krank. Um die Ursachen einer Krankheit im Sinne von ‹Beschwerden durch› zu erkennen, müssen wir uns erst klarmachen, welche Faktoren für eine verminderte Immunität im Sinne der beschriebenen Proteinungleichgewichte verantwortlich sein können. Besonders wichtige Faktoren, die die Immunität schwächen können, sind:

Immunschwächung

▷ Impfungen
▷ emotionaler Aufruhr
▷ physikalische Faktoren und Verletzungen
▷ Arzneistoffe

Unter diesen und allen anderen Ursachen für Erkrankungen sind die emotionalen Turbulenzen und die Impfungen in der pädiatrischen Praxis die wichtigsten.

Impfungen

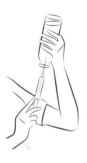

Hierbei handelt es sich meiner Erfahrung nach um *den wichtigsten verursachenden Faktor* von akuten und chronischen Krankheiten bei Kindern. Nachforschungen über den genauen Zeitpunkt der Impfung und das Einsetzen der Krankheitssymptome werden die Ursache bestätigen. Warum verursachen Impfungen Krankheiten, wo sie doch vor Krankheiten schützen sollten? Impfungen werden entweder aus abgeschwächten lebenden oder aber aus abgetöteten Krankheitserregern hergestellt. Wenn solche Impfseren in den Körper eingebracht werden, wirken sie als Antigene. Der Körper reagiert auf sie, indem er entsprechende Antikörper (sog. Immunoglobuline) produziert. Das Kind entwickelt so eine spezifische Immunität gegen die Krankheit, die durch den entsprechenden Erreger ausgelöst wird. Jedoch stört diese künstlich erzeugte Immunantwort aus verschiedenen, noch nicht endgültig geklärten Gründen das Proteingleichgewicht im Körper und vermindert so die allgemeine Immunität des Kindes, was es im Endeffekt für andere Erkrankungen empfänglich macht. Wie gesagt handelt es sich bei den Impfungen um eine der wichtigsten Ursachen für Erkrankungen von Kindern, daher sollte dieser Punkt in der Anamnese eingehend untersucht werden. Diese Untersuchung wird dann häufig eine direkte Ursache-Wirkungs-Beziehung zwischen einer Impfung und einer Erkrankung aufzeigen.

Bewährte Mittel für Konstitutionen, die an schädlichen Wirkungen von Impfungen leiden, sind an erster Stelle MALAND. MEZ. SIL. SULPH. THUJ. TUB. und VAC. An zweiter Stelle denken wir an ANT-T. APIS. ARS. MED. MERC. PSOR. VARIO. CARC. CROT-H. DIPH. ECHI. GRAPH. RHUS-T. und SEP. Alle diese Mittel finden sich in der 70-Mittel-Rubrik ‹Allgemeines; Impfung; Beschwerden nach›.

Beschwerden nach Impfung

Emotionaler Aufruhr

Emotionale Turbulenzen durch Zorn, Ärger, Trauer, Schrecken usw. gehen mit der Freisetzung von bestimmten Neurotransmittern und Hormonen einher. Zum Beispiel verursacht Zorn eine übermäßige Adrenalinfreisetzung. Die Neurotransmitter und Hormone haben, wie wir oben festgestellt haben, oft Proteincharakter und stören somit das innere Proteingleichgewicht. Dadurch kann ein für solche Einflüsse empfindliches Individuum für Krankheiten empfänglich werden.

Physikalische Faktoren und Verletzungen

Als krankheitsverursachende Faktoren auf körperlicher Ebene kommen alle Arten von Verletzungen in Frage, also Quetschungen, Verbrennungen, Brüche, Bisse usw. Diese Verletzungen haben eine nachteilige Wirkung auf den Organismus. Wenn ein Patient z. B. eine Verbrennung oder ein anderes Gewebstrauma erleidet, werden durch die Gewebszerstörung Proteine freigesetzt. Diese Freisetzung von Proteinen aus zerstörten Geweben beeinträchtigt die Homöostase und somit die Immunität. Auf ähnliche Art und Weise verursachen Bisse von Insekten oder anderen Tieren eine Herabsetzung der Immunität, weil Fremdproteine in den Körper eingebracht werden. Bei entsprechend empfindlichen Konstitutionen können auch klimatische Faktoren, also z. B. übermäßige Hitze oder Kälte, die Biochemie so beeinträchtigen, dass es zu einer Herabsetzung der Immunität kommt.

Arzneistoffe

Hier sind unter den verschiedenen Arzneimitteln v. a. jene von Bedeutung, die in den Körper eingedrungene Fremdorganismen abtöten, also z. B. Antibiotika oder Antihelminthika. Sie töten zwar Bakterien oder Würmer ab, aber diese toten Organismen setzen während ihrer Auflösung im Körper toxische Proteine frei, die wieder zu einer Herabsetzung der Immunität führen können.

Bewährte Beispiele für auslösende Ursachen

▷ Geist, Gemüt; Beschwerden durch; Fehlschläge (15): Ein Kind entwickelt einen fieberhaften Affekt, nachdem es in der Schule eine schlechte Note bekommen hat oder durch eine Prüfung gefallen ist. Hauptmittel ist IGNATIA.

▷ Geist, Gemüt; Beschwerden durch; Zorn, Ärger; unterdrückter Zorn (28): Ein Kind entwickelt akute Beschwerden, nachdem es sich mit einem Freund gestritten hat und, ohne seinem Ärger adäquaten Ausdruck zu verleihen, noch wütend nach Hause gekommen ist. Hauptmittel ist STAPH.

▷ Allgemeines; Impfung; Beschwerden nach (70): Ein dickleibiges, gesundes Kind leidet kurze Zeit nach einer Impfung an Atemwegsproblemen. – Hauptmittel ist THUJA.

▷ Allgemeines; Zeit; im Sommer; schlechter (98): Ein Kind leidet an einer Atemwegsinfektion, nachdem es übermäßiger Sommerhitze ausgesetzt war. Hauptmittel ist BRYONIA.

▷ Allgemeines; Wetter; bei windigem, stürmischem; während; kalt (76): Ein Kind bekommt Fieber, nachdem es kaltem Wind ausgesetzt war. Hauptmittel ist ACONIT.

Die Körperkonstitution

Im Organon §5 heißt es, dass wir die körperliche Konstitution bzw. die ‹Leibes-Beschaffenheit› berücksichtigen müssen, insbesondere wenn es sich um eine chronische Krankheit handelt. Die körperliche Beschaffenheit eines Individuums wird durch seine Gene bestimmt. Deswegen sollte der Körperbau auf der Suche nach dem Similimum niemals vernachlässigt werden. Punkte, die bei der Bestimmung der Körperkonstitution hilfreich sein können, sind:

Org. §5 → S. 21

▷ die Menge des Körperfetts (mager oder dickleibig)
▷ die Verteilung des Körperfetts (Fettverteilungstyp)
▷ die Richtung beim Fortschreiten von Abmagerung
▷ der Gewebetyp (schlaff oder straff)
▷ die Ernährung und Verdauung bzw. Assimilation
▷ der Zeitpunkt bestimmter Entwicklungsschritte wie Fontanellenschluss und Zahnung

→ Kapitel 3: Entwicklung

Die Verteilung des Körperfetts ist ein wichtiges Merkmal der Konstitution. Besonders auffällig ist der Mangel an Körperfett bzw. die Abmagerung bestimmter Bereiche im Vergleich zum Rest des Körpers. Wenn Sie in der Praxis abgemagerte Kinder sehen, dann erkundigen Sie sich nach dem *Verlauf* des Abmagerungsprozesses. Hier geht es darum, ob die Abmagerung sich *von oben nach unten oder von unten nach oben* ausbreitet bzw. ausgebreitet hat. Wir sollten auch ermitteln, wie es um den Appetit eines Kindes bestellt ist. Hier kann es nämlich Hinweise auf einige Konstitutionen geben, die trotz ausreichender Nahrungsaufnahme abmagern, was bei Kindern ein starkes Symptom ist. Ebenso ist von Bedeutung, wenn ein Kind bei normaler Ernährung auffällig schnell und übermäßig zunimmt. Auch die Konfiguration des Binde- und Muskelgewebes ist grundsätzlich konstitutionell veranlagt. Hier können wir deutlich schlaffe Gewebetypen von Menschen mit eher straffer Faser unterscheiden.

Fettverteilung und Abmagerung

Appetit und Ernährung

Ein weiterer wichtiger Punkt ist der Zeitpunkt des Fontanellenschlusses. Die kleine Fontanelle schließt sich mit ungefähr zwei Monaten und die große Fontanelle mit ungefähr zwei Jahren. Ein verzögerter Fontanellenschluss kann u.a. auf Hydrozephalus, Rachitis und Schilddrüsenunterfunktion hinweisen.

Fontanellenschluss

Die Zahnung beginnt im Allgemeinen mit sieben Monaten. Die Zähne im Oberkiefer brechen mit Ausnahme der unteren mittleren Schneide-

Zahnung

29

zähne früher durch als die Zähne des Unterkiefers. Die Details der Zahnung können wichtige Hinweise liefern. Verzögerte oder zu frühe Zahnung und Beschwerden wie Durchfall, Erbrechen usw. während der Zahnung sollten in der Fallaufnahme berücksichtigt werden. Normalerweise verläuft die Zahnung wie folgt:

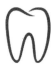

▷ 7 Monate: untere mittlere Schneidezähne
▷ 9 Monate: obere mittlere Schneidezähne
▷ 12 Monate: seitliche Schneidezähne
▷ 13 Monate: erster Milchmolar
▷ 20 Monate: Eckzähne
▷ 22 Monate: zweiter Milchmolar

Aus den Erkenntnissen, die wir über die Körperkonstitution erhalten, können wir auf bestimmte Rubriken schließen oder wichtige Hinweise auf bestimmte Mittelgruppen erhalten.

Beispiele für Hinweise aus der Körperkonstitution

Abmagerung

▷ Allgemeines; Abmagerung; erstreckt sich; aufwärts (3): ABROT.
zeigt Abmagerung der Beine bei aufgedunsenem Abdomen. Die Abmagerung breitet sich nach oben hin aus, so dass das Gesicht als letztes betroffen ist. Außerdem enthält die Rubrik AM-M. und ARG-N.
▷ Allgemeines; Abmagerung; allgemeine Arzneien; erstreckt sich; von oben nach unten (7): LYC. zeigt Abmagerung an Oberkörper und Hals, während die unteren Körperbereiche aufgeschwemmt wirken. Außerdem enthält diese Kentsche Rubrik CALC. CENCH. NAT-M. PSOR. SANIC. und SARS.
▷ Hals, äußerer; Abmagerung (9): Bei NAT-M. ist die Abmagerung des ohnehin langen Halses ziemlich ausgeprägt. Es steht dreiwertig in der entsprechenden Rubrik. Mit einwertigem Eintrag finden sich CALC-P. IOD. KALI-I. LYC. SANIC. SARS. SEP. und SULPH.
▷ Allgemeines; Abmagerung; Appetit; Heißhunger, mit; Kinder (19): Besonders CALC. CINA IOD. und NAT-M. zeigen Abmagerung trotz guten Appetits. Sie stehen vierwertig in der Rubrik.

Dickleibigkeit

▷ Allgemeines; Fettleibigkeit; jungen Menschen, bei; Kindern bei (22): Dickleibigkeit bei Kindern findet sich neben dem Leitmittel CALCIUM auch hochwertig bei ANT-C. BROM. CAPS. COLOC. FERR. und KALI-BI.

Besonders charakteristisch ist der Körper von KALI-BI. Er ist dick und plump mit kurzem Hals.

▷ Eine deutlich schlaffe Faser weist auf die CALCIUM-Gruppe. Außerdem können wir u. a. an MAG-C. und RHUS-T. denken.

Gewebetyp

▷ Kopf; äußerer Kopf; Fontanellen; offen (20): Bei verzögertem Fontanellenschluss können wir u.a. an Mittel wie CALC-P. SEP. SIL. und PULS. denken.

Fontanellenschluss

▷ Zähne; Zahnung; langsam (19): bei verzögerter Zahnung

Zahnung

▷ Zähne; Zahnung; erschwert, schwierig (89): bei problematischer Zahnung

Die Mutter in der Schwangerschaft

Das Befinden der Mutter während der Schwangerschaft ist bei der Behandlung von Säuglingen sehr wichtig, denn die Umwelt, aus der ein Säugling kommt, also die Gebärmutter, ist von großer Bedeutung für die Entwicklung des Kindes. Wenn eine Frau schwanger wird, gibt es wesentliche Veränderungen in ihrem emotionalen Zustand. Ihre Einstellung zur Schwangerschaft ist dabei von großer Bedeutung für das Kind. Für einige Frauen ist die Schwangerschaft eine Zeit voller Depressionen, Sorgen bzgl. der Geburt und Angst vor einem behinderten Kind oder der Verantwortung einer Mutter. Für andere ist es eine Zeit froher Erwartung.

Verschiedene Menschen in Familie und Freundeskreis der Eltern können die Entwicklung des Kindes beeinflussen. Der Einfluss dieser Menschen auf das Kind hängt dabei von ihrer Beziehung zu Mutter oder Vater ab. Zum Beispiel kann die Stimmung oder Einstellung eines engen persönlichen Freundes die Mutter stark beeinflussen. Wenn der Freund glücklich ist, wird sein Einfluss sowohl auf die Mutter als auch auf das Kind positiv sein. Wenn der Freund unausgeglichen oder verstört ist, wird er indirekt auch die Mutter durcheinanderbringen und einen negativen Einfluss auf das Kind ausüben.

Mütterlicher Stress während der Schwangerschaft hat also großen Einfluss auf das Temperament des Kindes. Dieser Zusammenhang erscheint zwar logisch, aber wie lässt er sich wissenschaftlich erklären? Stress bringt die Funktionen des mütterlichen endokrinen Systems durcheinander und führt zu Überfunktionen der Schilddrüse und der Nebennieren. Dabei handelt es sich um jene endokrinen Systeme, die den Körper auf die erhöhte Aktivität während eines emotional aufgeladenen Zustandes

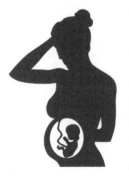

vorbereiten. Da die entsprechenden Hormone auch in die vorgeburtliche Umgebung des Kindes im Uterus gelangen und diese somit verändern, beeinflussen sie auch die Entwicklung des Kindes.

Um aus homöopathischer Sicht einen Schlüssel zum Fall darzustellen, muss der mütterliche Stress aber *ausgeprägt und anhaltend* gewesen sein. Dabei sollte beachtet werden, dass diese Zusammenhänge nur von Bedeutung sind, wenn wir es mit *Säuglingen oder Kleinkindern* zu tun haben, denn während das Kind wächst, entfaltet es seine eigene Individualität. Also ist selbst eine ausgeprägte Geschichte von mütterlichem Stress während der Schwangerschaft bei Vorschul- und Schulkinder von immer geringerer Bedeutung.

Wann sollte die Schwangerschaft berücksichtigt werden?

Bei einem unserer regelmäßigen klinischen Arbeitstreffen stellte einer meiner Kollegen den schwierigen Fall eines zehnjährigen Kindes vor. Er hatte sich auf die Schwangerschaft konzentriert und sie detailliert untersucht, um schließlich auf Grundlage der mütterlichen Emotionen während der Schwangerschaft für das Kind zu verordnen. Aber sein Mittel half nicht. Der augenscheinliche Grund, warum das Mittel dem Kind nicht half, dachte ich mir, war die Tatsache, dass der Kollege seine Verschreibung auf die *Emotionen der Mutter* gegründet hatte. Die Schwangerschaftsgeschichte war hier aber gar nicht mehr von Bedeutung, weil das Kind während des Aufwachsens seine eigene Individualität entfaltet hatte und das Konstitutionsmittel der Mutter keine ausgeprägte Ähnlichkeit zur Konstitution des Kindes mehr aufwies. Wenn das Mittel der Mutter z. B. NUX-V. ist, wir es aber mit einem milden und ruhigem Kind zu tun haben, wird dieses Mittel dem Kind nie und nimmer helfen können. Wann kann bzw. sollte die Schwangerschaftsanamnese also berücksichtigt werden?

Schwangerschaft berücksichtigen

▷ Wenn die Belastung bzw. der Stress andauernd waren.
▷ Wenn es von Geburt an eine schwere (unerklärliche) Pathologie gibt, z. B. Erbkrankheiten, Tumoren, Krebs, juvenile Arthritis, juvenile (Typ-1) Diabetes usw. In solchen Fällen hat es den Anschein, dass mütterlicher Stress das Kind beeinflusst haben *muss*.
▷ Wenn das Kind der Mutter sehr ähnlich ist. Wenn das Kind dem Vater sehr ähnlich ist, dann muss das Erleben des Vaters unmittelbar vor der Empfängnis berücksichtigt werden.

Externe Stressfaktoren

Alle emotionalen Belastungen während der Schwangerschaft wirken sich auf das Kind aus. Abgesehen von solchen eher allgemeinen Faktoren gibt es ganz bestimmte Einflüsse, die zu Quellen emotionaler Belastungen für die Schwangere werden können. Sie lassen sich aus praktischen Gründen grob in externe und interne Stressfaktoren gliedern. Quellen externer Stressfaktoren sind:

▷ die Beziehung zu Ehemann oder Partner
▷ die Beziehung zu anderen (Kern-)Familienmitgliedern
  (besonders in Großfamilien relevant)
▷ die Einstellung bzw. Verfassung enger Freunde und Verwandter
▷ die wirtschaftliche Lage der Familie

Beziehung zum Ehemann – Wie steht es um die Beziehung der werdenden Mutter zu Ehemann oder Partner? Ist sie warm und herzlich oder gibt es Spannungen zwischen ihnen? Wie reagiert die Frau auf diese Belastung? Wird sie wütend oder traurig? All diese Punkte werden Einfluss auf das Kind haben.

Beziehung zu anderen Familienmitgliedern – Wie ist die Beziehung der Schwangeren zu den Familienmitgliedern? Wie steht es um ihre Gefühle in diesen Zusammenhängen? Wenn die Beziehungen problematisch sind, dann ist ihre Reaktion sehr wichtig. Ist sie trotzig und lehnt sich auf? Oder erträgt sie still ihr Leiden? Fühlt sie sich vernachlässigt? Diese und alle anderen damit verbundenen Fragen müssen geklärt werden.

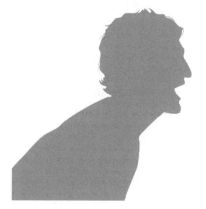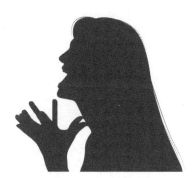

Verfassung enger Freunde und Verwandter – Wenn ein enger Freund oder ein naher Verwandter ein Problem hat, dann betrifft das auch die Mutter und lässt sie gegebenenfalls unglücklich oder traurig werden. Auch könnten z. B. irgendwelche Missverständnisse dazu führen, dass sich die Schwangere schuldig fühlt. Alle externen Stressfaktoren dieser Art beeinflussen schließlich die intrauterine Entwicklung des Kindes.

Wirtschaftliche Lage – Wenn die Eltern irgendwelche finanziellen Probleme haben oder ihre wirtschaftliche Lage für ein Kind ungünstig ist, dann hat das allein schon einen nachteiligen Einfluss auf die Entwicklung des Kindes, weil es Sorgen und damit emotionale Belastungen hervorruft.

Interne Stressfaktoren

▷ fehlender Kinderwunsch bei der Schwangeren
▷ kein Kinderwunsch zu diesem Zeitpunkt
▷ starkes Verlangen nach einem bestimmten Geschlecht des Kindes
  (v. a. in stark patriarchalen Gesellschaften relevant)
▷ Wunsch nach einer Fehlgeburt oder Abtreibung
▷ Verachtung für das ungeborene Kind

Fehlender Kinderwunsch – Es kann sein, dass manche Mitglieder der Familie das Kind aus für sie stichhaltigen Gründen ablehnen. Wenn die Eltern dennoch entschlossen sind, ein Kind zu bekommen, dann ist das Kind immer ein Wunschkind, egal was die Verwandten sagen. Wenn die Eltern aber aus irgendeinem Grund gar kein Kind bekommen wollten, dann werden die mit der Schwangerschaft verbundenen negativen Gefühle auch in die sich entwickelnde Psyche des Ungeborenen einsickern.

Kein Kinderwunsch zu diesem Zeitpunkt – Wenn das Kind zu einem den Eltern ungelegenen Zeitpunkt empfangen wird und der Ehemann dann seiner Frau vorwirft, sie habe ‹nicht aufgepasst›, könnte sie sich schuldig fühlen, weil sie die ungewollte Schwangerschaft nicht verhindert hat. Schuld, Reue, Scham und ähnliche Gefühle können dann einen weitreichenden Einfluss auf das ungeborene Kind haben. Am häufigsten sprechen Ausbildung, berufliche Pläne, finanzielle Probleme, die nicht lange zurückliegende Geburt eines anderen Kindes oder ein Zeitpunkt unmittelbar nach der Heirat gegen eine Schwangerschaft.

Starker Wunsch nach einem bestimmten Geschlecht – In vielen ethnischen und sozialen Zusammenhängen bevorzugen Familienmitglieder und Verwandte noch immer ein bestimmtes Geschlecht, in aller Regel das männliche. Wenn das Kind dann nicht das gewünschte Geschlecht hat, führt die Enttäuschung der Familienangehörigen oft zu Gefühlen von Zurückweisung und Ablehnung bei der Schwangeren. Natürlich kann auch bei der Schwangeren selbst ein zwanghafter Wunsch nach einem bestimmten Geschlecht auftreten, der zu Problemen führen kann, wenn er sich nicht erfüllt.

Wunsch nach einer Fehlgeburt oder Abtreibung – Wenn ein Kind nicht gewollt ist, könnten die Eltern im Geheimen auf eine Fehlgeburt hoffen oder eine Abtreibung erwägen. Wenn das Leben des Kindes durch eine Fehlgeburt oder Abtreibung endet, können sie sich schuldig fühlen und diese unguten Gefühle auf nachfolgende Kinder übertragen. Falls es dann doch zu keiner Fehlgeburt kommt, eine Abtreibung nicht stattfindet oder gar fehlschlägt, dann werden die Eltern wahrscheinlich überfürsorglich werden, um ihre Schuldgefühle gegenüber dem doch zur Welt gekommenen Kind zu kompensieren.

Verachtung für das Kind – Verwandte, Nachbarn oder Freunde der Familie können Verachtung für das Kind empfinden, wenn es z. B. unehelich ist, wenn es aus einer Verbindung verschiedener Ethnien oder Religionen hervorgegangen ist oder wenn irgendeine Art von Stigma mit der mütterlichen oder väterlichen Linie verbunden ist. Dabei könnte es sich z. B. um Wahnsinn, Alkoholismus oder Drogenabhängigkeit handeln.

Wenn Außenstehende dann so nachteilige Einstellungen gegenüber dem werdenden Kind ausdrücken, können die Eltern wiederum mit kompensatorischer Überfürsorglichkeit reagieren oder es stellen sich Gefühle der Zurückweisung und Vernachlässigung ein, die wiederum auch das Kind beeinflussen.

Zeitpunkt der ungünstigen Einflüsse

Es ist mehr der Zeitpunkt, an dem ‹ungünstige› Umweltbedingungen für das Kind auftreten, als diese unvorteilhaften Bedingungen selbst, die ihre Wirkung auf die Entwicklung bestimmt. Wenn sie zur selben Zeit auftreten, zu der sich ein bestimmtes Organ bildet, dann werden Entwicklungsstörungen an diesem Organ sehr viel wahrscheinlicher, als beim Auftreten ungünstiger Einflüsse vor oder nach diesem Zeitpunkt.

Die ersten Monate des pränatalen Lebens sind *der kritische Zeitraum* der intrauterinen Entwicklung. Während dieser Periode bilden sich die Organe. Wenn in diesen entscheidenden Monaten irgendeine Krankheit den Embryo affiziert, dann kann das ernste Probleme nach sich ziehen. Zum Beispiel kann eine Rötelninfektion im dritten oder vierten Schwangerschaftsmonat Schäden wie Katarakte oder angeborene Herzfehler hervorrufen. Wenn die Ansteckung nach dem fünften Monat erfolgt, hat sie wenig oder gar keine Wirkung auf das Ungeborene. Auch wenn die ungünstigen Bedingungen nur kurze Zeit anhalten, wird ihre Wirkung gering oder nicht vorhanden sein. Dauern sie aber während der ersten Monate länger an, dann verursachen sie gravierende konstitutionelle Probleme. Gleiches gilt natürlich für anhaltenden emotionalen Stress während der Schwangerschaft, dessen mögliche Ursachen wir gerade besprochen haben. Er verursacht eine gesteigerte Aktivität der mütterlichen Nebennieren, die daraufhin den Cortisolspiegel im Blut erhöhen. Wenn das während der ersten, kritischen Phase der Schwangerschaft geschieht, dann wird es wahrscheinlich angeborene Fehlbildungen verursachen. Auch Intelligenzminderung kann eine Folge sein.

Geburt und Bindung

Eine Mutter spendet Nahrung, Behaglichkeit, Aufmerksamkeit und Liebe. Der Säugling reagiert darauf mit Wärme und Vergnügen. Wenn sich unmittelbar nach der Geburt eine natürliche Bindung zwischen Mutter und Kind bilden kann, dann lernt der Säugling, Vertrauen in die Regelmäßigkeit und Berechenbarkeit seiner Umgebung zu haben. Wenn diese Bindung nicht entstehen kann, dann wird das Kind wahrscheinlich furchtsam, besorgt und überängstlich werden.

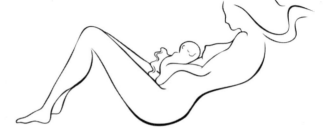

Psychosoziale Entwicklung und Urvertrauen

Der Psychoanalytiker Erik Erikson untersucht und analysiert jede kindliche Entwicklungsstufe unter dem Aspekt der von ihm sogenannten ‹psychosozialen Krise›. Damit bezeichnet er jene Zeitpunkte in der Entwicklung eines Menschen, zu denen sich entscheidet, ob eine Entwicklung erfolgreich verläuft oder fehlschlägt. Er beschreibt acht dieser aufeinander folgenden Entwicklungsstufen und acht dazugehörige Kriterienpaare, die jeweils die erfolgreiche Bewältigung einer Entwicklungskrise von der gestörten Entwicklung unterscheiden. Auf der ersten psychosozialen Entwicklungsstufe, dem Säuglingsalter, nennt er Urvertrauen und Urmisstrauen als maßgebliche Kriterien.

Er sagt, die Lebensphase des Säuglings sei im positiven Sinne die Zeit, in der ein Individuum lernt, die Welt und Umwelt als sicher, verlässlich und fürsorglich wahrzunehmen oder im negativen Sinne eine Zeit, in der das Individuum lernt, die Welt als Quelle unzähliger, kaum vorherzusehender Bedrohungen und Heimtücken anzusehen. Welche dieser Prägungen ein Kind annimmt, hängt davon ab, inwieweit seine Eltern und v. a. seine Mutter die Bedürfnisse des Säuglings nach Nahrung, Aufmerksamkeit und Liebe befriedigen können. Wenn ein Kind unmittelbar nach der Geburt engen Körperkontakt mit der Mutter haben kann, dann entwickelt sich das Urvertrauen sofort. Kinder, die diesen unmittelbaren Kontakt nicht bekommen, nicht ab dem ersten Tag, nicht lange genug oder überhaupt nicht gestillt werden, entwickeln dagegen Urmisstrauen.

Der emotionale Bindungsprozess ist ein sehr wichtiger Schritt in der Entwicklung eines Kindes. In Fällen, in denen die Geburt nicht ihren natürlichen Verlauf nehmen kann, z. B. bei Kaiserschnitten oder bei Komplikationen nach der Geburt, die einen unmittelbaren Kontakt zwischen Mutter und Kind verhindern, kann sich die emotionale Bindung nicht entwickeln. Mangelnde Bindung und mangelndes Urvertrauen ziehen in der Regel psychologische Probleme nach sich. Betroffene Kinder neigen zu Rückzug und Introversion oder entwickeln Verlassenheitsgefühle.

Erik Erikson: Identität und Lebenszyklus

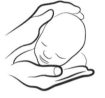

Berufliche Situation der Mutter

Wenn die Mutter berufstätig ist, dann muss sie ihre Arbeit nach einem begrenzten Mutterschaftsurlaub oft so früh wie möglich wieder aufnehmen. Dadurch wird sie ihr Kind in der Regel gar nicht mehr oder nur noch nach der Arbeit stillen können und ein Babysitter bzw. eine Leihmutter werden tagsüber die Betreuung und das Zufüttern übernehmen. Ein Fall soll die möglichen Auswirkungen so einer Situation illustrieren.

Es handelte sich um den Sohn einer Lehrerin. Sie lebte allein mit ihrer Tochter, denn der Ehemann arbeitete in einer anderen Stadt, die 500 Kilometer entfernt war und kam nur jedes zweite Wochenende nach Hause, um seine Familie zu sehen. Seine Frau vermisste ihn sehr. Während ihrer zweiten Schwangerschaft plagte sie ständig die Sorge, wie sie allein die ganze Verantwortung für die Kinder tragen sollte.

Trotzdem gebar sie einen gesunden kleinen Jungen. Als das Kind drei Monate alt war, musste sie ihre Arbeit in der Schule wieder aufnehmen. Von da an kümmerte sich ein Dienstmädchen tagsüber um das Kind, das aber abends noch gestillt wurde, wenn seine Mutter aus der Schule zurück war. Dann bekam das Kind die dritte Dosis der Impfungen gegen Diphterie, Tetanus und Pertussis (‹DTP›) und gegen Polio, woraufhin es eine Atemwegsinfektion mit giemenden Atemgeräuschen entwickelte.

Was war hier geschehen? Das Kind wurde gesund geboren, erbte aber die unsichere und liebesbedürftige Verfassung seiner Mutter. Jedoch war dieser Zustand latent. Erst als die Mutter ihre Arbeit wieder aufnahm und das Kind mit dem Dienstmädchen zurückließ, wurde dieser ererbte Zustand angeregt und erwachte aus seinem Schlummer. Mit der Impfung wurde zusätzliches Öl ins Feuer gegossen und das Kind begann, an Atemwegserkrankungen zu leiden. In diesem Fall wählte ich die Rubrik *Beschwerden durch unglückliche Liebe* als Ausschlusskriterium. Obwohl seine Beschwerden nach einer Impfung begonnen hatten, waren der Zustand der Mutter in der Schwangerschaft und ihre berufliche Situation nach der Geburt bedeutender. Das Kind war extrovertiert und hyperaktiv. Die Gesamtheit dieser Punkte ließ mich dem Jungen HYOSCYAMUS verschreiben, das sehr gut wirkte.

Wichtige Fragen zu Geburt und Bindung

Wenn die Mutter während der Geburt ungewöhnlich viel Furcht, Anspannung, Wut und Angst erlebt, dann wird das Baby oft dieselben Gefühle widerspiegeln. Da die Individualität des Kindes in diesem Lebensalter überwiegend durch die Mutter ‹vorgegeben wird›, stehen für uns dann auch diese Gefühle im Vordergrund. Andererseits gibt es einige andere Faktoren, die von größter Bedeutung sind und die wir daher abklären sollten.

▷ Wie verlief die Geburt (Zangengeburt, Saugglocke, Kaiserschnitt, Dammriss usw.)?

▷ Wie ging es der Mutter während der Geburt?

▷ War die Mutter nach der Geburt bewusstlos, d. h. sediert, so dass keine unmittelbare Bindung entstehen konnte?

▷ Wie lange hat es gedauert, bis Mutter und Kind nach der Geburt zusammengebracht wurden?

▷ Wie lange wurde das Kind gestillt?

▷ Wie war die berufliche Situation der Mutter?

Diese Zusammenhänge sind, soweit sie nicht zum Verständnis des Falles notwendig sind, eher vom akademischen Standpunkt aus interessant. Wir können sie aber nutzen, um durch *Interpretation* wichtige Hinweise zu erhalten. Aber ich möchte eine Warnung hinzufügen: Nur wenn Ihre Interpretation durch das *Temperament des Kindes* bestätigt wird, ist sie von Bedeutung. Einige Beispiele für Hinweise, die wir durch Interpretation erhalten können:

▷ Zangengeburt: Ist das Kind eine zaghafte und schüchterne Konstitution?

▷ Dammriss: Ist das Kind eine trotzige Konstitution?

▷ Frühgeburt: Ist das Kind eine ungeduldige Konstitution?

▷ Zu späte Geburt: Ist das Kind eine langsame und träge Konstitution?

▷ Kind mit Atembeschwerden nach Zangengeburt oder langer und schwieriger Geburt: Ist das Kind eine schreckhafte Konstitution, wie z. B. ACONIT?

Ernährung: Stillen und Zufüttern

Sobald die Mutter nach der Geburt wieder genug Kraft hat, um sich im Bett zu drehen und das Baby saugen zu lassen, kann sie mit dem Stillen beginnen. In der Regel sollte das spätestens drei bis sechs Stunden nach einer normalen Geburt geschehen. An diesem Punkt sollte das Baby jeweils nur ein paar Minuten saugen, da noch kaum Milch vorhanden ist. Je hungriger das Baby ist, desto energischer wird es an der Brust saugen und desto früher wird der Milchfluss in Gang kommen. Es hat sich gezeigt, dass Säuglinge, die sich einmal an die Flasche gewöhnt haben, mitunter

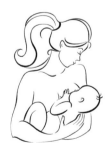

die Anstrengung des Saugens an der Brust scheuen. Auch deswegen ist es ratsam, das Kind von Anfang an zu Stillen.

Die individuellen Bedürfnisse nach Nahrung bzw. Milch variieren stark, *richten Sie sich daher nie danach, was in irgendwelchen Büchern oder sogar auf Packungsbeilagen geschrieben steht.* Lassen Sie das Kind soviel trinken, wie es möchte. Wenn bei Flaschenkindern etwas Milch in der Flasche zurückbleibt, dann hat das Kind eben genug. Regelmäßige Gewichtskontrollen können Auskunft darüber geben, ob das Baby genug Nahrung aufnimmt.

Vorteile des Stillens

Koliken

Infektionen

Kolostrum

Muttermilch ist ideal für die Verdauung von Säuglingen geeignet. Probleme mit Verstopfungen und Koliken kommen seltener vor und gestillte Säuglinge sind weniger anfällig für gastrointestinale Infektionen als ihre mit der Flasche gefütterten Altersgenossen. Das liegt daran, dass die Milch steril ist und unmittelbar von der Brust an das Baby abgegeben wird. Außerdem enthält die Muttermilch, insbesondere aber das *Kolostrum*, also die erste, dicke, gelbliche Milch, bestimmte Substanzen, die Keime im Magen des Babys zerstören und verhindern, dass sie weiter in das Verdauungssystem eindringen. Diese erste Milch ist sehr nützlich und sollte nicht verworfen werden. Auch sind die Stühle gestillter Babys saurer, was das Wachstum schädlicher Keime hemmt. Die nekrotisierende Enterokolitis kommt bei gestillten Kindern sehr viel seltener vor als bei ‹Flaschenkindern›. Muttermilch bietet sogar einen gewissen Schutz vor Cholera, was nicht nur an der Vermeidung von Verunreinigungen beim Zufüttern liegt. Gestillte Kinder leiden weniger an perianaler Wundheit, Colitis ulcerosa und Intussuszeption bzw. Invagination. Zu Darmverschlüssen durch eingedickte Milch kommt es nur bei Säuglingen, die mit Kuhmilch gefüttert werden.

Allergien

Auch Allergien sind weniger häufig, denn die Proteine der Kuhmilch, besonders das *beta-Laktoglobulin*, das in der Muttermilch nicht vorhanden ist, sollen die häufigsten Nahrungsmittelallergene bei Kindern darstellen. Es wird oft behauptet, dass das Stillen einen gewissen Schutz gegen Ekzeme bietet, evtl. auch durch das Hinauszögern der Auseinandersetzung mit fester Nahrung. Es wird außerdem angenommen, dass aus immunologischen Gründen die Inzidenz bestimmter bösartiger Erkrankungen, insbesondere von Lymphomen, bei Flaschenkindern höher ist als bei gestillten Kindern. Außerdem sind gestillte Kinder weniger anfällig für

Übergewicht. Es gibt Hinweise darauf, dass sie sogar von einem Lang- Übergewicht
zeitschutz gegen Fettleibigkeit profitieren. In diesem Zusammenhang
schützt Stillen möglicherweise auch in gewissem Grad vor Hyperlipidä-
mie und Arteriosklerose. Zuletzt scheinen Flaschenkinder gegenüber ihren gestillten Altersgenossen vermehrt an Zahnkaries zu leiden. Karies

Auch für die Mutter hat das Stillen verschiedene wichtige Funktionen.
An erster Stelle vermittelt es ihr ein Erfolgsgefühl und fördert die Entwicklung einer stabilen Bindung zwischen Mutter und Kind. Außerdem Bindung
trägt es dazu bei, dass der Uterus sich zu seiner normalen Größe zurück-
bildet. Dadurch bleibt die Mutter schlank. Darüber hinaus entwickeln die Uterusrückbildung
Frauen eine Laktationsamenorrhö und sind so vor einer unmittelbaren
erneuten Schwangerschaft geschützt. Nicht zuletzt senkt das Stillen bei Brustkrebs
Frauen erwiesenermaßen das Brustkrebsrisiko.

Flüssigkeit

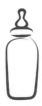

Gestillte Kinder benötigen außer an heißen Tagen kein zusätzliches Wasser. Flaschenkinder sollten zwei- bis dreimal täglich zusätzliches Wasser
bekommen. Wenn Säuglinge nach der letzten Fütterung um zehn oder elf
Uhr in der Nacht erwachen, dann sollte ihnen reines oder leicht gesüßtes
Wasser angeboten werden.

Gewöhnung an feste Nahrung

Bis zu einem Alter von fünf Monaten werden neben der Muttermilch keine anderen Nahrungsmittel benötigt. Eine sehr frühe Konfrontation mit
den Fremdproteinen anderer Nahrungsmittel kann Allergien auslösen.

Ab dem fünften oder sechsten Lebensmonat kann dem Baby gelegentlich Milch in einer Tasse oder Untertasse angeboten werden, damit
es lernt, dass Milch bzw. Nahrung von Brust oder Flasche abgesehen auch
aus anderen Quellen kommen können. Dadurch lernt das Kind schrittweise aus einer Tasse zu schlürfen und wendet sich vielleicht sogar von allein von der Flasche ab, wenn es acht bis zehn Monate alt ist. Viele Mütter bestehen darauf, ihrem schlafenden Säugling die Flasche zu geben,
weil sie das Gefühl haben, dass nur so eine ausreichende Ernährung ge-
währleistet werden kann. Das ist aber keine gute Vorgehensweise, da
regelmäßiges lang anhaltendes Nuckeln an der Flasche zu Malokklusion

(Störungen des Zusammenbisses) führen kann. Außerdem kann die im Mund verbleibende Milch zu frühem Zahnverfall führen.

Durch ein taktvolles Vorgehen werden die meisten Säuglinge die Flasche mit Abschluss des ersten Lebensjahres aufgeben können. Wenn allerdings die Flasche länger als anderthalb oder zwei Jahre gegeben wird, dann ist entschlossenes Handeln erforderlich, weil sich solche Gewohnheiten bei Kindern umso mehr verfestigen, je älter sie werden. Das gilt natürlich in noch höherem Maße für das Stillen. Im Folgenden wollen wir ein paar Richtlinien für die Einführung fester Nahrung aufstellen:

Zeitplan zur Einführung fester Nahrung

▷ nach fünf Monaten: säurearme Fruchtsäfte, Bananen, Getreide
▷ nach sechs Monaten: püriertes Gemüse
▷ nach sieben Monaten: Reis, Dal (zerkochter Brei aus geschälten Hülsenfrüchten, z. B. Linsen), Eier
▷ nach neun Monaten: alles, was ein Erwachsener isst (Von Honig wird während des ersten Lebensjahres wegen der Gefahr von Säuglingsbotulismus abgeraten.)

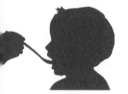

Alle neuen Nahrungsmittel sollten in sehr kleinen Mengen, beginnend z. B. mit einem halben Teelöffel, eingeführt werden. Die angebotene Menge kann dann schrittweise erhöht werden. Es sollten nicht mehr als ein oder zwei neue Nahrungsmittel pro Woche eingeführt werden. Zu keiner Zeit dürfen dem Kind Nahrungsmittel aufgedrängt werden. Wenn ein Kind Abneigung gegen eine bestimmte Nahrung zeigt, sollte ihm diese umgehend entzogen werden.

Das Essen sollte schmackhaft sein und die Mahlzeiten in angenehmer Atmosphäre stattfinden. Alle Kontroversen und unangenehmen Themen sollten während der Mahlzeiten vermieden werden. Zu viel Sorge, zu viel Druck und zu viel Rummel die Ernährung des Babys betreffend sind der allerbeste Weg, bei dem Kind Abneigung gegen und Probleme mit der Nahrungsaufnahme zu erzeugen. Ein Baby liebt Aufmerksamkeit und wenn es den Eindruck hat, dass es durch Nahrungsverweigerung Aufmerksamkeit bekommen kann, dann wird es an diesem Vorgehen festhalten. Von Zeit zu Zeit zeigen Kinder auch im Rahmen ihrer normalen Entwicklung Desinteresse am Essen. Wenn dieses Desinteresse allerdings sehr plötzlich auftritt oder länger anhält, sollte die Ursache abgeklärt werden.

Bewährte Bespiele für Hinweise aus der Ernährung

▷ Allgemeines; Beschwerden bei Kindern; bei Mangelernährung (9):   Mangelernährung
  Bei unterernährten Kindern denken wir an AETH. und PODO. Außerdem
  enthält die Rubrik ALUM. NAT-P. NUX-M. NUX-V. OP. PLB. und PSOR.
▷ Rektum; Diarrhoe; nach künstlicher Nahrung (8): ARS. ALUM.   Flaschenkinder
  CALC-P. CALC. LYC. MAG-C. NAT-P. SULPH.
▷ Rektum; Obstipation; bei Kindern; bei Kleinkindern durch
  Flaschennahrung (4): PODO. ALUM. NUX-V. OP. – Bei Beschwerden
  von Flaschenkindern denken wir besonders an ALUM.
▷ Diarrhoe; nach dem Abstillen (2): CHIN. ARG-N.   Abstillen
▷ frühes Umstellen auf feste Nahrung: ANT-C.
▷ Abdomen; Bauchschmerzen; Essen; bei jedem Versuch (2):
  CALC-P. CROTO-T.
▷ Magen; Magenschmerzen; während Essen; nach jedem Bissen (2):   Kolik bei jeder Fütterung
  ARS. CALC-P.

Allgemeines

Bei den Allgemeinsymptome bzw. der allgemeinen Veranlagung handelt
es sich um besonders wichtige genetisch veranlagte Merkmale eines Menschen. Am wichtigsten sind dabei Temperatur, Durst, Seitigkeit, Tempo
und Schlaf. Bei Kindern kommen noch die Entwicklungsschritte als wichtiger Punkt hinzu.

Temperatur

Die Temperatur im Sinne der Empfindlichkeit gegen Hitze (warm) oder
Kälte (kalt) kann bestimmt werden, indem wir ermitteln, wie viel Wärme
ein Kind benötigt. Außerdem können wir die ‹Normaltemperatur› durch
körperliche Untersuchung bestimmen. Normalerweise fühlt sich ein Kind
etwas kälter an als ein Erwachsener. Überprüfen Sie also folgende Punkte:

▷ die Temperatur des Abdomens   Untersuchung
▷ die Temperatur von Hals und Nacken
▷ den Schweiß
▷ das Verlangen nach einer kühleren oder wärmeren Umgebung

43

Die Temperatur der Extremitäten sollte nicht zur Beurteilung herangezogen werden, da sie gewöhnlich etwas kühler sind als der Rest des Körpers. Auch bei der Beurteilung des Strampelns, im Sinne einer Bemühung sich aufzudecken, sollten wir zurückhaltend sein, da das Strampeln lediglich Hyperaktivität widerspiegeln könnte.

Durst und Appetit

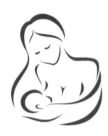

Bei Säuglingen sind Appetit und Durst *ein und dasselbe*. Wenn ein Baby ausschließlich gestillt wird, dann wird sein Bedarf an Wasser über die Milch gedeckt. Wenn ein Säugling nach mehr Milch verlangt, mit einer Brust nicht zufrieden ist oder öfter gestillt werden muss, *dann ist er durstig*. Also sind jene Babys, die mit der Menge der vorhandenen Muttermilch nicht zufrieden sind, wahrscheinlich eher durstig. Bei ihnen muss zugefüttert werden. Jene Babys, die in den ersten sechs Monaten keine zusätzliche Nahrung benötigen, sondern mit der vorhandenen Muttermilch zufrieden sind, sind ideale Kandidaten für durstlose Mittel. Die folgende Übersicht soll eine Richtlinie für die normalerweise benötigten Mahlzeiten bei Säuglingen bieten.

Mahlzeiten pro Tag

▷ 1. Monat: fünf- bis achtmal am Tag
▷ 2. bis 4. Monat: vier- bis sechsmal am Tag
▷ 5. bis 6. Monat: drei- bis fünfmal am Tag

Das Trinkverhalten des Kindes kann auch noch andere wichtige Hinweise auf die *allgemeine Veranlagung* unseres kleinen Patienten geben:

Tempo

▷ Wie saugt das Baby an der Brust: schnell oder langsam? – Dieses Merkmal kann uns einen Hinweis darauf geben, ob wir es mit einer schnellen, eiligen und ungeduldigen oder mit einer langsamen Konstitution zu tun haben.

Seitigkeit

▷ Bevorzugt das Baby beim Trinken eine bestimmte Seite, also die linke oder die rechte Brust? – Das kann ein Hinweis auf die Seitigkeit des Säuglings sein.

Durst

▷ Ist das Baby nach dem Trinken zufrieden oder nicht? – Das kann auf den Durst bzw. den Appetit hinweisen.

Allgemeinsymptome

▷ Ist das Baby nach der Nahrungsaufnahme schläfrig? – Dieses Merkmal kann ein wichtiges Allgemeinsymptom darstellen.

Hinweise aus dem Schlafverhalten

Auch das Schlafverhalten sollte eingehend abgeklärt werden, da es wichtige Hinweise geben kann. Wie erwacht das Kind? Fröhlich oder gereizt? Wie ist die Schlaflage? Ist der Schlaf tief oder leicht? Diese und andere Hinweise haben sich bei der Behandlung von Kindern als sehr hilfreich erwiesen. Beispiele für bewährte Hinweise aus dem Schlafverhalten sind:

▷ Schlaf; Lage; Knie; auf den Knien; und Ellenbogen (32):
Wir denken besonders an MED. Außerdem sind BELL. CALC. CARC. COLOC. LAC-C. PHOS. SEP. und TUB. hochwertig,

Knie-Ellenbogen-Lage

▷ Geist, Gemüt; Frohsinn, Heiterkeit; beim Erwachen (9):
Wenn Kinder besonders fröhlich erwachen, denken wir v. a. an SULPH. Aber auch TARENT. und BUFO haben in dieser Rubrik alte, einwertige Einträge.

Fröhlich beim Erwachen

▷ Besonders LYC. zeigt Weinerlichkeit und Wut beim Erwachen. Es ist in vielen entsprechenden Gemüts-Rubriken vertreten. Es steht zusammen mit KALI-C. in ‹Zorn, Ärger; beim Erwachen (23)› und ‹Zorn, Ärger; morgens; beim Erwachen (18)›. Die Weinerlichkeit spiegelt sich in Gemütsrubriken wie ‹mürrisch, verdrießlich, schlecht gelaunt; morgens; beim Erwachen (12)›. Hier ist LYC. das einzige vierwertige Mittel. In ‹Weinen, tränenreiche Stimmung; beim Erwachen (44)› ist es nur einwertig vertreten (Hochwertig sind CIC. MAG-C. und STRAM.).

Weinerlich und wütend beim Erwachen

▷ Geist, Gemüt; kratzt mit den Händen; Kind am Kopf, beim Erwachen (1): CALC.

Kind kratzt sich beim Erwachen am Kopf

▷ Kopf; kratzt den Kopf; beim Erwachen (1): CALC.

Die Veranlagung von Geist und Gemüt

Keine zwei Kinder sind gleich. Wir können zwei Kinder bei exakt derselben Aufgabe beobachten und werden mitunter feststellen, dass ihre Herangehensweise völlig verschieden ist. Für Erwachsene gilt das ebenso. Die einzigartige Reaktion, die Menschen auf neue Umgebungen, auf soziale Situationen und bestimmte Herausforderungen zeigen, werden durch die individuellen Veranlagungen bestimmt. Diese Veranlagung von Geist und Gemüt, auch *Temperament* genannt, kann schon bei kleinen Kindern wahrgenommen werden. Es ist definiert als das normale, natürliche Verhalten eines Individuums im Umgang mit der Umwelt. Es beschreibt das ‹Wie›, nicht das ‹Was› des Verhaltens. Das heißt, dass die Veranlagung von Geist und Gemüt nicht diktiert, was Kinder tun und was nicht, sondern sich vielmehr darauf bezieht, *wie sie es tun*.

Temperament und
Persönlichkeit

Das Temperament besteht aus angeborenen, veranlagten Merkmalen. Es unterscheidet sich von der Persönlichkeit, die eine Kombination von Temperament und Lebenserfahrungen darstellt, sich also aus den ererbten und angeborenen und den erlernten und anerzogenen Eigenschaften eines Menschen zusammensetzt. Als Homöopathen müssen wir fähig sein, das Temperament eines Kindes zu ergründen. Die grundlegenden Veranlagungen von Geist und Gemüt werden durch die einzigartigen neurologischen Merkmale eines Individuums bestimmt und können, anders als die Persönlichkeit, nicht verändert werden. Sie bewahren über lange Zeit und situationsunabhängig eine relative Stabilität. (Natürlich ändern auch die veranlagte Merkmale mit einem Wechsel des vorherrschenden Miasmas ihren Ausdruck.)

Thomas, A./Chess, S.:
Temperament und
Entwicklung. Über die
Entstehung des
Individuellen

Die Psychiater Thomas und Chess haben in ihrer weltbekannten, in den 1950er Jahren in New York begonnenen Langzeitstudie über Persönlichkeitsentwicklung als Zusammenspiel zwischen veranlagten Merkmalen und Umweltreizen neun grundlegende Verhaltensmuster bzw. Verhaltensdimensionen bei Kindern identifiziert, die sich verlässlich mittels einer Drei-Punkte-Skala (mittel, hoch, niedrig) bewerten ließen. Wir können die Ergebnisse dieser klassischen Studie nutzen, um das Similimum zu finden. Um die Untersuchung bei Säuglingen und Kleinkindern einfacher zu gestalten, habe ich die neun Verhaltensmuster entlang einer *Soziabilitäts-Aktivitäts-Destruktivitäts-Achse* wie folgt angeordnet:

Soziabilität

▷ Annäherung an (Extroversion) oder Vermeidung bzw. Rückzug (Introversion) vor neuen Erfahrungen und Situationen
▷ Anpassungsfähigkeit bzw. Adaptivität an die Umwelt

Aktivität

▷ Aktivitätsniveau
▷ Reizschwelle der Reaktivität bzw. sensorische Reizschwelle
▷ Reaktionsstärke bzw. Intensität
▷ Rhythmizität, Regelmäßigkeit (biologischer Funktionen)
▷ Ablenkbarkeit bzw. Konzentrationsfähigkeit
▷ Aufmerksamkeitsspanne und Ausdauer

Destruktivität

▷ destruktiv gegenüber nicht destruktiv (bei Thomas und Chess ‹allgemeine Stimmungslage›)

Das Flussdiagramm der *Soziabilitäts-Aktivitäts-Destruktivitäts-Achse* findet sich auf Seite 252f. Allerdings müssen wir, um das Flussdiagramm zu verstehen und richtig anzuwenden, zuerst das normale, gesunde Kind und die normale, gesunde Entwicklung verstehen, die im nächsten Kapitel erläutert werden. Danach werden wir uns ausführlich mit der Soziabilität, der Aktivität und der Destruktivität befassen.

Bevor Sie Homöopath sein können,
müssen Sie zuerst einmal ein guter Mediziner werden,
der die Physiologie und Pathologie des Menschen versteht.

Vijayakar, Regensburg 2012

3. Entwicklung

Keine zwei Kinder sind gleich. Vom Moment ihrer Geburt an stellen sie Individuen dar und tatsächlich werden viele individuelle Merkmale schon lange vor der Geburt festgelegt. Durch die Form bzw. die Strukturmerkmale ihres Körpers geben schon Neugeborene Hinweise auf das, zu dem sie sich einmal entwickeln werden. Die individuellen Unterschiede im Körperbau entstehen durch Variationen und Kombinationen bestimmter körperlicher Merkmale und tragen ebenso zu unserer Individualität bei wie unsere allgemeine Veranlagung (Körpermerkmale im weiteren Sinne wie Temperatur, Durst, Seitigkeit, Absonderungen). Was uns aber letztendlich den Stempel der Individualität aufdrückt, *ist die Art und Weise, auf die sich unser Verhalten von dem Verhalten jedes anderen Menschen unterscheidet,* also unser Temperament. → Kapitel 4, S. 61

Wie aber steht es um Geist und Gemüt eines vier Wochen alten Babys? Es kann es uns nicht sagen. Wir können es nicht fragen. Die innersten biopsychischen Prozesse eines Säuglings bleiben immer vor uns verborgen. Nichtsdestotrotz können wir uns ein zutreffendes und nützliches Bild von der ‹Psyche› eines Babys machen, sogar im zarten Alter von vier Wochen, wenn wir sein Verhalten untersuchen. Seine Verhaltensmuster, die Merkmale, die sich in seinem Verhalten offenbaren, erzählen uns davon, mit wem wir es wirklich zu tun haben.

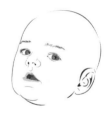

Bei all diesen Punkten stellt sich uns aber eine entscheidende Frage: Was ist überhaupt ein individuelles Merkmal und was gehört zur normalen Entwicklung? Was ist zu welchem Zeitpunkt normal und was schon Ausdruck einer angeborenen Veranlagung? Um das zu klären, müssen wir uns klar machen, wie die verschiedenen kindlichen Entwicklungsstufen auf körperlicher, geistiger und sozialer Ebene beschaffen sind. Wie verständigt sich ein Baby? Ist sein Schreien noch normal oder schon Ausdruck von Weinerlichkeit oder Wut? Über welche sozialen Fähigkeiten sollte ein Dreijähriger verfügen? Das folgende Kapitel soll diese Fragen beantworten. Dabei verwenden wir unsere Aufteilung der kindlichen Entwicklung in Säuglinge, Kleinkinder, Vorschulkinder und Schulkinder, so wie wir sie im ersten Kapitel eingeführt haben, wobei bis auf die Schulkinder alle Gruppen noch zusätzlich nach ihrem Alter unterteilt sind. → Kapitel 1, S. 19

Säuglinge

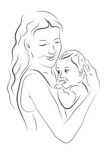

Wie verständigen wir uns mit Babys? Die wichtigste Art, mit anderen zu kommunizieren, ist die Sprache. Dabei gibt es zwei Arten von Sprache: Lautsprache bzw. gesprochene Sprache und Körpersprache bzw. nonverbale Sprache. Babys kommunizieren nonverbal mit uns. Als Homöopathen müssen wir diese Art der Verständigung beherrschen, um einen Säugling zu verstehen. Nur auf diese Art können wir erfahren, was ein Baby ausdrücken möchte. Das erste Wort wird es nämlich erst mit *sieben bis acht Monaten sprechen*. Die nonverbale Sprache bei Babys besteht v. a. aus:

Nonverbaler Ausdruck

▷ Schreien: die erste Verständigungsform eines Säuglings, um Ärger, Schmerz oder Hunger auszudrücken
▷ Lächeln: als Reaktion auf angenehme Reize, z. B. Töne oder einen vollen Magen
▷ Augenausdruck

Schreien

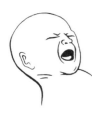

Babys werden mit der Fähigkeit zum Schreien geboren und kommunizieren für eine ganze Weile hauptsächlich auf diese Art. Im Allgemeinen schreit ein Säugling um uns mitzuteilen, dass in seiner Welt etwas nicht stimmt:

▷ Sein Magen ist leer und er hat Hunger.
▷ Die Windel ist feucht bzw. voll.
▷ Seine Füßchen sind kalt.
▷ Er ist müde.
▷ Er muss gehalten und gehätschelt werden.
▷ Er wird von äußeren Eindrücken überflutet.

Schreien ist also die Methode des Säuglings, sich mit der Welt zu verständigen und dient v. a. dazu, Aufmerksamkeit zu erzeugen. Wenn die Eltern entsprechend auf die Schreie des Babys reagieren, dann lernt es, dass seine Bedürfnisse erfüllt werden. Das hilft, die emotionale Bindung an die Eltern zu vertiefen und erleichtert die Entwicklung eines grundlegenden Vertrauens in die Welt. Säuglinge schreien *weniger*, wenn sie die Aufmerksamkeit erhalten, die sie brauchen und durch ihr Weinen einfor-

Urvertrauen → S. 36f.

dern. Mütter erkennen normalerweise intuitiv, welches Bedürfnis ihr Baby ausdrückt und reagieren entsprechend. Oft kann das Bedürfnis auch durch die Art des Schreies erkannt werden. Zum Beispiel könnte ein ‹Ich bin hungrig!›-Schrei eher kurz, weich, tief und rhythmisch sein, während ein ‹Ich bin aufgebracht!›-Schrei langanhaltend und laut ist.

Bedürfnisausdruck

Im Allgemeinen schreien Babys am späten Nachmittag und am Abend mehr, da sie zu diesen Zeiten munterer sind. Außerdem verstärkt sich das Schreien oft zwischen der zweiten und der vierten Lebenswoche und nimmt danach wieder ab. Die meisten Säuglinge schreien ab dem dritten oder vierten Lebensmonat deutlich weniger.

Zeiten

Ein Baby kann auch auf ungewohnte visuelle und auditive Umwelteindrücke mit Schreien reagieren. Schreien ist eine Möglichkeit, sich von äußeren Reizen abzuschotten, wenn das Kind droht, von diesen überflutet zu werden. Und schließlich schreit ein Säugling manchmal auch ohne jeden erkennbaren Grund.

Überreizung

Hunger – Einer der Hauptgründe für das Schreien ist Hunger. Wie häufig Säuglinge gestillt bzw. gefüttert werden müssen, unterscheidet sich von Kind zu Kind. Als Faustregel lässt sich sagen, dass jüngere Babys öfter trinken müssen als ältere. Der Abstand zwischen den Fütterungen beträgt normalerweise zwischen zwei und vier Stunden. Während ihrer Wachstumsschübe müssen Säuglinge häufiger gefüttert werden.

Ursachen des Schreiens

Schmerz – Die Schreie, mit denen Babys Schmerz oder Unbehagen mitteilen, haben eine andere Qualität als Hungerschreie. Häufige Gründe für Schmerz oder Unbehagen sind Windelausschlag, das Bedürfnis aufzustoßen oder Krankheit.

Erschöpfung – Wenn Babys müde sind oder Probleme beim Einschlafen haben, dann weinen sie. Normalerweise lassen sie sich durch sanftes Wiegen, auf dem Arm herumgetragen werden oder durch ein Wiegenlied beruhigen und schlafen ein.

Überreizung – Säuglinge können durch laute Geräusche, helles Licht, kalte Hände, zu viele oder zu starke Erschütterungen und ähnliches erschreckt oder überreizt werden. Sie werden uns das meist durch ein plötzlich einsetzendes Schreien mitteilen. Normalerweise beruhigen sie sich wieder, wenn die Quelle der Überreizung entfernt wird. Schmusen, Herzen und gutes Zureden helfen ihnen dabei.

ENTWICKLUNGSSTUFEN BEI SÄUGLINGEN

Monat	körperliche Entwicklung	Sprache	emotionale Reaktion und Verhalten
1	**Mahlzeiten**: 5-8 / Tag **Schlaf**: 20 Stunden / Tag **Wahrnehmung**: grundlegende Unterscheidungen in Gesichtssinn, Gehör, Riechen, Tasten, Temperatur- und Schmerzwahrnehmung	Schreien und Weinen	generalisierte Anspannung hilflos, unsozial abhängig von der Fürsorge der Mutter
2-3	**Wahrnehmung**: Farbwahrnehmung, visuelle und orale Exploration **motorische Fähigkeiten**: Kontrolle über Augenbeweger, Kopfheben in Bauchlage	Schreien und Weinen Gurren und Grunzen	Vergnügen und Bedrängnis Lächeln als Reaktion auf Gesichter visuell auf Gesichter fixiert kann durch Wiegen beruhigt werden
4-6	**Wahrnehmung**: kann Geräusche lokalisieren **motorische Fähigkeiten**: Kontrolle über Kopf- und Armbewegungen, gezieltes Greifen, kann sich herumdrehen	‹Brabbeln›: kann die meisten Vokale und ungefähr die Hälfte der Konsonanten aussprechen	genießt es, liebkost zu werden lächelt nicht mehr unterschiedslos in Gesichter, erkennt seine Mutter; unterscheidet Bekannte und Fremde; weiß, dass es gefüttert, angezogen und gebadet wird (erwartet es)
7-9	**motorische Fähigkeiten**: Kontrolle von Rumpf und Händen, sitzt ohne Unterstützung, krabbelt herum		spezifische Bindung an die Mutter; protestiert bei Trennung von ihr hat Spaß an einfachen Versteckspielen
10-12	**Mahlzeiten**: 3 Mahlzeiten, 2 Zwischenmahlzeiten **Schlaf**: 12 Stunden, 2 Nickerchen **motorische Fähigkeiten**: Kontrolle der Beine und Füße, steht, kriecht, bringt Daumen und Zeigefinger zusammen	kann ein oder zwei Worte äußern, imitiert Geräusche und reagiert auf einfache Anweisungen	Ärger, Mitgefühl, Furcht vor Fremden, Neugier, Entdeckungslust reagiert auf den eigenen Namen winkt beim Abschied spielt ‹Backe-Backe-Kuchen› versteht ‹Nein-Nein!› nimmt und gibt Gegenstände

Neugeborenes

rollt sich mit angezogenen Armen und Beinen in
Fetalposition zusammen; die Halsmuskulatur ist
schlaff, deshalb braucht der Kopf Unterstützung

1 Monat

versucht aus der Bauchlage heraus seinen Kopf
zu heben und sich umzusehen

2 Monate

ist fähig, seinen Kopf in Bauchlage anzuheben
und einige Minuten oben zu halten

3 - 4 Monate

3 Monate: stärkerer Hals; drückt sich mit den Armen hoch;
dreht den Kopf und sieht sich um, wenn er gehalten wird
4 Monate: kann sich auf dem Rücken liegend von einer
zur anderen Seite herumrollen

6 - 8 Monate

kann ohne Unterstützung sitzen und dabei
seinen Oberkörper neigen

9 Monate

kann sich aus der Bauchlage auf Knie und Ellenbogen
hochdrücken; fängt an zu krabbeln

10 Monate

versucht, sich an Möbeln hochzuziehen und sich
beim Stehen an ihnen festzuhalten

12 Monate

9 von 10 Babys können laufen, wenn sie sich an
Möbeln festhalten; mit einer Lauflernhilfe können
3 von 4 selbstständig ein paar Schritte machen;
sie sind noch ziemlich wackelig auf den Beinen
und kehren oft nochmals zum Krabbeln zurück

Koliken – Das Schreien durch Koliken kommt v. a. bei sehr jungen Säuglingen vor. Bis zu 30 Prozent aller Säuglinge leiden unter diesen sog. Dreimonatskoliken. Dieses Schreien unterscheidet sich durch verschiedene Merkmale von jenem Schreien, das durch die oben beschriebenen und eher normalen Zustände verursacht wird.

Schreien bei Kolik

▷ Es gibt eine Periodizität: Das Schreien setzt meist am späten Nachmittag oder am Abend ein und dauert einige Stunden an.
▷ Es scheint wenig Möglichkeiten zu geben, das Kind auch nur für kurze Zeit zu beruhigen und zu trösten.
▷ Das Schreien ist meist intensiver und kann mehr wie ein richtiges Aufschreien als ein normales Weinen klingen.

Gesichtsausdruck

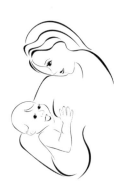

Im Gesicht eines Säuglings lässt sich sein Befinden leicht ablesen. So entwickelt sich das Lächeln ab der dritten Woche zur normalen und regelmäßigen Reaktion auf fast jede stressfreie Situation. Achten Sie auch auf die Art des Augenkontakts mit dem Säugling. Ein extrovertiertes, neuen Erfahrungen aufgeschlossenes Kind wird leicht Augenkontakt herstellen und halten, wohingegen ein introvertiertes, eher zum Rückzug neigendes Kind Augenkontakt zu vermeiden sucht und zu weinen beginnt. Wenn Sie sich dem Gesichtsausdruck eines Säuglings widmen, können Sie Einsicht in den emotionalen Zustand des Kindes gewinnen. Ärger, Kummer, Trauer, Furcht und andere Gefühle können erkannt werden, wenn Gesicht und Augen Aufmerksamkeit geschenkt wird.

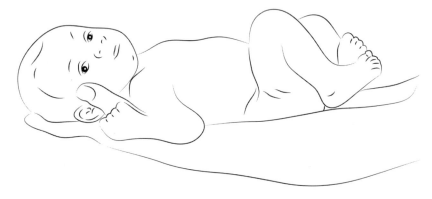

Kleinkinder

Wenn Kinder Laufen lernen, werden sie Kleinkinder genannt. Wir bezeichnen mit diesem Begriff in der Regel ein bis zwei Jahre alte Kinder.
Diese Phase zwischen Säuglings- und Kindergartenzeit ist eine sehr wichtige Zeit für das Kind, in der es auf viele Arten wächst und lernt.

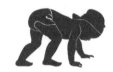

Einjährige Kleinkinder

Kleinkinder essen weniger auf einmal, neigen aber dazu, über den Tag ver-
teilt immer wieder etwas zu essen. Ihre Fähigkeit selbst zu essen nimmt
zu und sie müssen weniger gefüttert werden, auch wenn immer noch
schnell etwas ‹daneben geht.› Die meisten Kleinkinder laufen mit 14 Monaten ohne Unterstützung und mit 22 Monaten beherrschen sie das Rück-
wärtslaufen und Treppensteigen. Sie können mit etwas Unterstützung aus
einer Tasse trinken, mit dem Stift kritzeln und Klötzer aufeinanderstapeln.

Körperliche Entwicklung

Wut- bzw. Trotzanfälle sind jetzt häufig. Kleinkinder haben eine Abneigung dagegen, ihre Spielzeuge mit anderen zu teilen und können recht besitzergreifend sein. Sie spielen gern allein oder neben, nicht mit anderen
Kindern, denn sie betrachten sich selbst als das Zentrum der Welt. Sie
wollen Dinge selbst und unabhängig tun und können sich keine Regeln
merken. Mitunter fragen sie unablässig nach ihren Eltern. Ihre Ängste verstärken sich und sie zeigen schnelle Stimmungswechsel bei normalerweise sehr intensiven aber eher kurzlebigen Emotionen. Sie werden sich
ihrer selbst immer bewusster und fangen an, neue Gefühle wie Eifersucht,
Mitgefühl, Stolz und Scham auszudrücken.

Soziale und emotionale Entwicklung

Kleinkinder nennen vertraute Menschen und Objekte beim Namen
und zeigen auf Dinge, die sie haben möchten. Objekte werden jetzt ihrem
Zweck entsprechend eingesetzt. Sie können z. B. einen Stift halten und
damit herumkritzeln, wie wir oben schon festgestellt haben. Auch Körperteile und Bilder mit bekanntem Inhalt, z. B. Tierbilder, werden mit Namen benannt. Kleinkinder benutzen die Pronomen ‹Ich› und ‹Mein›, kombinieren zwei Worte, um einfache Sätze zu bilden und imitieren Tierlaute.
Sie benutzen jetzt auch häufig das Wort ‹Nein›. Ihre Aufmerksamkeitsspanne ist eher kurz, aber sie sind neugierig. Sie fangen an, einfache Rollenspiele zu spielen, die sehr kurz und simpel sind und keine anderen Personen einschließen.

Intellektuelle Entwicklung

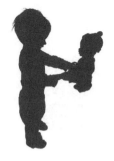

Zweijährige Kleinkinder

Zweijährige Kinder können auf den Zehenspitzen stehen, Bälle werfen und schießen und mit beiden Füßen gleichzeitig in die Luft springen. In dieser Zeit sind die Kinder aktiver, als an jedem anderen Punkt ihres Lebens: Sie laufen, rennen, klettern, steigen selbständig Treppen herauf und herunter und buddeln im Sandkasten. Sie nehmen Dinge auseinander und setzen sie wieder zusammen. Sie mögen es, Deckel auf- und zuzuschrauben. Wenn ihre Windeln voll sind, fühlen sie sich unbehaglich und so beginnen sie, sich für Topf und Toilette zu interessieren.

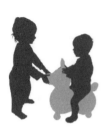

Die Kinder versuchen nach wie vor sich selbst zu behaupten, indem sie ‹Nein› sagen. Manchmal tun sie das genaue Gegenteil, von dem, was ihnen gesagt wird oder verweigern sich, wenn sie um Hilfe gebeten werden. Sie sind im Allgemeinen sehr selbstbezogen und haben immer noch Schwierigkeiten damit, Dinge zu teilen. Sie imitieren gern das Verhalten von Erwachsenen oder anderen Kindern und wollen im Haushalt helfen – aber nur, wenn sie auch selbst den Impuls dazu haben und nicht, wenn es von ihnen verlangt wird. Sie fangen an, eine zweite Person in ihre ‹Rollenspiele› einzubeziehen und genießen es, in der Nähe anderer Kinder zu spielen. Sie sind selbstsicherer als Einjährige, brauchen aber immer noch viel Sicherheit, da sie sehr leicht zu frustrieren sind.

Die Kinder drücken ihre Gefühle und Wünsche aus und folgen einfachen Anweisungen. Ihre Aufmerksamkeitsspanne ist immer noch sehr begrenzt. Sie kombinieren drei oder mehr Worte zu Sätzen, können sich kurze Reime merken und in einfache Lieder einstimmen. Sie benutzen Objekte, um andere Objekte zu repräsentieren. Sie haben zwar Schwierigkeiten, Entscheidungen zu treffen, wollen es aber trotzdem und fangen an erst einmal nachzudenken, bevor sie etwas auch wirklich tun.

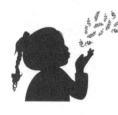

Vorschul- bzw. Kindergartenkinder

Drei- bis vierjährige Kinder werden häufig Vorschulkinder genannt. Vorschulkinder wollen berühren, schmecken, riechen, hören und im Allgemeinen Dinge selbst ausprobieren. Sie sind begierig darauf, zu lernen und tun es, indem sie aktiv handeln und erleben.

Dreijährige Vorschulkinder

Dreijährige fahren Dreirad, fangen Bälle, stehen auf einem Fuß, gehen auf Zehenspitzen und bauen Türme aus sechs bis neun Klötzen. Sie können horizontale Sprünge machen und mit kleinteiligen Gegenständen wie Puzzlespielen oder Stecktafeln umgehen. Sie schmieren mit Farben herum und führen beim Malen kreisförmige und horizontale Bewegungen aus. Sie wachsen ungefähr acht Zentimeter im Jahr.

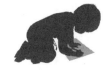

Körperliche Entwicklung

Diese Kinder brauchen klare und verlässliche Regeln und müssen die Konsequenzen kennen, die eintreten wenn sie diese Regeln brechen. Sie genießen ‹dramatische› Spiele mit anderen Kindern. Ihre Gefühle sind normalerweise immer noch extrem und kurzlebig. Sie brauchen Ermunterung, um ihre Gefühle mit Worten auszudrücken, beginnen jetzt aber, sie mit anderen zu teilen.

Soziale und emotionale Entwicklung

Dreijährige Vorschulkinder lernen am besten durch Ausprobieren, also durch das sog. ‹Learning-by-doing›. Dazu benötigen sie eine Vielzahl von Aktivitäten, sowohl draußen als auch drinnen, und eine ausgewogene Mischung aus aktiven und ruhigen Spielen. Sie können ihre Bedürfnisse, Ideen und Fragen mitteilen. Ihre Aufmerksamkeitsspanne ist schon etwas länger und sie können an Gruppenaktivitäten teilnehmen.

Intellektuelle Entwicklung

Vierjährige Vorschulkinder

Diese Kinder können schnell laufen, sie ‹galoppieren› regelrecht. Sie können sich selbst auf einer Schaukel in Schwung bringen, auf einem Bein hüpfen, beginnen mit dem Springseil zu spielen, werfen Bälle über ihren Kopf und haben eine bessere und feinere Kontrolle über die Muskulatur. Sie öffnen gern die Reißverschlüsse und Knöpfe ihrer Kleidung und können sich auch selbst anziehen und die Schuhe zubinden. Sie können mit einer Schere gerade Schnitte ausführen, beim Malen Muster entwerfen und in groben, großen Buchstaben schreiben. Sie beginnen gegenständliche Bilder von Blumen, Menschen usw. zu malen. Im Allgemeinen sind sie beim Spielen sehr aktiv und aggressiv.

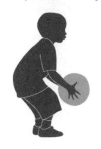

Körperliche Entwicklung

Kinder in diesem Alter verfügen über eine sehr aktive Vorstellungskraft und haben manchmal imaginäre Freunde. Sie neigen dazu, zu prahlen und herrisch zu sein, denn sie haben das Bedürfnis, sich wichtig und wertvoll zu fühlen. Sie können aggressiv sein, wünschen sich aber Freunde und genießen die Gesellschaft anderer Kinder. Sie geben auch gern vor,

Soziale und emotionale Entwicklung

ein wichtiger Erwachsener zu sein, z. B. eine Mutter oder Krankenschwester, ein Vater, Arzt, Briefträger oder Polizist. Sie schätzen es, wenn sie für ihre Leistungen gelobt werden. Es ist wichtig für sie, mehr Freiheit und Unabhängigkeit zu erleben. Sie lernen aber auch, sich bei Aktivitäten mit anderen abzuwechseln und mit anderen zu teilen. Spiele und andere Gruppenaktivitäten können Vorschulkindern helfen, sich an das Teilen und Abwechseln zu gewöhnen.

Intellektuelle Entwicklung

Vorschulkinder in diesem Alter stellen viele Fragen, einschließlich der berüchtigten ‹Wie›- und ‹Warum›-Fragen, und sind dabei sehr gesprächig. Ihre Sprache umfasst alberne Worte und manchmal auch Obszönitäten, sie genießen aber auch ernsthafte Unterhaltungen. Im Alter von vier Jahren sollten die Kinder einige grundlegende Konzepte wie Menge, Größe, Gewicht, Farbe, Beschaffenheit, Entfernung, Zeit und Position verstehen. Ihre Fähigkeiten, Dinge einzuordnen und logisch zu denken, entwickeln sich weiter.

Schulkinder

Körperliche Entwicklung

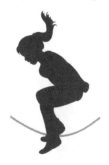

Das Wachstum ist langsam aber stetig. Die Kinder haben inzwischen Kontrolle über den Großteil der Muskulatur gewonnen und meist einen gut ausgebildeten Gleichgewichtssinn. Schulkinder sind in der Lage, über einen Schwebebalken zu gehen und genießen es, körperliche Kunststücke zu vollführen. Sie mögen alle Herausforderungen ihrer motorischen Stärke und Fähigkeiten. So hüpfen, rennen und purzeln sie gern herum und tanzen zu Musik, können kleine Bälle fangen und zuverlässig mit Knöpfen, Reißverschlüssen und Schnürsenkeln umgehen. Sie können ihren Namen schreiben und Muster und Formen kopieren. Das beinhaltet Buchstaben und Zahlen. Unter Aufsicht sind sie fähig, Gebrauchsgegenstände und Werkzeuge richtig einzusetzen.

Soziale und emotionale Entwicklung

Bis zu einem Alter von sieben oder acht Jahren denken Kinder mehr an sich selbst als an andere. Sie spielen zwar gern in Gruppen, brauchen aber auch Zeit für sich allein. Viele Kinder haben jetzt einen besten Freund und einen ‹schlimmsten Feind›. Dabei haben sie die Neigung, gleichgeschlechtliche Spielkameraden vorzuziehen. Schulkinder verpetzen sich häufig. Das geschieht v. a. aus zwei Gründen: Erstens versuchen sie, die geltenden Regeln besser zu verstehen und zweitens die Aufmerksamkeit eines Erwachsenen zu bekommen. Kritik oder Fehlschläge mögen sie überhaupt nicht. Sie werden ärgerlich, wenn ihr Verhalten oder ihre schulischen Leistungen kritisiert oder ignoriert werden. Es hat sich bewährt, die Kinder beim Lernen und Üben verschiedener Dinge eher mit sich selbst als mit anderen Kindern im Wettstreit stehen zu lassen.

Sie können bei kleineren Haushaltsdingen helfen und haben ein starkes Bedürfnis nach der Liebe und Aufmerksamkeit ihrer Eltern. So beginnen sie, sich um die Gefühle und Bedürfnisse anderer zu sorgen. Vielleicht genießen sie es, auf kleinere Kinder achtzugeben und mit ihnen zu spielen. ‹Gut› und ‹schlecht› richten sich für sie danach, was Eltern und Lehrer billigen oder missbilligen. Sie beginnen, einen Sinn für Moral zu entwickeln und verstehen z. B. die Bedeutung von Unehrlichkeit. Auch der Sinn für Humor entwickelt sich und die Kinder freuen sich an ‹Nonsensgedichten›, Liedern und Rätseln.

Grundschulkinder können links und rechts unterscheiden. Ihre sprachlichen und expressiven Fähigkeiten entwickeln sich zusehends, was für ihren schulischen Erfolg wichtig ist, denn sie müssen in der Schule Buchstaben und Worte erlernen. Schon mit sechs Jahren können die meisten Schulkinder Worte oder Wortgruppen lesen. Während ihrer Spiele üben sie dann die Worte und sprachlichen Konstrukte, die sie in der Schule gelernt haben. Sie reden untereinander über sich selbst und ihre Familien und mögen ansonsten v. a. kleine, alberne Reime, Rätsel und Witze. Ihre Aufmerksamkeitsspanne wird zunehmend länger und sie können komplexeren Erzählungen und Geschichten folgen. Sie beginnen, die Bedeutung von Tageszeiten und Wochentagen zu verstehen.

Intellektuelle Entwicklung

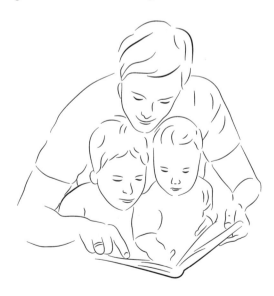

Die Gemütssymptome, falls bekannt, sind am wichtigsten.
Wenn pathologische Symptome gegen ein Mittel sprechen,
aber die Gemütssymptome weisen darauf hin,
geben diese den Ausschlag.

Kent, Aphorismen

4. Geist und Gemüt

Gene steuern hormonelle, neurologische und verschiedene andere biochemische Reaktionen und Interaktionen im menschlichen Körper. Auch das Temperament bzw. die Veranlagung von Geist und Gemüt entsteht durch das Zusammenspiel verschiedener Proteine, die mit Hilfe unseres genetischen Codes synthetisiert werden. Die unterschiedlichen Temperamente beruhen also vor allem auf genetischen Unterschieden und sind *angeborene Merkmale.* Deshalb unterscheidet sich schon jedes Neugeborene durch die Art, wie es auf verschiedene Stimuli reagiert, von anderen. Dabei neigen Babys dazu, die Verhaltensmuster mit denen sie geboren wurden beizubehalten. Forscher wie Thomas und Chess (vgl. S. 46 f.) haben beobachtet, dass die von Geburt an vorhandenen Verhaltensmuster zwar verstärkt, geschwächt oder anderweitig verändert werden können, in der allgemeinen Tendenz aber nichtsdestotrotz über die Jahre fortbestehen. Wenn das Kind heranwächst, erlebt es verschiedene Reaktionen seiner Umwelt auf sich selbst. Erst dadurch bildet sich eine *Schicht erlernten Verhaltens* um die veranlagten Kernaspekte des Temperaments. Diesen Vorgang sehen wir als Beginn der Persönlichkeitsentwicklung an.

Temperament als angeborenes Merkmal

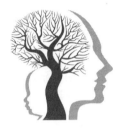

   Die Persönlichkeit bildet sich aus einer Kombination von Gemütsveranlagung bzw. Temperament *und den Lebenserfahrungen.* Beim Temperament dagegen handelt es sich um Veranlagungen bzw. angeborene Merkmale, die durch die einzigartigen neurologischen und biochemischen Charakteristika eines Menschen bestimmt werden und anders als seine Persönlichkeit nicht verändert werden können. Ein gutes Beispiel für die Unveränderbarkeit genetischer Veranlagungen bietet die Händigkeit (auch wenn es sich eher um eine allgemeine Veranlagung handelt). Wenn jemand als Linkshänder geboren wird, wird er immer dazu neigen, bevorzugt seine linke Hand zu benutzen, auch wenn er üben kann, seine rechte Hand mehr einzusetzen, als er es normalerweise tun würde. Wenn ein Linkshänder sich zwingt oder gezwungen wird, sich als Rechtshänder zu verhalten, dann wird das zu nichts führen, außer zu Frustration oder zu sogar noch tiefergehenden Störungen, da sich genetische Veranlagungen nicht aufheben lassen. Wenn sie unterdrückt werden, beeinträchtigt das die Gesundheit stark.

Geist und Gemüt in der Fallanalyse

Um im Rahmen der homöopathischen Mittelfindung Zugang zu Geist und Gemüt bei Säuglingen und Kleinkindern zu erlangen, müssen wir v. a. drei Faktoren beachten, die wir als Kernaspekte des Temperaments ansehen können. Es handelt sich um:

Kern des Temperaments

▷ Soziabilität bzw. Interaktivität: introvertiert oder extrovertiert
▷ Aktivität: hypoaktiv oder hyperaktiv
▷ Destruktivität: destruktiv oder nicht destruktiv

SAD-Achse

Diese drei Faktoren bilden die *Soziabilitäts-Aktivitäts-Destruktivitäts-Achse*, die wir zur grundlegenden Differenzierung der Konstitutionen verwenden. Um ein zutreffendes Bild vom Temperament eines Patienten zu bekommen, müssen wir natürlich auch andere an ihm deutliche Veranlagungen von Geist und Gemüt beachten. Einige dieser Veranlagungen treten bei Kindern besonders hervor:

Wichtige Veranlagungen des Temperaments

▷ Grobheit (grob, roh, ungezogen)
▷ Trotz (trotzig, herausfordernd, widerspenstig)
▷ Dominanzverhalten (diktatorisch oder unterwürfig)
▷ Boshaftigkeit (boshaft, heimtückisch, mutwillig)
▷ Empfindlichkeit gegen Tadel, Kritik und Vorwürfe
▷ Frühreife
▷ Schüchternheit
▷ Fleiß (fleißig oder nicht fleißig bzw. faul)

Wenn es uns gelingt, Geist und Gemüt eines Kindes richtig zu erfassen, dann müssen wir zur vollständigen Fallanalyse nur noch drei eher leicht zu ermittelnde Faktoren hinzufügen, nämlich:

Weitere Punkte zur Fallanalyse

▷ Durst und Temperatur (allgemeine Veranlagung bzw. ‹Generals›)
▷ die Körperkonstitution (z. B. dick oder abgemagert)
▷ das vorherrschende Miasma

Flussdiagramm → S. 252

Diese einfache Analyse führt zum *Similimum*.

Soziabilität: Rückzug oder Annäherung

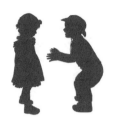

Hier geht es um die unmittelbare Reaktion auf neue Situationen oder auf einen neuen Stimulus. Wie reagiert ein Kind auf eine neue Erfahrung, neue Bekanntschaften, z. B. mit Gästen, Ärzten oder anderen Fremden, den Geschmack eines noch unbekannten Nahrungsmittels oder eine ungewohnte Situation und eine neue Umgebung, z. B. unsere Praxis? Achten Sie darauf, ob das Kind Veränderungen in seiner Umgebung und seinen Gewohnheiten leicht akzeptiert und sich ihnen anpasst. Manche Kinder begeben sich ungehemmt in neue Zusammenhänge und brauchen sehr wenig Zeit, um sich z. B. einer Gruppe neuer Spielkameraden anzuschließen, während andere eine Situation erst lange beobachten, bevor sie sich hineinwagen, wenn sie es nicht sogar vorziehen, ihr einfach ganz und gar fernzubleiben. Um die Veranlagung der Interaktivität bzw. Soziabilität zu ermitteln, beobachten wir, wie das Kind mit der Mutter, dem Arzt, mit Fremden und mit ungewohnten Reizen im Allgemeinen umgeht.

Rückzug: Introvertierte Kinder

Die Schlüsselworte für introvertierte Kinder sind gehemmt, reserviert und unleidlich. Sie fühlen sich neuen Reizen gegenüber gehemmt und reagieren negativ, also mit Rückzug in eine ‹schützende Hülle›. Sie brauchen sehr lange, um sich an neue Reize oder Umgebungen zu gewöhnen.

introvertiert

▷ Babys und Kleinkinder gewöhnen sich nur langsam an Veränderungen.
▷ Augenkontakt mit Unbekannten wird vermieden.
▷ Kinder begeben sich nicht in Gruppen anderer Kinder.
▷ Kinder weinen und wollen keine Untersuchung zulassen.
▷ Kinder verweigern bei Ankunft und Abschied jeglichen Gruß.
▷ Es besteht eine Neigung zu Schüchternheit und Verlegenheit.
▷ Kinder brauchen lange, um mit Fremden warm zu werden.
▷ Auf der *Körperebene* neigen diese Kinder zur Sympathikotonie mit beschleunigtem Puls, geweiteten Pupillen und erhöhtem Muskeltonus.

Ein introvertierter Säugling fängt schon im Wartezimmer an zu weinen. Im Sprechzimmer vermeidet er direkten Augenkontakt. Er wird während der Fallaufnahme schreien und kreischen, ebenso bei der körperlichen Untersuchung, die er überhaupt nicht billigt. Es ist einiges Engagement

Introvertierte Säuglinge

von Seiten der Eltern und des Arztes nötig, um das Baby untersuchen zu können. Sobald wir versuchen, etwas zu sagen, fängt es an zu weinen und zu kreischen. Die Mütter berichten uns z. B., dass sie den Kindern während des Abstillens nicht einfach irgendwelche neuen Nahrungsmittel vorsetzen können, denn sie machen beim Essen viele Umstände. Wenn Gäste mit ihnen spielen wollen, fangen sie an zu weinen. Sie mögen es gar nicht, zu Feiern oder Versammlungen mitgenommen zu werden und fangen auch dort an zu weinen und zu schreien. Neue Spielzeuge nehmen sie nicht sofort an. Auf Urlaubsreisen fühlen sie sich im Hotelzimmer, das für sie eine ungewohnte Umgebung darstellt, unwohl.

Introvertierte Klein- und Vorschulkinder

Wenn ein Säugling zum Kleinkind heranwächst, dann lernt er, sich an die gegebenen Umstände anzupassen. Aber der introvertierte Zug, die Neigung zum Rückzug bleibt sichtbar. Solche Kleinkinder werden zwar nicht weinen und schreien, wenn sie die Praxis betreten, werden uns aber weder am Anfang begrüßen, noch sich am Ende verabschieden. Sie sind verschlossen. Wenn wir ihnen direkt in die Augen sehen, dann versuchen sie auszuweichen. Sie wollen auch nicht untersucht werden. Es erfordert eine Menge Überzeugungskraft, um sie doch untersuchen zu können.

Solche Kinder nehmen keine Veränderung ihrer gewohnten Routine hin, ohne Theater zu machen. Sie weinen, wenn sie neu in den Kindergarten bzw. die Vorschule kommen. Auch dort bleiben sie zurückhaltend und mischen sich nicht unter die anderen Kinder. Sie haben nur wenige richtige Freunde. Später wollen sie auch nicht mit den anderen Kindern in die Schule gehen und wenn es soweit ist, verweigern sie die Fahrt mit dem Schulbus und bestehen darauf, von ihren Eltern zur Schule gebracht zu werden, so wie sie es vom Kindergarten her gewöhnt sind.

Introvertierte Schulkinder

Schulkinder haben bereits etwas über die Gesellschaft und ihre Normen gelernt. Also begrüßen sie uns, wenn sie in die Praxis kommen, aber mit sehr leiser bzw. gedämpfter Stimme. Sie wirken befangen und gestatten uns zwar eine Untersuchung, wollen dabei aber die ganze Zeit die Hand ihrer Mutter halten. Sie können ihren Problemen keinen Ausdruck verleihen, sind schüchtern und geraten leicht in Verlegenheit.

Was Freizeitaktivitäten angeht, ziehen sie es vor, allein zu lesen, Filme anzusehen oder Musik zu hören, statt mit anderen Kindern zu spielen. Sie fügen sich nicht leicht in Gruppen anderer Kinder oder Erwachsener und versuchen immer, Situationen auszuweichen, in denen es zu Interaktionen mit vielen Menschen kommen könnte. Deshalb vermeiden sie auch Feiern oder andere soziale Anlässe, wie Hochzeiten und finden immer eine Entschuldigung, meistens ist es das Lernen, um nicht ausgehen zu müssen.

Sie wollen immer denselben Ranzen und dieselbe Federtasche haben. Wenn diese aus irgendeinem Grund nicht verfügbar sind, weigern sie sich in die Schule zu gehen.

Annäherung: Extrovertierte Kinder

Die Schlüsselworte für diese Kinder lauten ungehemmt, unbekümmert und kontaktfreudig. Extrovertierte Kinder gehen schnell auf neue Situationen zu und begeben sich gleichsam mit einem Sprung in sie hinein, wogegen introvertierte Kinder sich zurückhalten, bis sie sich an die neue Situation gewöhnt haben. Ein extrovertiertes Kind reagiert unmittelbar positiv auf neue Stimuli, zeigt keine Hemmungen und stellt sich sozusagen spielend leicht auf neue Reize und Umgebungen ein.

extrovertiert

▷ Extrovertierte *Säuglinge* spielen gern mit neuen Spielzeugen und untersuchen sie neugierig. Sie reagieren mit Lächeln auf unbekannte Gesichter.
▷ Extrovertierte *Kleinkinder* gehen mit einer bisher unbekannten Person mit. Sie lassen sich bereitwillig untersuchen.
▷ Ältere *Kinder* begrüßen uns und verabschieden sich wieder. Sie sind sehr gesellig und mögen es, unter Menschen zu sein.
▷ Extrovertierte Kinder spielen lieber mit anderen als allein. Sie schließen leicht Freundschaften und sind sehr freundlich zu Fremden.
▷ Auf der *Körperebene* neigen diese Kinder im Gegensatz zu introvertierten Kindern nicht zur Sympathikotonie: sie zeigen keinen beschleunigten Puls, haben keine geweiteten Pupillen und auch keinen erhöhten Muskeltonus.

Extrovertierte Säuglinge sind gelassen, fröhlich und unbekümmert. Auch in unserer Praxis bleiben sie gut gelaunt und schenken uns ein geselliges Lächeln, mit dem sie auch auf Zuwinken reagieren. Wenn wir sie berühren wollen, versuchen sie, uns festzuhalten und mit uns zu spielen. Sie folgen den Bewegungen unserer Augen und lassen sich problemlos von uns untersuchen. Wenn ein Gast ins Elternhaus eines solchen Säuglings kommt und versucht mit ihm zu spielen, dann ist das Kind sofort dazu bereit. Auch größere Ansammlungen von Menschen sind diesen Kindern nicht unangenehm. Man kann sie auch ohne viele Bedenken in der Obhut eines Babysitters oder einer Tagesmutter lassen.

Extrovertierte Säuglinge

Wenn ihnen ein Spielzeug gezeigt wird, dann greifen sie danach und sind sehr begierig, es zu untersuchen. Sie sind sehr kontaktfreudig, freundlich und zugänglich für jeden, selbst für Fremde. Jeder liebt es, diese Babys zu halten und mit ihnen zu spielen.

Extrovertierte Klein- und Vorschulkinder

Extrovertierte Klein- und Vorschulkinder freuen sich darauf, ins Sprechzimmer zu kommen und drängen noch vor ihren Eltern hinein. Sobald sie drinnen sind, begrüßen sie uns, um dann freundschaftlich mit uns zu sprechen. Sie fühlen sich wohl und zeigen keine Hemmungen. Unwillkürlich betasten sie die verschiedenen Gegenstände auf unserem Tisch. Sie lassen sich auch bereitwillig untersuchen. So können wir z. B. den Rachen der Kinder ohne Lampe und Spatel zum Niederhalten der Zunge inspizieren: so weit öffnen sie den Mund, wenn wir sie darum bitten.

Extrovertierte Schulkinder

Auch extrovertierte Schulkinder kommen gern zu uns. Manchmal kommen sie sogar allein in unsere Praxis und schildern uns ihre Beschwerden. Sie drücken sich sehr lebhaft aus, stellen viele Fragen und zögern nicht, mit uns zu sprechen und zu scherzen. Sie fahren gern mit dem Bus in die Schule, gewinnen dort leicht Freunde und haben einen großen Freundeskreis. Wenn sie aus der Schule kommen, dann telefonieren und chatten sie mit ihnen. Sie lieben es zu Picknicks, in die Ferien oder zu Verwandten zu fahren und sind sehr gesellig.

Ein Fall

Es handelte sich um ein acht Monate altes männliches Baby, das es sich im Schoß seiner Mutter gemütlich gemacht hatte. Sobald ich aber aufstand, um es zu untersuchen, begann es zu schreien. Wenn ich versuchte, diesen kleinen Jungen anzufassen, dann weinte und brüllte er. Ich musste einige Kraft aufwenden, um ihn untersuchen zu können. Weitere Nachforschungen in diese Richtung ergaben, dass dieses Kind sich nur bei der Mutter wohlfühlte und sonst niemandes Gesellschaft suchte. Was hatte ich hier vor mir? Das Kind hatte *Angst vor der Untersuchung* und schrie während ich es untersuchte. Außerdem wollte es mit ‹Fremden› nichts zu tun haben, sondern suchte Kontakt *nur mit seiner Mutter*. Es mochte noch nicht einmal seinen Vater an sich heranlassen.

Also handelte es sich eindeutig um ein introvertiertes Kind. In so einem Fall denke ich dann ausschließlich über introvertierte Mittel wie die NATRIUM-Verbindungen, die KALIUM-Verbindungen, die MURIATICA, die KOHLENSTOFFE, CHAMOMILLA, CINA usw. nach.

Aktivität

Wenn wir von Aktivität sprechen, dann geht es darum, wie viel oder wenig Energie das Kind bei seinen täglichen Beschäftigungen verbraucht. Die Aktivität sollte als einer der bedeutendsten Faktoren bei der Bestimmung des Temperaments erachtet werden, denn das Aktivitätsniveau wird offensichtlich ererbt, obwohl es in gewissem Maße auch durch die Umgebung des Kindes beeinflusst wird. Ein Kind kann entweder ein niedriges, ein normales oder ein erhöhtes Aktivitätsniveau aufweisen. Die augenfälligen Unterscheidungsmerkmale hyperaktiver und hypoaktiver Kinder sind:

▷ Normal- oder hypoaktive Säuglinge lassen sich ruhig wickeln, liegen ruhig im Bett und schlafen friedlich.

hypoaktiv

▷ Kleinkinder sitzen friedlich da und hören sich Geschichten an oder schauen ruhig Fernsehen. Sie ziehen ruhige, passive Spiele vor.

▷ Hyperaktive Säuglinge strampeln sich frei, treten in die Decke und beruhigen sich auch nicht, wenn sie von ihrer Mutter herumgetragen werden oder strampeln dabei unruhig weiter. Sie bewegen sich beim Windeln wechseln und Anziehen viel (treten, greifen, winden).

hyperaktiv

▷ Kleinkinder sind energiegeladen, laufen den ganzen Tag in der Gegend herum und verlangen nach aktiven Spielen.

▷ Ältere Kinder sprechen oft so schnell, dass es manchmal schwierig ist, sie zu verstehen.

Wenn wir die Aktivität eines Kindes abschätzen wollen, dann versuchen wir, sowohl die geistige als auch die körperliche Aktivität zu beurteilen. Nur die körperliche Aktivität zu berücksichtigen und dann Gemütsrubriken wie ‹Aktivität; Verlangen nach Aktivität; überaktiv› oder ‹Ruhelosigkeit› zu repertorisieren, gehört zu den großen Fehlern, die nahezu jedem Homöopathen unterlaufen. So ein Vorgehen ist zum Scheitern verurteilt, denn es kann durchaus vorkommen, dass ein Kind körperlich inaktiv, aber geistig sehr aktiv und ruhelos ist oder umgekehrt. Auf der SAD-Achse (vgl. S. 62) beziehen wir Aktivität also sowohl auf die geistige als auch auf die körperliche Ebene (Im Flussdiagramm werden daher körperlich und geistig hyperaktive Mittel unterschieden, wogegen Hypoaktivität nicht weiter differenziert wird.). Daher konzentrieren wir uns nicht nur auf die körperliche Ruhelosigkeit, sondern versuchen sowohl die körperliche als auch die geistige Aktivität zu erfassen, indem wir folgende Punkte abklären:

körperlich hyperaktiv

geistig hyperaktiv

▷ allgemeines Aktivitätsniveau: mehr aktive oder passive Perioden
▷ Empfindlichkeit: hoch oder niedrig
▷ Reaktionsstärke: eher stark oder weniger stark
▷ Rhythmizität (Regelmäßigkeit): eher irregulär oder regelmäßig
▷ Ablenkbarkeit: leicht ablenkbar oder nicht leicht ablenkbar
▷ Aufmerksamkeitsspanne und Ausdauer: schnell frustriert oder beharrlich

Allgemeines Aktivitätsniveau

hochaktiv

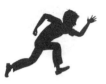

niedrigaktiv

Das Aktivitätsniveau ergibt sich aus dem Verhältnis der aktiven und inaktiven Perioden eines Kindes. *Hochaktive Kinder* werden zappelig, wenn man sie bittet stillzusitzen, fühlen sich an Tagen, an denen sie nicht zum Spielen nach draußen können, ruhelos und handeln impulsiv. Sie spielen am liebsten im Freien. Säuglinge treten, wenn ihre Mutter die Windeln wechselt und strampeln sich von ihren Decken frei.

Kinder mit niedrigem Aktivitätsniveau bewegen sich langsamer und gehen eher weniger aktiven Beschäftigungen wie Malen nach. Sie wollen in Ruhe spielen oder fernsehen. Sie ziehen beruhigende Beschäftigungen vor und spielen auch nicht gerne draußen. Mütter können solche Babys beim Einkaufen auf dem Arm tragen. Auch das Wechseln der Windeln werden sie ohne Widerstand zulassen.

Empfindlichkeit – Reizschwelle der Reagibilität

Die Reizschwelle der Reagibilität beschreibt, wie stark ein Reiz, z. B. ein Geräusch, Geschmack, eine Berührung oder Temperaturveränderung, sein muss, um eine Reaktion beim Kind zu provozieren: die einen reagieren schon auf eine leichte Berührung, andere müssen umarmt und gedrückt werden, damit sie überhaupt eine Reaktion zeigen.

Es ist wichtig, die *sensorische Sensitivität des Kindes zu beachten*, also die Empfindlichkeit des Tast-, Geschmacks-, Geruchs-, Gehör- und Gesichtssinns. So kann ein Kind mit niedriger sensorischer Reizschwelle sich z. B. weigern, bestimmte Kleidungsstücke zu tragen, weil sie sich ‹komisch anfühlen›. Kinder mit hoher sensorischer Reizschwelle dagegen können fast jedes Kleidungsstück tragen, auch wenn es eng anliegt oder kratzige Nähte hat. Empfindliche Kinder reagieren auf das geringste Geräusch, auf schwache Gerüche, auf Licht, ihnen unangenehme Oberflächen oder auf Stimmungswechsel. Menschenmengen, Einkaufsbummel und sogar Ausflüge in Vergnügungsparks können ihnen leicht zu viel werden. Was sind nun häufige und auffällige Merkmale empfindlicher Kinder mit niedriger Reizschwelle, die wir sicher erfragen können?

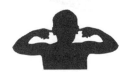

empfindliche Kinder – niedrige Reizschwelle

▷ Babys weinen und schreien, wenn sie hungrig sind oder feuchte Windeln haben.
▷ Babys wachen auf und beruhigen sich erst, nachdem ihre Windeln gewechselt sind.
▷ Babys erschrecken leicht bei Geräuschen.
▷ Kleinkinder schreien und weinen vor Empörung, wenn sie beim Laufenlernen hinfallen.
▷ Diese Kinder tragen eher keine eng anliegende Kleidung mit Aufnähern oder Patches, deren Nähte innen die Haut reizen könnten.
▷ Sie werden durch Gerüche leicht beeinträchtigt.
▷ Sie nehmen wahr, wenn Bilder nicht gerade hängen oder Farben nicht zusammenpassen.
▷ Es beeinträchtigt sie, wenn jemand Klopfgeräusche macht oder kaut.

Reaktionsstärke

Hier untersuchen wir, welches Energieniveau für die Reaktionen eines Kindes typisch ist. Reagiert das Kind stark und lautstark auf alles, sogar auf relativ kleine Reize? Ein Kind mit niedriger Reizschwelle, aber großer Reaktionsstärke kann auf den schlechten Geschmack irgendeiner Arznei mit einem sehr lauten ‹Bäh!› reagieren, wogegen ein anderes Kind mit derselben niedrigen Reizschwelle, dabei aber geringer Reaktionsstärke nur widerwillig die Nase rümpfen mag. Die Reaktionsstärke beschreibt *die Energie, die ein Kind verwendet, um seinen Gefühlen Ausdruck zu verleihen.* Das reaktionsstarke Kind fällt durch folgende Merkmale auf:

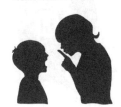

reaktionsstarke Kinder

▷ Es lacht und weint laut.
▷ Es ist körperlich heftig und leidenschaftlich.
▷ Es ist leicht frustriert.
▷ Es schreit so laut, dass es in den Ohren schmerzt.
▷ Es wird purpurrot, wenn es sich aufregt.

Rhythmizität – Regelmäßigkeit

Rhythmizität bezieht sich auf die circadiane Rhythmik und beschreibt die Regelmäßigkeit der biologischen Funktionen, an erster Stelle die des Schlafes, aber auch des Hungers und des Absetzens von Stuhl und Urin während eines Tages. Manche Säuglinge entwickeln schnell eine gewisse Routine darin, immer zur selben Zeit einzuschlafen oder zu trinken. Andere sind in ihren Gewohnheiten sehr viel unberechenbarer. Mütter von Kindern mit ausgeprägter circadianer Rhythmizität können vorhersagen:

starke Rhythmizität

▷ wann das Kind hungrig sein wird.
▷ wann es auf den Topf muss oder in die Windeln macht.
▷ wann es einschlafen wird.

Solche Kinder erwachen auch an den Wochenenden oder in den Ferien morgens zur gewohnten Zeit. Je stärker diese natürliche Rhythmizität ausgeprägt ist, desto weniger neigen Kinder zur Hyperaktivität. Ist diese Rhythmizität wenig ausgeprägt oder gestört, ergeben sich Verhaltensmuster, die eher der Hyperaktivität zuzuordnen sind. Bei Kindern, deren Tagesrhythmen weniger regelmäßig sind, ist die Verteilung der Aktivitäten über den Tag relativ unvorhersehbar.

schwache Rhythmizität

▷ Sie können zu jeder Zeit essen bzw. hungrig werden.
▷ Sie erwachen ohne erkennbares Muster zu allen möglichen Zeiten.
▷ Sie setzen ihren Stuhl nicht regelmäßig ab.

Ablenkbarkeit

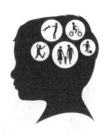

Dieses Merkmal beschreibt, wie schnell sich ein Kind durch einen geringfügigen Außenreiz von einer Beschäftigung ablenken lässt. Zum Beispiel kann ein Kind, das in Ruhe und ohne ablenkende Einflüsse eine halbe Stunde mit einem Puzzle spielt, ohne das Interesse zu verlieren, sich in einer unruhigen Umgebung viel weniger lange konzentrieren. Andererseits gibt es Kinder, die in ihr Lieblingsbuch versenkt in einem Sessel sitzen und lesen, ganz egal wie oft die Mutter sie schon zum Mittagessen gerufen hat. Während der Anamnese erfragen wir also, ob das Kind leicht von einer Beschäftigung abgelenkt werden kann oder ob es fähig ist, sich gegen äußere Ablenkung abzuschotten und mit der Aktivität fortzufahren.

Leicht ablenkbare Kinder können sich nicht gegen Störungen abschotten:

▷ Das Kind wird alles wahrnehmen, was um es herum geschieht.
▷ Es wird es schwer finden, sich zu konzentrieren, wenn es zu laut ist.
▷ Es wird vergessen, was es gerade getan hat, weil etwas anderes seine Aufmerksamkeit erregt.
▷ Das Kind wird sich jedes Blatt und jeden Käfer ansehen.
▷ Es wird durch die Aufmerksamkeit, die es während der Schulstunden aufwenden muss, erschöpft sein.

Schwer ablenkbare Kinder sind in der Regel ausgeglichener:

▷ Das Kind ist sehr aufmerksam und einfallsreich. Es findet schnell heraus, wie man mit dem Gegebenen auskommt und die kleinen Dinge des Lebens genießt.
▷ Es ist fähig, Strategien zu erlernen, die ihm helfen, auch unter ungünstigen Umständen konzentriert zu bleiben.

Aufmerksamkeitsspanne und Ausdauer

Diese Eigenschaft beschreibt, wie lange ein Kind sich mit einer bestimmten Sache beschäftigen kann. Puzzelt es so lange, bis alle Teile an ihrem Platz sind oder gibt es schon nach ein paar Minuten frustriert auf? Ausdauernde Kinder sind wie die ‹Duracell-Häschen› aus der Werbung: Sie machen einfach immer weiter. Keine Aufgabe bleibt unfertig liegen und kein ‹Nein› wird akzeptiert. Besonders beharrliche Kinder neigen sogar bei Aufgaben, die ihre Fähigkeiten übersteigen, dazu, es immer weiter zu versuchen. Kinder mit mangelnder Ausdauer sind schnell frustriert, bitten um Hilfe oder geben einfach auf. Ein ausdauerndes, beharrliches Kind

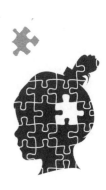

▷ setzt sich Ziele.
▷ ist nicht leicht von einer Beschäftigung abzubringen.
▷ ist sich sicher, dass es richtig liegt.
▷ besteht darauf, die Dinge selber zu machen.
▷ macht trotz Schwierigkeiten weiter.
▷ hat Pläne (die sich von unseren deutlich unterscheiden können).
▷ versucht minutenlang an ein Spielzeug heranzukommen, das sich außerhalb seiner Reichweite befindet.

Destruktivität

destruktiv

nicht destruktiv

Die Destruktivität ist eine Eigenschaft, über die hyperaktive Mittel weiter differenziert werden können. Bei hypoaktiven Konstitutionen tritt sie eher nicht auf (Ausnahmen sind in der Materia Medica und im Flussdiagramm entsprechend vermerkt.). Destruktivität äußert sich bei Kindern z. B. darin, dass sie als Ausdruck ihres Ärgers Dinge zerschlagen oder zerreißen. Ihre destruktiven Impulse richten sich oft auf passende, nahe gelegene Ziele, die häufig auch die Quelle des Ärgers sind. Bei nicht destruktiven Kindern hingegen kann sich der Ärger auch ohne ausgesprochen zerstörerisches Verhalten manifestieren, z. B. in Wutanfällen, während derer sie sich auf den Boden werfen, schreien und sich krümmen. Das Repertorium enthält eine Rubrik, mit der wir so ein destruktives Verhalten fassen können. Sie lautet ‹Geist, Gemüt; Zerstörungssucht, zerstört Dinge› und enthält 67 Mittel. Wichtige Mittel mit ausgeprägter Destruktivität aus dieser Rubrik sind u. a. AGAR. ANDROC. APIS BELL. BUFO CAMPH. CANTH. CARC. CUPR. HEP. HYOS. IOD. LACH. MERC-I-F. MOSCH. NUX-V. OP. PLAT. PLB. SEC. STAPH. STRAM. STRONT-C. TARENT. TUB. und VERAT.

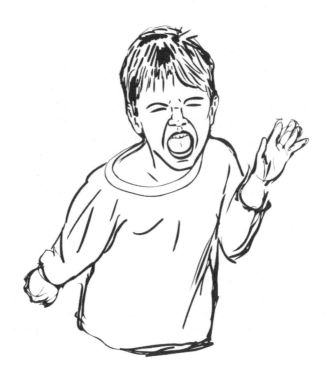

Intellekt

Mit dem Erreichen des vierten Lebensjahres beginnen Kinder viele grundlegende Konzepte zu erforschen und viele Fragen zu stellen. Sie wollen immer wissen «Warum? Warum ist es in der Nacht dunkel? Warum wachen wir morgens auf?» Also müssen wir bei der Fallaufnahme von Vorschul- und Schulkindern auch den Intellekt untersuchen.

Howard Gardner, ein renommierter amerikanischer Entwicklungspsychologe, nimmt an, dass es mindestens sieben bestimmte Gebiete gibt, auf denen Kinder ihre intellektuellen Fähigkeiten entwickeln. Er nennt diese Gebiete ‹Intelligenzen›. Seine Theorie der multiplen Intelligenzen beruht auf der Annahme, dass Intelligenz sich nicht nur anhand der üblicherweise in Betracht gezogenen Gebiete der sprachlich-linguistischen und logisch-mathematischen Intelligenz messen lässt, sondern auch die körperlich-kinästhetische, bildlich-räumliche, musikalisch-rhythmische, interpersonale und intrapersonale Intelligenz in Betracht gezogen werden müssen. Er entwickelte seine Theorien aus der Aufarbeitung der Evolutionstheorie, dem Studium von Savants und der Untersuchung herausragender Talente der Menschheitsgeschichte. Die von Gardner postulierten multiplen Intelligenzen können den fünf Sinnen zugeordnet werden, über die jeder Mensch verfügt. Jedes Individuum entwickelt manche Sinne stärker als andere und verfügt dementsprechend über eine besonders ausgeprägte Intelligenz auf diesen Gebieten. Also können wir den Intellekt eines Kindes beurteilen, wenn wir untersuchen, wie sich die Entwicklung der fünf Sinne im Verhalten des Kindes ausdrückt. Es handelt sich um:

> Howard Gardner: Intelligenzen. Die Vielfalt des menschlichen Geistes

> Die 5 Sinne

- ▷ den Geschmackssinn der Zunge
- ▷ den Geruchssinn der Nase
- ▷ den Tastsinn der Haut
- ▷ den Gesichtssinn der Augen
- ▷ den Gehörsinn der Ohren

Um uns ein Bild des ‹geistigen Charakters› zu verschaffen, so wie Hahnemann es im Organon §5 verlangt, müssen wir untersuchen, über was für eine Intelligenz das Kind verfügt. Gardners Theorie der multiplen Intelligenzen geht ursprünglich von sieben verschiedenen Gebieten aus. Wir werden hier nur fünf dieser Gebiete betrachten, da die interpersonale und intrapersonale Intelligenz als sechstes und siebentes Gebiet sich mit sozialen Interaktionen befassen, die wir der Soziabilität zugeordnet haben.

> Organon §5 → S. 21

73

Intelligenz und die Sinne

Verschiedene Intelligenzen können bestimmten Sinnen zugeordnet werden. Zwar verfügt jeder Mensch über die fünf grundlegenden Sinne, aber jedes Individuum entwickelt manche dieser Sinne stärker als andere und verfügt dementsprechend über eine besonders ausgeprägte Intelligenz auf dem korrespondierenden Gebiet. Deswegen untersuchen wir, wie sich die Entwicklung der fünf Sinne im Verhalten des Kindes ausdrückt. Bei diesen fünf Sinnen und den ihnen entsprechenden Intelligenzen handelt es sich um:

sprachlich-linguistische Intelligenz – Der Geschmackssinn der Zunge repräsentiert die sprachlich-linguistische Intelligenz. Die deutsche Sprache kennt diesen Zusammenhang als ‹Scharfzüngigkeit›. Wir denken z. B. an LACHESIS mit ihrer eloquenten Geschwätzigkeit und ihrem ausgeprägten Mode-*Geschmack*. Solcherart begabte Kinder verfügen über gut entwickelte sprachliche Fähigkeiten, sind redegewandt, erzählen gern Geschichten und schreiben auch gern. Sie sind begabt für Dichtung, witzig und mögen Quizhows mit Wörtern und Buchstaben wie ‹Glücksrad›.

logisch-mathematische Intelligenz – Der Geruchssinn der Nase repräsentiert die logisch-mathematische Intelligenz. Ist jemand eine ‹Spürnase›, ein Sherlock Holmes, der dieselbe neugierig in fremde Angelegenheiten steckt oder hat er ‹einen Riecher› für den Erfolg? Hier bieten sich natürlich u. a. rechtsseitige geruchsempfindliche Mittel wie ARSENICUM ALBUM, IGNATIA, NUX VOMICA oder SEPIA an.

Kinder mit dieser Begabung sind gut in Mathematik und Geometrie, mögen Zahlenrätsel, arithmetische Probleme und Strategiespiele. Sie rechnen und zählen gern, spielen Schach oder Dame und puzzeln. Ihre Logik lässt sie Verbindungen zwischen Dingen leicht erkennen. Deshalb mögen sie auch Detektivgeschichten. Sie schauen gern Natursendungen im Fernsehen, z. B. die Programme des ‹National Geographic› und des ‹Discovery Channel›.

körperlich-kinästhetische Intelligenz – Der Tastsinn der Haut repräsentiert die körperlich-kinästhetische Intelligenz (im weiteren Sinn kommt hier natürlich auch der Tiefensensibilität Bedeutung zu). Wenn diese Intelligenz gut ausgeprägt ist, findet sich eine gute Hand-Augen-Koordination und eine Begabung für Athletik, Kampfsport oder Tanzen.

räumlich-bildliche Intelligenz – Der Gesichtssinn der Augen repräsentiert die räumlich-bildliche Intelligenz. Entsprechend begabte Kinder tun sich beim Malen und Zeichnen hervor und schauen sich auch gern Bilder oder Filme an. Sie verfügen über einen guten Orientierungs- bzw. Richtungssinn und mögen Karten und Tabellen. Auch diese Kinder sind von Puzzlespielen fasziniert.

musikalisch-rhythmische Intelligenz – Der Gehörsinn der Ohren repräsentiert die musikalisch-rhythmische Intelligenz (Hier drängt sich TARENTULA auf, aber Vorsicht: Bei körperlicher Behinderung ist die musikalische Affinität pathognomonisch!). Kinder mit gut entwickelter musikalischer Intelligenz sind begabt für Musik und Gesang, verstehen musikalische Zusammenhänge leicht und schauen gern musikalische Fernsehprogramme.

Sprachlich-linguistische Intelligenz

Kinder mit ausgeprägter sprachlich-linguistischer Intelligenz sind begabt im Umgang mit Worten und Sprache. Sie lieben es zu schreiben, zu lesen, Geschichten zu erzählen oder Kreuzworträtsel zu lösen. Sie sind ausgezeichnete Zuhörer und meist auch eloquente Redner. Sie denken eher in Worten als in Bildern. Folgende Fragen können in der Praxis von Nutzen sein, um zu ermitteln, ob ein Kind über eine gut entwickelte sprachlich-linguistische Intelligenz verfügt:

▷ Ist die Fähigkeit zu schreiben dem Alter entsprechend überdurchschnittlich entwickelt?

Nützliche Fragen

▷ Erzählt das Kind gerne Geschichten und Witze?
▷ Verfügt es über ein gutes Gedächtnis für Namen, Orte, Daten und andere Informationen?
▷ Genießt es Lernspiele mit Buchstaben und Worten, seien sie verbal oder visuell?
▷ Liest das Kind gerne Bücher?
▷ Buchstabiert es besser als seine Altersgenossen?
▷ Mag es Reime, Wortspiele und Zungenbrecher?
▷ Hört es gerne Hörbücher, ohne das richtige Buch dabei in der Hand zu haben?
▷ Hat es einen für sein Alter hervorragenden Wortschatz?
▷ Kann das Kind Gedanken, Gefühle und Ideen gut mitteilen?

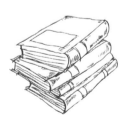

Bei der Erfassung der sprachlich-linguistischen Intelligenz können unten stehende Geistes- und Gemütsrubriken hilfreich sein. Auf die Nennung kleiner bzw. obskurer Mittel wird in den folgenden Aufzählungen im Allgemeinen verzichtet. Der Schwerpunkt liegt auf den Polychresten und den Einträgen der alten Meister. Bei großen Rubriken werden nur die hochwertigsten Mittel genannt, wobei vierwertige Mittel immer zuerst stehen.

Nützliche Rubriken aus Geist und Gemüt

▷ mitteilsam, freimütig (18): ALUM. BAR-C. CHOC. LACH.

▷ Wortgewandt, beredsam, überzeugend (3): CANN-S. LACHN. OP.

▷ Sprechen, Reden; allgemeine Arzneien; begeistert, schwärmerisch (2): CANN-I.

▷ Erörtern, Diskutieren, Drang, Dinge zu (6): BOS-S. ARG-N.

▷ Erklärungen ab, gibt ständig (2): NUX-V. CARC.

▷ Verse, macht (15): ANT-C. AGAR. AM-C. CANN-I. CARB-V. CHIN. COFF. LACH. LYC. NAT-M. STAPH. STRAM. THEA

▷ Sprechen, Reden; allgemeine Arzneien; fremder Sprache, in (7): STRAM. CAMPH. LAC-AS. LACH. M-ARCT. NIT-AC. SOL-N.

▷ Schreiben, schreibt; Verlangen nach (7): STRAM. CHIN.

▷ Schreiben, schreibt; Talent für das Schreiben (1): OP.

▷ Schreiben, schreibt; Schwierigkeiten beim (33): NUX-M. OP. STRAM. LYC. ARS. CALC. CANN-S. CARB-AN. CIMIC. KALI-BR. KALI-C. MERC. SEP. SIL. ZINC.

▷ Schreiben, schreibt; unfähig zu (14): NUX-V. SIL. ARS. CANN-I. CAUST. CHAM. COLCH. IGN. LACH. LYC.

▷ Erregung, Erregbarkeit; allgemeine Arzneien; Schreiben, beim (1): MED.

▷ Lesen; Verlangen nach (22): CALC. NUX-V. PULS.

▷ Lesen; Verlangen nach; medizinischen Büchern, in (5): CALC. NUX-V. PULS. STAPH. SULPH.

▷ Lesen; Verlangen nach; Redner, will lesen wie ein (1): AGN.

▷ Lesen; fällt schwer (18): AGN. AMBR. COCA COCC. COLCH. CON. LYC.

▷ Lesen; Abneigung gegen (32): NUX-V. ACON. CARL. LACH. SIL.

▷ Literatur, Bedürfnis nach (2): PULS. NUX-V.

▷ Träume, Trauminhalte; Lesen, vom (3): AGAR.

▷ Träume, Trauminhalte; poetisch (6): LACH. NAT-M. OLND. TIL.

▷ Stimmung, Laune, Gemütsverfassung; poetisch (2): GERM.

▷ Gedächtnis; gutes, reges Gedächtnis; Wörter, für (7): ANAC. CROC. GUAI. LYC. OLND. RHUS-T. SULPH.

▷ Gedächtnis; Gedächtnisschwäche; Worte, für (97): BAR-C. KALI-BR. PLB. ANAC. ARG-N. ARN. CANN-S. COCC. DULC. GLON. HELL. HEP. KALI-C. KALI-P. LACH. LYC. NAT-M. NUX-V. OP. PH-AC. SULPH.

Logisch-mathematische Intelligenz

Kinder, die über diese Art von Intelligenz verfügen, können gut mit ihrem Verstand, mit Logik und Zahlen umgehen. Kinder mit ausgeprägter logischer Intelligenz interessieren sich für Muster, Kategorien und die Beziehungen zwischen verschiedenen Dingen. Sie mögen Rechenaufgaben, Strategiespiele und naturwissenschaftliche Experimente. Dabei lernen diese Kinder konzeptuell, d. h. sie denken in logischen und numerischen Mustern indem sie verschiedene Einzelinformationen in Verbindung setzen. Immer von Neugier auf ihre Umwelt erfüllt, stellen diese Kinder viele Fragen und mögen alle praktischen Demonstrationen bzw. Experimente. Einige nützliche Fragen zur Bestimmung einer gut entwickelten logisch-mathematischen Intelligenz lauten:

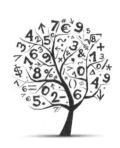

▷ Hat ein Kind Interesse daran, wie Dinge funktionieren?

▷ Hat es Spaß an Zahlen und Rechenaufgaben?

▷ Mag es Mathematik? Mag es Computerspiele?

▷ Spielt und genießt es Strategiespiele wie Schach oder Dame, Denksportaufgaben oder Logikrätsel?

▷ Kann es Dinge problemlos den entsprechenden Kategorien zuordnen?

▷ Macht das Kind gern Experimente, entweder in der Schule oder auch aus eigenem Antrieb?

▷ Zeigt es Interesse an naturwissenschaftlichen Ausstellungen oder naturhistorischen Museen?

Nützliche Fragen

Rubriken, die zur Erfassung der logisch-mathematischen Intelligenz eingesetzt werden können, finden sich im Geist und Gemüt-Kapitel unseres Repertoriums. Unter anderem denken wir an:

Nützliche Rubriken aus Geist und Gemüt

▷ Mathematik, Rechnen; begabt für (6): COCC. LACH. NUX-V. PLB.

▷ Mathematik, Rechnen; unfähig zu (27): AIL. AMBR. PSOR. ALUM. CALC.

▷ Geschäft, Unternehmung; begabt, für (7): CALC. KALI-C. LYC. MERC. NAT-C. OP. SULPH.

▷ Finanzen; Begabung für (3): ARS. LYC. PULS.

▷ Zählen; andauernd (7): ARG-N. HYOS. PHYS. SIL. SULPH. VERAT.

▷ Gedächtnis; gutes, reges Gedächtnis; Zahlen für (1): PLB.

▷ Neugierig, wissbegierig (26): AMBR. BOS-S.

▷ Begriffsvermögen, Auffassungskraft; gute Auffassungskraft (64): COFF. LACH. OP. PHOS. VIOL-O. AMBR. ANG. PLAT. SABAD. VALER. VERAT-V.

Körperlich-kinästhetische Intelligenz

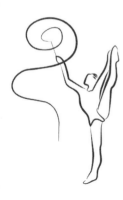

Diese Art von Intelligenz befähigt Kinder, ihre Körperbewegungen gut zu koordinieren und Dinge geschickt zu handhaben. Solche Kinder lernen und verarbeiten neues Wissen über ihre Körperempfindungen und drücken sich über ihre Bewegungen aus. Sie verfügen über einen guten Gleichgewichtssinn und eine gute Hand-Augen-Koordination, was sich z. B. bei Ballspielen oder beim Turnen auf dem Schwebebalken zeigt. Sie verarbeiten und speichern Informationen durch Interaktion mit ihrer Umgebung. Oft handelt es sich um athletische, tänzerisch oder handwerklich begabte Kinder, die z. B. gerne sägen oder mit Holz arbeiten. Nützliche Fragen und Rubriken zur Bestimmung der körperlich-kinästhetischen Intelligenz lauten:

Nützliche Fragen

▷ Tut sich das Kind in mehr als einer Sportart hervor?
▷ Bewegt es verschiedene Körperteile, wenn es über längere Zeit stillsitzen soll?
▷ Hat es die Fähigkeit, die Bewegungen anderer nachzuahmen?
▷ Nimmt es gern Dinge auseinander und setzt sie wieder zusammen?
▷ Fällt es ihm schwer, die Hände von Dingen zu lassen?
▷ Mag es körperliche Aktivitäten wie Laufen und Herumspringen?
▷ Zeigt es gute Leistungen bei Tätigkeiten, die eine gute Feinmotorik erfordern, wie Origami, dem Bauen von Papierfliegern, im Modellbau, mit Fingerfarben, beim Töpfern oder Kneten?
▷ Drückt das Kind sich gut über seinen Körper aus?

Nützliche Rubriken aus Geist und Gemüt

▷ Tanzen; Verlangen nach (60): CARC. TARENT. AGAR. BELL. BOS-S. CIC. COCC. CROC. HYOS. PLAT. STRAM.
▷ Gebärden, Gesten, macht (165); Schauspieler, wie ein (1): HYOS.
▷ Gebärden, Gesten, macht; andauernde (11): BELL. HYOS. MOSCH. STRAM. ARS. CIC. NUX-M. PULS. SEP. VERAT. CARC.
▷ Gebärden, Gesten, macht; entschieden, eindeutig (1): FL-AC.
▷ Gebärden, Gesten, macht; seltsame Gebärden und Haltungen (23): COLOC. NUX-M. PLB.
▷ Nachahmung (17): LYC. STRAM. BELL. CUPR. HYOS. SARS. VERAT.
▷ Grimassen, schneidet (28): ALL-C. ATRO. BELL. CUPR. OLND. STRAM. HYOS.
▷ ungeschickt, Ungeschicklichkeit (101): CAPS. IGN. AGAR. ANAC. BOS-S. BOV. CAMPH. NAT-C. NAT-M. NUX-V. SABAD.
▷ Eleganz, Mangel an (8): AM-C. AM-M. CAPS. NAT-C. NAT-M. NUX-V. SIL. SULPH.

Bildlich-räumliche Intelligenz

Diese Intelligenz dient dazu, visuelle Informationen aufzunehmen. Kinder mit gut ausgeprägter bildlich-räumlicher Intelligenz neigen dazu, in Bildern zu denken und brauchen auch anschauliche geistige Bilder, um sich Dinge merken zu können. Sie schauen sich gerne Karten, Tabellen, Bilder, Videos und Filme an und können sich von Puzzlespielen faszinieren lassen. Sie verbringen ihre Freizeit mit Malen, mit Bauspielen wie Lego oder hängen einfach ihren Tagträumen nach. Nützliche Fragen und Rubriken zur Bestimmung der bildlich-räumlichen Intelligenz lauten:

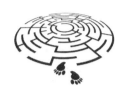

▷ Merkt sich das Kind visuelle Details von Gegenständen?

▷ Fällt es ihm leicht, Karten und Tabellen in Büchern zu lesen und verstehen zu lernen?

▷ Ist es ein Tagträumer?

▷ Mag das Kind ‹bildende Künste›?

▷ Zeigt es eine Begabung für die künstlerische Arbeit beim Malen, Töpfern oder der Arbeit mit anderen dreidimensionalen Objekten?

▷ Mag es visuelle Vorführungen wie Videos, Fernseh- oder Kinofilme?

▷ Zieht es viele Informationen aus den Illustrationen der Bücher, die es liest?

▷ Kritzelt, schmiert und malt es auf allen verfügbaren Oberflächen?

Nützliche Fragen

▷ künstlerisch; begabt (23): AMBR. BELL. EUPH. NIT-AC. PLB-ACET. NAT-C. PLAT. SIL. TUB. PHOS. MED. SULPH. CHIN. ARN.

▷ künstlerisch; begabt; Zeichnen (1): SULPH.

▷ künstlerisch; unbegabt (13): BELL. CALC. HYOS. MAG-C. NUX-V. PETR. PLAT. STAPH. STRAM. VERAT. ZINC.

▷ empfindlich, überempfindlich; allgemeine Arzneien; Kunst, Malerei oder Literatur, gegen (1): CARC.

▷ Phantasien, Einbildungen; lebhaft, lebendig (36): OP. STRAM. ANG. CANN-I. CANN-S. COFF. LACH. LYC. VALER. VIOL-O.

▷ Träume, Trauminhalte; phantastisch (87): ARN. BRY. CALC. CARB-AN. LACH. NAT-M. OP. SEP.

▷ Wahnideen; Visionen, Erscheinungen, hat; fantastisch (14): ARS. HYOS. LACH. NIT-AC. OP.

▷ Wahnideen; schön, wunderbar (28): BELL. SULPH. CANN-I. COFF. LACH.

▷ Wahnideen; Visionen, Erscheinungen, hat; schöne (13): OP. CANN-I.

▷ Pläne; phantastische, bei Geistesstörung (1): NUX-V.

Nützliche Rubriken aus Geist und Gemüt

Musikalisch-rhythmische Intelligenz

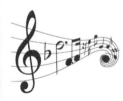

Diese Art von Intelligenz befähigt Kinder, Musik zu machen und Musik zu schätzen. Musikalische Kinder singen oder trommeln immer vor sich hin. Normalerweise nehmen sie ziemlich viele Töne und Geräusche wahr, die anderen entgehen würden. Sie denken und lernen in Klängen, Rhythmen und Mustern. Wenn sie Musik hören, reagieren sie sofort, entweder mit Anerkennung und Wertschätzung oder mit Kritik. Oft sind diese Kinder gerade beim Lernen extrem empfindlich gegen Störgeräusche aus ihrer Umwelt wie das Zirpen von Grillen und das Läuten von Glocken oder gegen tropfende Hähne. Einige Fragen und Rubriken zur Bestimmung einer gut entwickelten musikalisch-rhythmischen Intelligenz lauten:

Nützliche Fragen

▷ Erkennt das Kind in musikalischen Zusammenhängen falsche Töne und teilt das auch mit?
▷ Kann es sich leicht Melodien und Lieder merken, die es dann auch selbst singt?
▷ Hat es eine angenehme Singstimme (allein oder in einem Chor)?
▷ Spielt das Kind ein Instrument?
▷ Spricht oder bewegt sich das Kind rhythmisch?
▷ Summt oder pfeift es vor sich hin?
▷ Klopft oder trommelt es auf dem Tisch oder Schreibtisch, wenn es Schulaufgaben macht?
▷ Ist es empfindlich auf Umgebungsgeräusche?
▷ Reagiert es emotional auf die Musik, die es hört?

Nützliche Rubriken aus Geist und Gemüt

▷ empfindlich, überempfindlich; allgemeine Arzneien; Musik, gegen (81): ACON. CHAM. NAT-C. NUX-V. PH-AC. SEP.
▷ empfindlich, überempfindlich; allgemeine Arzneien; Musik, gegen; rhythmische (2): CARC.
▷ empfindlich, überempfindlich; allgemeine Arzneien; Gesang, gegen (3): CROC. LYSS. NUX-V.
▷ empfindlich, überempfindlich; allgemeine Arzneien; Gesang, gegen; singt unwillkürlich mit, wenn er jemanden singen hört (1): CROC.
▷ Frohsinn, Heiterkeit; allgemeine Arzneien; Musik, durch (2): CROC.
▷ Träume, Trauminhalte; Musik, von (25): CANTH. CARB-V. SULPH. MAG-S.
▷ Musik; bess. (37): AUR. TARENT. AUR-M-N. AUR-S. CARC. THUJ. NAT-M. MANG. TUB. SEP. BUFO CUPR.
▷ Musik; bess.; rhythmische (7): CARC. SEP. TARENT.

▷ Musik; Verlangen nach (22): CARC. PLAT. STAPH.

▷ Musik; Verlangen nach; spielen, selbst zu (7): PLAT.

▷ Gedächtnis; gutes, reges Gedächtnis; Musik, für (2): CROC. LYC.

▷ Musik; angenehm, ist (7): CANN-I. IGN. TARENT.

▷ Erregung, Erregbarkeit; allgemeine Arzneien; Musik, durch (6): KREOS. TARENT. CARC. PALL.

▷ Tanzen; Verlangen nach (60): CARC. TARENT. AGAR. BELL. BOS-S. CIC. COCC. CROC. HYOS. PLAT. STRAM.

▷ Tanzen; Verlangen nach; Rhythmusgefühl, mit starkem (4): CARC. KOLA SEP. TAX.

▷ Singen, singt; allgemeine Arzneien (103): AGAR. BELL. CROC. OP. SPONG. STRAM. TARENT. VERAT.

▷ Singen, singt; allgemeine Arzneien; vergnügt, ausgelassen (10): AGAR. CROC. OP. TARENT. VERAT.

▷ Singen, singt; allgemeine Arzneien; fröhlich (23): BOS-S. NAT-M. ACON. BELL. AGAR. OP. VERAT.

▷ Singen, singt; allgemeine Arzneien; durchdringend, ergreifend (13): BELL. ACON. COCC. LYC. MAG-C. NAT-C. NUX-V. PHOS. STAPH. STRAM. THER. VERAT.

▷ Pfeifen (18): CROC. LACH. PLAT. STRAM.

Ein scharfsinniger Beobachter,
der kleine Kinder über Jahre studiert hat,
wird ein Kind verstehen und kaum je der Mutter
eine Frage stellen müssen.

Kent, Vorlesungen

5. Reaktion auf negative Reize

Die Untersuchung der individuellen Reaktion auf negative Reize stellt die letzte wichtige Differenzierung bei der Mittelfindung dar. Dahinter steht die Idee, die Reaktion des Kindes direkt in der Praxis durch die Konfrontation mit einem starken, unerwarteten Reiz zu ermitteln. Bitte beachten Sie, dass dieses Experiment erst *nach der vollständigen Fallaufnahme* durchgeführt werden sollte, da wir fast sicher sein können, dass unser kleiner Freund sich danach nicht länger kooperativ verhalten wird. Ein ‹harter Reiz› beginnt in dieser Situation mit einem einfachen Anstarren, das sich stufenweise zu einem strengen Blick oder einem Stirnrunzeln entwickeln und auch das Schelten des Kindes für ein erfundenes Vergehen beinhalten kann. Wenn wir so keine Reaktion erzeugen können, bleibt uns noch das Anschreien oder die Androhung von Strafen.

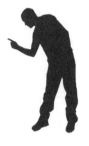

Verschiedene Konstitutionen reagieren unterschiedlich auf denselben Reiz. Einige zeigen ihr Missfallen offen, andere ziehen sich zurück, während wieder andere mit Wutausbrüchen reagieren. Die individuellen Reizreaktionen helfen uns, ähnliche Mittel zu differenzieren. Es gibt vier grundlegende emotionale Reaktionen auf negative Reize bei Kindern: *Wut, Eifersucht, Trauer und Furcht.* Wir müssen diese grundlegenden kindlichen Gefühle verstehen und wissen, welche Reize sie auslösen und wie ein Kind sie ausdrückt.

Die 4 Grundreaktionen

Wut

Unter Wut verstehen wir die Emotion, mit der Kinder aggressiv auf Personen und Objekte losgehen, entweder offen oder versteckt. Sie entsteht als Anpassungsreaktion in Situationen, in denen die normale Reaktion des Kindes durch Hindernisse blockiert ist, auf die sich die Aggressionen dann in der Regel richten. Ich habe beobachtet, dass Kinder häufiger Wut als Furcht ausdrücken. Das liegt einerseits daran, dass die wutauslösenden Reize im Vergleich stark überwiegen und andererseits daran, dass die Kinder früh entdecken, was für eine effektive Methode Wut beim Erlangen von Aufmerksamkeit und anderen erwünschten Dingen darstellt.

Wutauslösende Reize

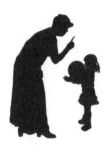

Wutauslösende Reize sind *an erster Stelle* Beschränkungen, Hemmungen, Verbote, Tadel, Zurechtweisungen und Vorwürfe, Beeinträchtigung des kindlichen Bewegungsdranges, Unterbinden von Aktivitäten, die bereits im Gange sind und das Durchkreuzen von Wünschen, Plänen oder Zielen. Im Folgenden werden diese wutauslösenden Reize für die verschiedenen Altersgruppen differenziert betrachtet, wobei Klein- und Vorschulkinder zusammengefasst werden.

Säuglinge

▷ geringes körperliches Unbehagen
▷ Beeinträchtigung körperlicher Aktivitäten: ANT-T. GRAPH. OP.
▷ Auferlegung von ‹Zwängen› beim Baden oder Ankleiden
▷ weniger Aufmerksamkeit als sie brauchen und wünschen
▷ wenn ihnen Dinge weggenommen werden

Klein- und Vorschulkinder

▷ wenn andere ihre Sachen nehmen oder ihnen sogar ein Spielzeug wegnehmen wollen
▷ wenn andere Kinder sie angreifen
▷ wenn andere sie ärgern
▷ wenn ihre Spielzeuge nicht so funktionieren, wie sie es gerne hätten
▷ wenn sie etwas tun sollen, was sie nicht auch selber tun möchten, z. B. wenn sie zum Essen aufgefordert werden: ARS.; oder wenn sie zu einer Antwort gezwungen werden: ARN. ARS. COLOC. NAT-M. NUX-V. PH-AC. PULS.

Schulkinder

▷ wenn ihre Wünsche nicht erfüllt werden: BRY. CHAM. CINA KREOS.
▷ wenn sie bei irgendwelchen, gerade laufenden Aktivitäten unterbrochen werden: CHAM. HELL. NUX-V.
▷ wenn an ihnen und ihren Leistungen herumgemäkelt wird: DROS. IGN.
▷ wenn sie geärgert werden: NUX-V.
▷ wenn sie von den Eltern belehrt und ihre Leistungen mit denen anderer verglichen werden
▷ wenn sie ein Ziel nicht erreichen oder verwirklichen können
▷ wenn sie ungerechtfertigter Weise gescholten, ermahnt oder bestraft werden: NAT-M.
▷ wenn sie gekränkt werden
▷ wenn sie sich vernachlässigt fühlen
▷ wenn sich andere Kinder über sie lustig machen

Die Wutreaktion

Es gibt zwei Hauptrichtungen der Wutreaktion: einerseits die sogenannte *impulsive Reaktion*, bei der Aggressionen direkt ausgedrückt werden und andererseits die *gehemmte Reaktion*, bei der Aggressionen nicht direkt ausgedrückt werden können.

Die impulsive bzw. expressive Reaktion richtet sich gegen Personen, Tiere oder Dinge. Sie kann körperlich oder verbal ausfallen. Die meisten impulsiven Reaktionen sind *extrapunitiv*, richten sich also nach außen auf andere, wobei manchmal auch *intrapunitive* Wutreaktionen vorkommen können, bei denen sich die Aggression nach innen richtet. Extrapunitive Wutreaktionen manifestieren sich in Schlagen, Boxen und Knuffen (BELL. CHAM. CINA HYOS. TARENT.), Spucken (BELL. CALC. NUX-V. SULPH.), Beißen (ARS. BELL. STRAM. VERAT.) und im Ziehen an Körper, Kleidung oder Haar. Die entsprechenden Hauptrubriken aus ‹Geist und Gemüt› lauten:

(Randnotiz: Impulsive Wutreaktion)

(Randnotiz: Extrapunitive Reaktionen)

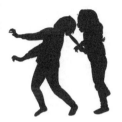

- ▷ Schlagen, schlägt (107)
- ▷ Spucken, Neigung zum (39)
- ▷ Beißen, beißt (105)
- ▷ Treten, um sich treten (41)

Ungefähr mit ihrem vierten Lebensjahr beginnen diese Kinder ihren Ärger auch sprachlich auszudrücken. Dabei können sie sogar Beschimpfungen und Beleidigungen von sich geben. Ähnliches kommt bei intrapunitiven Wutreaktionen nicht vor.

Intrapunitive Wutreaktionen richten sich nach innen bzw. gegen die eigene Person. Sie äußern sich im Ziehen an den eigenen Haaren (BELL. CUPR. LACH. TARENT.), in der Neigung, den Kopf gegen Dinge oder Wände zu schlagen (TUB. SYPH.) und im Zerreißen der eigenen Kleider (BELL. CAMPH. IGN. KALI-P. STRAM.). Rubriken, die beim Erfassen intrapunitiver und trotzdem expressiver Wutreaktionen nützlich sein können, sind u. a.:

(Randnotiz: Intrapunitive Reaktionen)

- ▷ Ziehen, Verlangen; Haaren, an den eigenen (13)
- ▷ Schlagen, schlägt; Kopf gegen die Wand, schlägt mit dem (16)
- ▷ Raserei, rasende Wut; zerreißt die Kleidung (2): CAMPH. BELL.
- ▷ reißt, zerrt; Dingen, an; Kleidung, an der (9): BELL. IGN. KALI-P. STRAM. BUFO CAMPH. MERC. TARENT. VERAT.
- ▷ Zerstörungssucht, zerstört Dinge; Kleidung (10): TARENT. BELL. CAMPH. IGN. STRAM. SULPH. VERAT. HYOS. NUX-V. PLB.

Gehemmte Wutreaktion

Die gehemmte oder nicht expressive Wutreaktion kommt bei Kindern vor, die ihren Wutausdruck *kontrollieren* und gleichsam in sich zurückhalten. Sie können sich förmlich in sich zurückziehen und verkriechen, um so vor der Person oder Situation zu fliehen, die sie verletzt hat. Dann können sie teilnahmslos werden, was auf Gleichgültigkeit und Mangel an ‹Mumm› hinweist. Sie können ihre innere Wut zeigen, indem sie uns spüren lassen, dass sie verletzt sind (ANT-C. ANT-T. CHAM. CINA), Selbstmitleid zeigen (CALC. PULS. STAPH.), damit drohen davonzulaufen (BELL. CUPR. MELI.) und natürlich indem sie weinen (ANT-T. KALI-C. PULS. RHEUM). Einige wichtige Gemütsrubriken, mit deren Hilfe sich ein solch gehemmter Wutausdruck bei Kindern fassen lässt, lauten:

▷ mürrisch, verdrießlich, schlecht gelaunt; Kinder (31)
▷ Mitleid, bedauern; sich selbst, mit (29)
▷ Entfliehen, versucht zu; fortzulaufen, um (25)
▷ Weinen, tränenreiche Stimmung; Kindern, bei (86)

Eifersucht

Quellen für Eifersucht

Eifersucht ist eine normale Reaktion auf den tatsächlichen, vermeintlichen oder drohenden Verlust von Zuwendung. Der Betroffene fühlt sich in der Beziehung zu einem geliebten Menschen unsicher und befürchtet, dessen Gunst zu verlieren. Die Eifersuchtsgefühle zeigen während der Kindheit zwei Spitzen, eine mit drei Jahren und eine weitere unmittelbar vor der Pubertät mit elf Jahren. Es gibt drei wesentliche Quellen für Eifersuchtsgefühle, nämlich die familiäre Umgebung zu Hause, die Schule und materielle Besitztümer.

Wieder gibt es beim Ausdruck von Eifersuchtsgefühlen zwei Hauptrichtungen, nämlich die direkte expressive Reaktion und die indirekte nicht expressive Reaktion. Die direkte expressive Reaktion äußert sich in:

Direkte Eifersuchts-Reaktion

▷ aggressivem Verhalten wie Beißen, Treten, Schlagen, Schubsen, Boxen und Kratzen.
▷ Betrügen und Stehlen.
▷ Klagen und Beschwerden über andere (‹Petzen›).
▷ Vorwürfen an die Eltern, weil sie dem Kind bestimmte Dinge, über die andere Kinder verfügen, nicht verschaffen.

Die nicht expressive Eifersuchtsreaktion, bei der die Gefühle nur indirekt ausgedrückt werden können, zeigt sich als:

▷ Enuresis (‹Bettnässen›).
▷ Daumenlutschen.
▷ unartiges Verhalten und Unanständigkeit.
▷ Verpetzen und Beschimpfen.
▷ unerwünschte Zurschaustellung von Zuneigung und Hilfsbereitschaft.
▷ gedrücktes, niedergeschlagenes Verhalten wie in Trauer.

Trauer

Trauer repräsentiert ein psychisches Trauma bzw. eine seelische Belastung. Dabei entsteht durch den Verlust einer geliebten Person oder auch eines liebgewonnenen Dinges eine emotionale Notlage. Mildere Formen nennen wir Kummer oder Betrübnis. Unabhängig von der Intensität oder dem Lebensalter handelt es sich hier um eines der unangenehmeren Gefühle. Die unverhohlene *expressive Trauerreaktion äußert sich in Weinen*. Die gehemmte, nicht expressive Trauerreaktion äußert sich in:

▷ Gleichgültigkeit mit deutlichem Verlust jeden Interesses an der Umgebung und den Dingen des täglichen Lebens.
▷ fehlender Kommunikation mit anderen.
▷ Lustlosigkeit und Schlappheit.
▷ der Weigerung zu spielen.
▷ Appetitlosigkeit.
▷ Schlaflosigkeit.
▷ Albträumen.

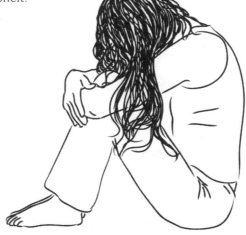

Furcht und Angst

Mit Furcht bezeichnen wir die menschliche Neigung, bestimmte Reize zu vermeiden, da sie der Erfahrung des Betreffenden gemäß Angstgefühle auslösen. Unsichere und introvertierte Kinder ängstigen sich schneller als extrovertierte Kinder, die in der Regel weniger an emotionaler Unsicherheit leiden. Häufige Kindheitsängste bzw. angstauslösende Reize bei Kindern sind:

Babys und Kleinkinder

> laute Geräusche: ANT-C. BOR. LYC. SIL. usw.
> Fremde: AMBR. BAR-C. PULS. THUJ. usw.
> Trennung von den Eltern
> Ärzte: NUX-V. PHOS. SEP. STRAM. usw.
> Tiere, insbesondere Hunde: BELL. CHIN. TUB. usw.
> Stürme, Gewitter
> Dunkelheit
> hochgelegene Orte
> fremde Personen, Plätze und Dinge
> Alleinsein

Vorschulkinder

> Ängste durch Einbildungen: übernatürliche Wesenheiten, Geister und Monster
> schlimmer durch Dunkelheit, Geräusche, alleine Schlafen

Schulkinder

> schulische Leistungen (Klassenarbeiten, Prüfungen, Zeugnisse)
> ärztliche Befunde
> Zurechtweisung, Tadel

Die Angstreaktion

Bei Säuglingen wird eine Angstreaktion typischerweise durch Hilflosigkeit ausgelöst. Ein Baby schreit und teilt so mit, dass es *Hilfe braucht*. Gleichzeitig zieht es sich wenn möglich vom angstauslösenden Objekt zurück. Es zeigen sich Symptome wie Zittern, Weinen, Erblassen, beschleunigter Puls usw. Kleinkinder neigen dazu, ihr Gesicht mit den Händen zu verbergen und versuchen, vor dem angstauslösenden Reiz zu fliehen. Sie werden davonlaufen oder -krabbeln und versuchen, sich hinter Möbeln zu verstecken oder sich bei einer Vertrauensperson in Sicherheit zu bringen.

Bei älteren Kindern werden diese Reaktionen durch den sozialen Anpassungsdruck gedämpft und nehmen eine andere Form an. Ein offener Rückzug vom auslösenden Reiz ist mitunter nicht länger möglich. Auch weinen ältere Kinder nicht mehr so häufig, sondern zeigen oft eher motorische Reaktionen. Ihre nicht expressive, bereits sykotisch gefärbte Angstreaktion äußert sich in:

▷ Schüchternheit, Befangenheit
▷ Verlegenheit, Peinlichkeit
▷ Besorgnis
▷ Ängstlichkeit und Erwartungsspannung

Nicht expressive Angstreaktionen

Schüchternheit

Bei Schüchternheit handelt es sich um eine Form der Furcht, die durch Kontaktvermeidung mit allen Fremden charakterisiert ist. Schüchternheit wird immer durch Menschen, nie durch Objekte, Tiere oder Situationen hervorgerufen. Schüchternheit entsteht, wenn sich jemand unsicher ist, wie andere auf ihn reagieren bzw. befürchtet, dass sie schlecht auf ihn reagieren, also ihn z. B. auslachen. Ein Kind kann in verschiedenen Situationen schüchtern reagieren, z. B. zu Hause in Gegenwart eines Besuchers, wenn es in der Schule einen neuen Lehrer bekommt oder wenn es an öffentlichen Vorstellungen teilnimmt. Der Kernpunkt ist die Konfrontation mit unbekannten Menschen. Schüchternheit drückt sich aus in:

Zaghaftigkeit; Schüchternheit (64)

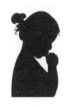

▷ Erröten: AMBR. KALI-P. PULS. SULPH.
▷ Stottern: ARG-N. DIG. IOD. PHOS. STAPH.
▷ Abneigung gegen Reden: BAR-C. CALC. CARB-AN. IGN. PHOS. PULS. STAPH. SULPH.
▷ nervösen Angewohnheiten und Gebärden

Bei Kindern besonders häufig anzutreffende nervöse Gewohnheiten sind das in den Mund Stecken eines oder mehrerer Finger wie beim Daumenlutschen (CALC. KALI-P. MERC. SULPH. ZINC.), das Zupfen und Nesteln an Kleidung oder Bettdecke (HYOS. PHOS. STRAM. ZINC.) und das unruhige von einem Fuß auf den anderen Treten. Besonders bei BAR-C.- und PULS.-Kindern kann man ein Verhalten beobachten, bei dem der Kopf schüchtern auf die Seite gelegt und dann geziert gehoben wird, wenn sie einen

Nervöse Gewohnheiten

Fremden ansehen. Einige nützliche Rubriken zu diesen auffälligen Verhaltensweisen bei Kindern lauten:

Nervöse Gewohnheiten

▷ Gebärden, Gesten, macht; Hände, streckt sie aus, greift, zupft usw. (89)

▷ Gebärden, Gesten, macht; Finger in den Mund, steckt die; Kinder (22):
IP. CALC. CHAM. NAT-M. SIL.

▷ Gebärden, Gesten, macht; Steckt alles in den Mund, Kind (4): CALC.
SULPH. MERC.

▷ Mund; Finger in den Mund, Kinder stecken die (25): IP. PHOS. CALC.
CHAM. NAT-M.

▷ Gebärden, Gesten, macht; Zupfen; Bettzeug, am, Flockenlesen (46):
ARN. ARS. HEP. HYOS. IOD. MUR-AC. PHOS. STRAM. SULPH.

▷ reißt, zerrt; Dingen, an (31): BELL. STRAM. CAMPH. CIMX. HYOS. IGN.
KALI-P. LIL-T. NUX-V. OENA. VERAT.

Verlegenheit

Verlegenheit (22):
Ambr. Bar-c. Dig. Merc.

Verlegenheit entwickelt sich später als Schüchternheit und kommt normalerweise erst bei fünf- bis sechsjährigen Kindern vor. Es handelt sich um zurückgehaltenen emotionalen Stress. Er entsteht nicht durch die Konfrontation mit Fremden wie die Schüchternheit, sondern repräsentiert Unsicherheit gegenüber und Furcht vor der Beurteilung des eigenen Verhaltens. Ein weiterer Unterschied zwischen Schüchternheit und Verlegenheit besteht darin, dass ein schüchternes Kind so wenig wie möglich sagen wird, wohingegen ein verlegenes Kind versucht, sein Verhalten zu erklären und zu rechtfertigen.

Besorgnis

Sorgen; voller (102)

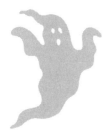

Hier sind Sorgen und Befürchtungen gemeint, die eingebildet oder gleichsam ‹geborgt› sind. Anders als echte Furcht gehen solche Befürchtungen nicht aus der tatsächlich erlebten Konfrontation mit einem Reiz hervor, sondern sind Produkt der Phantasie und Einbildungskraft des Kindes, das sich eine gefährliche Situation *vorstellt*. So eine Reaktion kommt deshalb auch erst ab einem Alter von drei Jahren vor, wenn das Kind bereits eine bestimmte intellektuelle Entwicklung vollzogen hat.

Ängstlichkeit und Erwartungsspannung

Menschen verfügen über die Fähigkeit, einige der unangenehmeren Folgen ihres Verhaltens vorauszusehen und versuchen deshalb, Handlungen zu vermeiden, die eine nachteilige Reaktion der Umwelt nach sich ziehen könnten. Den entsprechenden psychischen Mechanismus nennen wir Ängstlichkeit oder Erwartungsspannung. Es handelt sich dabei um eine bedrückende geistig-emotionale Verfassung, die mit bevorstehendem oder erwartetem Unheil zu tun hat. Sie ist durch Sorge, Unbehagen und Vorahnungen gekennzeichnet. Einige wichtige Gemütsrubriken, mit deren Hilfe sich solche Zustände fassen lassen, lauten:

▷ Erwarten eines Ereignisses, Erwartungsspannung, Zustand von (104)
▷ Unbehagen (85): IP. NUX-V. CAMPH. GRAT. PETR. SULPH. LYC.
▷ Ahnungen (45): CALC. CAUST. PSOR. ACON. ARG. CIMIC. DROS. ELAPS
   FERR. LYC. NAT-M. STRAM.

Gefühle von Ängstlichkeit und Erwartungsspannung führen bei Kindern zu bestimmten Verhaltensmustern, in denen sich ihr intrapsychischer Druck äußert. Solche Verhaltensmuster sind beispielsweise:

▷ ungestümes Benehmen: Indem sie eine ‹Show abziehen›, versuchen diese Kinder sich und andere von ihren Fähigkeiten zu überzeugen.
▷ nervöse Angewohnheiten und Gebärden.
▷ ärgerliche Ausbrüche und Wutanfälle.
▷ Empfindlichkeit gegen Kritik: Ängstliche Kinder reagieren entweder zu stark oder zu schwach. Die geringste Kritik kann bei ihnen einen Tobsuchtsanfall auslösen oder sie reagieren scheinbar gefasst und unterdrücken ihren Zorn.
▷ Vermeiden angstauslösender Situationen, z. B. durch Einschlafen trotz fehlender Müdigkeit, durch ständige Beschäftigung als Ablenkung von dem zu erwartenden Unheil oder auch durch Rückzug in eine Phantasiewelt.
▷ übermäßiges Essen (als orale Kompensation): Fast alle ängstlichen Kinder entwickeln sich zu Naschkatzen, die immerzu Süßigkeiten knabbern und in der Folge übergewichtig werden können.
▷ Vorziehen von Erwachsenen oder jüngeren Kindern als Gesellschaft.

Verhaltensmuster bei Erwartungsspannung

Schämen Sie sich niemals zuzugeben, dass Sie sich geirrt haben.
Unser Erfolg muss an den Vorgaben des Heilgesetzes und
den Anweisungen Hahnemanns gemessen werden.

Vijayakar, Regensburg 2012

6. Kasuistik: fehlerhafte und korrekte Fallanalyse am Beispiel einer Rachitis

Ein Junge von einem Jahr und sechs Monaten wurde mit seit vier Monaten bestehendem Asthma zu uns in die Praxis gebracht. Er litt außerdem an rezidivierenden Erkältungen mit Husten, die sich alle ein bis zwei Wochen wiederholten. Darüberhinaus klagte er über Schmerzen in den Beinen. Folgendes konnten wir über ihn in Erfahrung bringen:

▷ alle Impfungen nach schulmedizinscher Empfehlung

Impfungen

▷ bis zum neunten Lebensmonat normal entwickelt, danach verzögerte Entwicklung des Laufens; macht mit 12 Monaten die ersten Schritte

Entwicklung

▷ Harnwegsinfektion im Alter von einem Monat
▷ rezidivierender Durchfall zwischen viertem und sechstem Monat
▷ Insektenbiss mit allergischer Reaktion und Sekundärinfektion im Alter von 11 Monaten
▷ Knieschmerzen im Alter von 16 Monaten, erst links dann rechts
▷ Ellenbogenluxation vor ein paar Tagen

Krankengeschichte

▷ keine körperlichen Beschwerden während der Schwangerschaft, bei der es sich um die erste Schwangerschaft der Mutter handelte
▷ geringfügige seelische Belastung wegen mangelnder Wertschätzung durch ihre strenggläubigen Schwiegereltern, gegenüber denen sie sich fehl am Platz fühlte; keine anderen signifikanten Vorkommnisse

Zustand der Mutter in der Schwangerschaft

▷ Der Junge ist sehr unruhig. Er rennt im Haus herum und bleibt nie an einem Ort. Er *will immerzu auf dem Arm getragen werden* und bleibt nicht an dem Platz, an den man ihn setzt.
▷ Der Junge steckt alles in den Mund.
▷ Er hat Musik sehr gern. Wenn auf der Straße ein Festumzug vorbeikommt, beginnt er zu tanzen.
▷ Nachts wacht er öfter auf und will gestillt werden.
▷ Wenn er etwas verlangt und es nicht bekommt, fängt er an zu kreischen.
▷ Er sucht ständig nach Aufmerksamkeit und liebt es, gelobt zu werden.

Geist und Gemüt

Allgemeines	▷ deutlich warm
	▷ durstlos
	▷ schwitzt am Kopf
Körperkonstitution	▷ schlank bis mager

Aus diesen Informationen wählte ich nun vier Symptome aus, die mir für eine Erfassung des Falles mit dem Repertorium geeignet *schienen*. Es handelte sich um folgende Symptome bzw. Rubriken:

Repertorisation	▷ kreischt: ‹Geist, Gemüt; Schreien, Kreischen, Brüllen; Kindern, bei›
	▷ will getragen werden: ‹Geist, Gemüt; getragen; will getragen werden›
	▷ hyperaktiv und ruhelos: ‹Geist, Gemüt; Ruhelosigkeit, Nervosität; Kindern, bei›
	▷ warm: warme Mittel entsprechend Materia Medica-Teil
Verschreibung	Diese Repertorisation ergab BOR. BRY. CHAM. LYC. MED. PULS. RHEUM SANIC. und SULPH. Von diesen Mitteln schien mir CHAMOMILLA wegen des starken Verlangens getragen zu werden am stärksten indiziert bzw. am ähnlichsten. Also bekam das Kind im November 2000 eine Einzelgabe CHAM. C200.

Folgeuntersuchungen

20/12/2000	▷ Husten besser, mäßige Erkältungen
	▷ keine Asthmaanfälle seit zehn Tagen
	▷ Appetit normal
	▷ Verschreibung: PLACEBO
27/12/2000	▷ leichter Kopfschweiß
	▷ grüner Durchfall
	▷ Husten und Erkältungen besser
	▷ Verschreibung: PLACEBO
21/02/2001	▷ schwerer Asthmaanfall
	▷ deutliche giemende Atmung
	▷ fiebrig
	▷ Verschreibung: CHAM. C200 (Wiederholung als Einzelgabe)

94

▷ übermäßiges Weinen nachts   28/02/2001
▷ Beinschmerzen, besonders im rechten Knie
▷ Verschreibung eines PLACEBOS und aufgrund der Beinschmerzen
   Überweisung an einen allopathischen Kinderarzt, der Wachstums-
   schmerzen diagnostizierte und Calcium sowie Vitamine verschrieb

▷ Knieschmerz besser, aber rezidivierend   07/03/2001
▷ Absetzen von Stuhl nach dem Essen
▷ gelegentliche leichte Erkältungen und Husten
▷ Verschreibung: PLACEBO

▷ plötzlich einsetzende, starke rechtsseitige Knieschmerzen, mehrmals   04/04/2001
   innerhalb einer Woche, keine vorherige Knieverletzung zu ermitteln

An diesem Punkt schickte ich das Kind erneut zum Kinderarzt, der es an
einen Kinderorthopäden überwies.

Orthopädischer Befund

▷ Handgelenke: prominente Epiphyse   Inspektion
▷ Beine: Krümmung der Tibia

▷ deutliche Osteopenie (verminderte Knochendichte)   Röntgen
▷ Verbreiterung und Ausfransung der Metaphysen kaudal am Femur und
   kranial an der Tibia
▷ einige Gebiete zeigen Aufhellungen
▷ leichtes Cupping (becherförmige Auftreibungen) der Metaphysen
▷ Weichteilschwellungen sind vorhanden
▷ keine fokalen Knochenläsionen, keine abnormale Periostreaktion

Da der Patient seit zwei Monaten Calcium- und Vitamingaben erhält und   Einschätzung des
sich röntgenologisch trotzdem Anzeichen von *Rachitis* und aufgetriebene Orthopäden
Wachstumsfugen zeigen, sollte nach einer Ursache für die metabolische
Störung gesucht und ein Labor eingeschaltet werden.

▷ Serumphosphat: 4,8 mg/dl (1–6 Jahre: 3,4–6,2 mg/dl)
▷ Serumcalcium: 8,8 mg/dl (Kinder, Säuglinge: 8,8–10,8 mg/dl)
▷ Alkalische Phosphatase (AP): 1460 U/l (19–24 Monate: 110–590 U/l)

Bewertung des Behandlungsverlaufes

Im ersten Paragraphen des Organon heißt es, des «Arztes höchster und **einziger** Beruf ist, kranke Menschen gesund zu machen, was man Heilen nennt.» Haben wir das in diesem Fall erreicht? Um das zu beantworten, müssen wir den Krankheitsprozess, d. h. das naturgesetzliche Fortschreiten bzw. die ‹Reise› der Krankheit bei diesem Kind untersuchen.

Reise der Krankheit

09/05/1999	▷ Geburt mit 2,84 kg Geburtsgewicht
12/05/1999	▷ Impfungen (Polio-Schluckimpfung und Hepatits B-Impfung)
12/06/1999	▷ Krankenhausaufenthalt wegen ungenügender Gewichtszunahme; zweite Dosis der Hepatitis B-Impfung (Engerix-B)
17/06/1999	▷ Infektion des Harntrakts
25/09/1999	▷ Durchfall mit Blutauflagerungen
19/11/1999	▷ seit zwei Monaten mit Unterbrechungen immer wieder Durchfall
01/05/2000	▷ Insektenbiss mit allergischer Reaktion und Sekundärinfektion
08/06/2000	▷ Bronchitis mit Atemgeräuchen und Fieber; dann chronisches Asthma
09/2000	▷ Knieschmerzen, die von links nach rechts wechseln
11/2000	▷ Luxation des Ellenbogens
	▷ **Behandlungsbeginn mit einer Einzelgabe** CHAMOMILLA C200
20/12/2000	▷ Husten besser, moderate Erkältungen, keine Asthmaanfälle
27/12/2000	▷ grüner Durchfall; Erkältungen und Husten weiterhin besser
10/02/2001	▷ linksseitige Knieschmerzen
21/02/2001	▷ schwerer Asthmaanfall, deutlich giemende Atmung, fiebrig
	▷ **Wiederholung einer Einzelgabe** CHAMOMILLA C200
28/02/2001	▷ rechtsseitige Knieschmerzen und starkes Weinen nachts
07/03/2001	▷ Knieschmerz besser, aber wiederkehrend; leichte Erkältung und Husten
04/04/2001	▷ plötzlich einsetzende starke Knieschmerzen (mehrmals innerhalb einer Woche) ohne vorhergehende Verletzung
	▷ **Diagnose als voll ausgebildete Rachitis**

Dieses Kind wurde also völlig gesund geboren, aber unmittelbar nach der Geburt erstmals geimpft. Diese Impfung zog das Immunsystem in Mitleidenschaft und das Kind nahm in der Folge schlecht zu. Da die Impfungen weiter fortgesetzt wurden, begann dieses Kind Beschwerden des Verdauungstraktes und der Atemwege zu entwickeln. Als es in unsere Praxis kam, waren bereits beidseitige Knieschmerzen aufgetreten und das Kind litt an einer Ellenbogenluxation. Also war zu diesem Zeitpunkt auch schon der Bewegungsapparat bzw. das muskuloskelettale System betroffen.

Nach unserem Mittel nahmen zwar die Atemwegsbeschwerden ab, aber die Krankheit schritt trotzdem fort und es kam zur Diagnose einer Rachitis. Haben wir also den kranken Menschen gesund gemacht? **Nein!** Denn CHAMOMILLA war nicht das Similimum. Es verursachte bei unserem Patienten eine **Unterdrückung** und die Krankheit schritt weiter fort: von den weniger wichtigen Systemen Atmung und Verdauung zum wichtigeren System der Knochen. Das Mittel war nur teilweise ähnlich, ein partielles Similimum, und deshalb verursachte es die Unterdrückung. Also müssen wir den Fall neu überdenken und unsere Verordnung ändern.

Der Autor bezieht sich hier auf die Arbeiten von Vijayakar. Seine Tabelle der Unterdrückung findet sich in ‹Die Theorie der Unterdrückung›.
→ Literaturverzeichnis

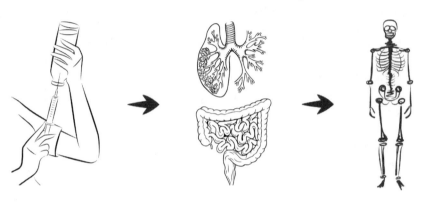

Neubewertung des Falles

Das Kind ist boshaft, wild und äußerst ruhelos. Es kann nicht stillsitzen, sondern rennt ständig im Haus herum. Es ist sehr stur und *muss* die Dinge bekommen, die es gerade haben will. Zurechtweisungen interessieren es nicht. Wenn der Junge mit Nachdruck für etwas ausgeschimpft wird, dann bleibt er ruhig und versucht die Aufmerksamkeit auf etwas anderes abzulenken. Aber sobald das gelungen ist, macht er weiter wie zuvor. Er weiß, wie man Leute dazu bringt, etwas für ihn zu tun. Wirklich Ruhe gibt der Junge nur, wenn seine Eltern ihn schlagen. Manchmal schlägt er zurück, besonders wenn seine Großmutter versucht ihn zu bestrafen. Wenn man ihm einen Gegenstand verweigert, den er haben möchte, dann kneift er ohne Hemmungen auch Erwachsene. Nur dem Vater gegenüber gibt es eine gewisse Ängstlichkeit. Er will die ganze Zeit mit dem Vater zusammen sein. Bei Ausflügen will er vom Vater getragen werden, damit er eine bessere Aussicht hat. Wenn sein Vater am Computer arbeiteten will, gestattet er diesem nicht, sich zu setzen.

Er macht kleine Reime, die er auch wiederholen kann. Er imitiert gern eingängige Ausdrücke und Redewendungen, die er z. B. in Werbesendungen hört, und macht seinen Vater nach. Außerdem möchte er gern die Sachen seines Vaters tragen. Wenn er einmal ein bestimmtes Kleidungsstück nicht anziehen möchte, dann sagt er selbst, dass sein Vater ihn deswegen ausschimpfen werde. Er findet großes Gefallen an Autos und hätte gern viele verschiedene. Er liebt es, unterwegs zu sein bzw. zu reisen, geht gern hinaus und ist gern in Gesellschaft. Dort gibt er am liebsten bei jedem mit seiner neuesten Errungenschaft an. Er langweilt sich schnell, wenn man sich wiederholt. Schon nach zehn bis fünfzehn Minuten ohne ausreichend Bewegung oder Beschäftigung wird er ruhelos. Es ist im Allgemeinen sehr schwierig, dieses ruhelose Kind unter Kontrolle zu halten. So schreit und kreischt er z. B. sehr viel. Ich hatte schon versucht, dieses Verhalten über die Rubrik ‹Geist, Gemüt; Schreien, Kreischen, Brüllen; bei Kindern› zu fassen. Außerdem lacht er dreckig, wenn er entblößte Körperteile sieht oder sich jemand in seiner Gegenwart umzieht.

Wenn er mit anderen Kindern spielt, dann teilt er seine Spielzeuge nicht sofort mit ihnen. Nur wenn die anderen Kinder sich seinen Wünschen beim Spielen unterwerfen, ist er bereit, seine Spielzeuge zu teilen.

Beobachtungen während der Anamnese

Das Kind war auch in der Praxis sehr ruhelos und kam mir während seines Besuches sehr nahe. Es wirkte aufmerksam und intelligent. Zum Beispiel imitierte es mich: Als ich zum Telefon griff, um einen Anruf anzunehmen, griff das Kind sofort zu einem eingebildeten Telefon und ahmte dabei meine Bewegungen nach. Das Kind war so ruhelos, dass es alles, was auf dem Tisch lag, anfasste und in die Hand nahm. Die Mutter versuchte zwar die ganze Zeit, das Kind zu bändigen, aber es war vergebens. Der Junge stieß die Hand der Mutter einfach weg. Wenn er etwas vom Schreibtisch nahm, schrie sie ihn an und versuchte, es ihm wieder wegzunehmen. Dadurch wurde der Junge so wütend, dass er ihr mit der Faust drohte. An diesem Punkt intervenierte ich und versuchte selbst, ihn mit erhobener Stimme zur Räson zu bringen, aber nun erhob der Junge seine Faust auch gegen mich und drohte mir mit Schlägen. Er sagte, er sei ‹Popeye› und würde jeden verhauen. Die Mutter sagte: «Wenn man ihn anschreit, dann schreit er auch und droht einem. Er hört einfach nicht. Wenn man ihn dann mit Gewalt zurückhält, dann kreischt und brüllt er.»

Meine Analyse – ein Popeye-Baby

Popeye ist eine Zeichentrickfigur, die über ungeheure körperliche Kraft verfügt, obwohl sie schlank und dünn ist. Außerdem teilt sie folgende weitere Eigenschaften mit unserem kleinen Patienten:

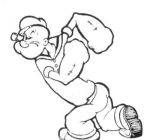

▷ geht auf Fremde zu (extrovertiert)
▷ hyperaktiv, ruhelos
▷ unartig, verschlagen, bösartig
▷ unkontrollierbar, kann nicht zurückgehalten werden
▷ manipulativ
▷ leicht ablenkbar
▷ imitiert, äfft nach, verspottet

Korrekte pädiatrische Fallanalyse

Die vier grundlegenden Schritte meiner Fallanalyse sind das Identifizieren der passenden Altersgruppe, um eine korrekte Einschätzung der Eigenschaften unseres kleinen Patienten sicherzustellen, die Bestimmung der Soziabilitäts-Aktivitäts-Destruktivitäts-Achse, die Ermittlung der Reaktion auf überschwellige negative Reize und die Bestimmung von Temperatur, Durst und vorherrschendem Miasma.

Fallanalyseschema
→ S. 102

▷ Es handelt sich um ein Kleinkind. Diese Information hilft uns, das Verhalten des kleinen Patienten einzuschätzen und entscheidet darüber, worauf wir besonders achten.

Altersgruppe

▷ Das Kind spielte gern in der Praxis und zeigte dabei keine Hemmungen. Es fasste alles an, was auf dem Tisch lag. Es ließ sich widerstandslos untersuchen, äußerte dabei kein Unbehagen und wirkte weder scheu noch vorsichtig. Es kam dem Arzt auch von allein körperlich sehr nahe.

Soziabilität

▷ Das Kind rannte ständig herum und konnte nicht ruhig an einem Platz bleiben. Es war körperlich ruhelos.

Aktivität

▷ Das Kind schrie, drohte und schlug seine Mutter und andere Menschen. Wenn es wütend war, dann warf es auch mit Gegenständen.

Destruktivität

▷ Das Kind war also extrovertiert, körperlich hyperaktiv und destruktiv.

SAD-Achse

▷ Als ich versuchte, den Jungen zurechtzuweisen, drohte er mir mit der Faust. Er sagte, er sei ‹Popeye› und würde mich verprügeln. In gleicher Weise drohte er seiner Mutter, als sie versuchte ihm beizubringen, dass

Reizreaktion

er dem Arzt nicht mit der Faust drohen sollte. Seine Reaktionen sind also *Drohen* und *Ungehorsam*.

Temperatur und Durst ▷ Der Junge war warm und durstlos.

Miasma ▷ Die Krümmung der Tibia, die auf den Röntgenbildern erkennbar war, zeigt uns in Form einer Deformation klar das syphilitische Miasma auf.

Körperkonstitution ▷ Der Junge war schlank und dünn.

Auswertung

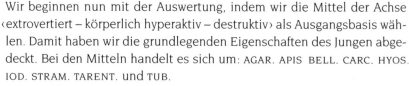

Wir beginnen nun mit der Auswertung, indem wir die Mittel der Achse ‹extrovertiert – körperlich hyperaktiv – destruktiv› als Ausgangsbasis wählen. Damit haben wir die grundlegenden Eigenschaften des Jungen abgedeckt. Bei den Mitteln handelt es sich um: AGAR. APIS BELL. CARC. HYOS. IOD. STRAM. TARENT. und TUB.

Nun differenzieren wir die Mittel über die Reizreaktion und die Temperatur, da beide in unserem Fall klar ausgeprägt waren. Wie wir gesehen haben, reagiert er mit *Ungehorsam* und *Drohungen* auf ihm unangenehme Reize und ist von der Temperatur her warm. Wenn wir die obigen Mittel mit den Rubriken ‹Geist, Gemüt; ungehorsam (53)› und ‹Geist, Gemüt; Drohen, droht (10)› abgleichen, verbleiben nur noch TUBERCULINUM und TARENTULA, das in beiden Rubriken hochwertiger ist.

Mitteldifferenzierung und Folgeverschreibung

Die beiden Mittel, die durch unsere Symptome laufen, kommen sich sehr nahe. Wir müssen sie in Bezug auf unseren Fall klar differenzieren, wenn wir eine korrekte Verordnung treffen wollen.

Tuberculinum

TUBERCULINUM ist weniger destruktiv und auch weniger aggressiv als TARENTULA. Bei der Ruhelosigkeit von TUB. handelt es sich eher um ein Verlangen zu wandern bzw. sich umherzubewegen. Es ist ein durstiges Mittel und vom vorherrschenden Miasma her eher syko-syphilitisch.

Tarentula

TARENTULA ist ruheloser und hat dabei einen deutlicher ausgeprägten destruktiven Aspekt. Die Ruhelosigkeit geht hier aus einer körperlichen Wildheit hervor. Die Bewegungen von TARENTULA-Patienten sind abrupt. Diese Menschen lehnen jede Form von Kontrolle und Einschränkung ab und haben für ihren vergleichsweise schlanken Körperbau eine enorme Kraft. Dieses Merkmal spiegelt sich in der Gemütsrubrik ‹Geisteskrankheit, Verrücktheit; mit Zunahme der Kraft (10)› wider. Es handelt sich um ein eher durstloses, syphilitisches Mittel. Also verschrieben wir diesem Kind TARENTULA C200.

Folgeuntersuchung nach einem Monat

▷ Serumphosphat: 5,6 mg/dl (1–6 Jahre: 3,4–6,2 mg/dl)
▷ Serumcalcium: 9,4 mg/dl (Kinder, Säuglinge: 8,8–10,8 mg/dl)
▷ Alkalische Phosphatase (AP): 542 U/l (19–24 Monate: 110–590 U/l)

▷ allgemeine Knochendichte normal
▷ Kniegelenksspalten normal
▷ leichte Unregelmäßigkeiten mit Sklerose des distalen Femur und der proximalen Tibia
▷ Auffälligkeiten der distalen Anteile der unteren femoralen Epiphyse
▷ Weichteile normal
▷ keine anderen Unregelmäßigkeiten der Knochen
▷ keine fokalen Knochenläsionen
▷ keine abnormale Periostreaktion
▷ keine Frakturen
▷ Röntgenbefund passt zu ausheilender Rachitis
▷ deutliche Besserung im Vergleich zu vorangehendem Röntgenbefund

Schlussfolgerung

Innerhalb einen Monats nach Verschreibung des richtigen Mittels zeigte das Röntgen fast schon einen Normalbefund. Auch die Blutwerte bewegten sich in kurzer Zeit wieder zurück in den Normbereich. *Genau das hat Hahnemann gemeint, als er von ‹schneller, sanfter und dauerhafter Wiederherstellung der Gesundheit› sprach.*

Der Allgemeinzustand verbesserte sich und die Rachitis verschwand. Auch die Verdauungsbeschwerden nahmen ab. Unser kleiner Patient litt noch an vorübergehenden milden Atemwegsinfekten, aber es gab keine Asthmaanfälle mehr. Nach etwa einem Jahr klagte er über eine Halsentzündung, die nach einer gewissen Zeit von selbst abklang. Außerdem kam es nun von Zeit zu Zeit zu Entzündungsreaktionen und Infektionen der Haut. So bestätigte sich auch in diesem Fall *das Heringsche Gesetz, das wir immer und bei jedem Fall befolgen müssen*, da allein dieses Gesetz uns einen Orientierungspunkt bietet, von dem aus wir beurteilen können, ob der Fall in die richtige Richtung läuft oder in eine völlig falsche.

Schema der Fallanalyse bei Kindern

Nachdem wir nun an einem Beispiel gesehen haben, wie fatal eine plan-lose Verordnung sich auswirken kann, auch wenn dabei einzelne wichtige Merkmale der Konstitution berücksichtigt wurden, wollen wir uns noch-einmal die Elemente der vollständigen Fallanalyse bei Kindern, so wie sie in diesem Buch beschrieben wird, in Erinnerung rufen.

SAD-Flussdiagramm
→ Anhang, S. 252

▷ **Altersgruppe** – Identifizieren der passenden Altersgruppe
▷ **SAD-Achse** – Bestimmung der Soziabilitäts-Aktivitäts-Destruktivitäts-Achse unter Beachtung der normalen kindlichen Entwicklung

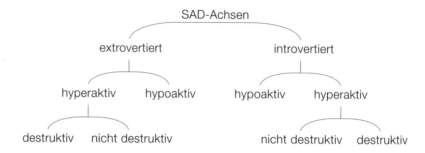

▷ **Geist und Gemüt** – Untersuchung der charakteristischen Gemütsver-anlagungen (Grobheit, widerspenstig, diktatorisch, boshaft, frühreif, empfindlich gegen Tadel, Schüchternheit, fleißig usw.)
▷ **Reizreaktion** – Reaktion auf überschwellige negative Reize
▷ **‹Generals›** – Bestimmung der Temperatur, des Durstes und anderer allgemeiner Veranlagungen (Seitigkeit, Schlaf, Entwicklungsschritte, Verlangen, Abneigungen, Absonderungen usw.) und charakteristischer körperlicher Allgemeinsymptome
▷ **Körperkonstitution** – Berücksichtigung des Körperbaus und seiner Merkmale (dick oder mager, groß oder klein, schlaff oder straff usw.)
▷ **Miasma** – Feststellen des vorherrschenden Miasmas

Die Berücksichtigung all dieser Faktoren entsprechend ihrer Bedeutung für den individuellen Fall führt Sie zum **Similimum**.

Teil 2 – Materia Medica

Zu dieser Materia Medica

Diese Materia Medica wurde von Doktor Jain aus Aufzeichnungen und den Arbeiten verschiedener anderer Autoren, unter anderem von Allen, Kent, Vijayakar, Sankaran, Borland, Hering, Morisson, Vermeulen und Bhanja speziell für die Kinderbehandlung zusammengestellt. Sie vermischt eigene Anmerkungen des Autors mit vielen wörtlichen Zitaten und Paraphrasierungen aus anderen Arzneimittellehren. Die dadurch entstehende Mischung aus kurzen Stichpunkten und Aufzählungen, namentlich aufgeführten Rubriken und längeren Textabschnitten und Zitaten spiegelt die große Komplexität der homöopathischen Materia Medica wieder und kann ohne Informationsverluste nicht weiter vereinheitlicht werden. Die wörtlichen Zitate sind als solche gekennzeichnet und können über das Literaturverzeichnis identifiziert werden. Sie wurden aus den deutschen Ausgaben übernommen oder bei Bedarf neu übersetzt und korrigiert.

Wichtige Quellen

Um einen schnellen Überblick über die Mittel zu ermöglichen, wurde jedem Bild die ihm zugehörige Soziabilitäts-Aktivitäts-Destruktivitäts-Achse vorangestellt, die um Merkmale der Körperkonstitution ergänzt wurde, sofern diese bei einem Mittel deutlich ausgeprägt sind. Die SAD-Achsen wurden 2014 in Rücksprache mit dem Autor bereinigt und auf den neuesten Stand gebracht.

SAD-Achse

Bei nicht wenigen Mitteln kommen unter Soziabilität und Aktivität Doppelnennungen vor, d.h. diese Mittel finden sich auf beiden Seiten der jeweiligen Verzweigung unseres Flussdiagramms. Sie können gleichzeitig unter extro- und introvertiert bzw. unter hypo- und hyperaktiv stehen. Dabei sind die Einträge unter Aktivität immer gleichwertig. Die Einträge unter Soziabilität können dagegen verschiedenwertig sein. In so einem Fall ist die weniger ausgeprägte Eigenschaft in Text und Bild vergraut, wie z. B. bei PHOSPHORUS, das zwar als extrovertiert bekannt ist, aber mitunter auch still und introvertiert wirken kann. LYCOPODIUM andererseits steht gleichwertig unter introvertiert und extrovertiert, weil das Mittel zwar in der Psora introvertiert und schüchtern ist, aber in seinem sykotischen Stadium diese Schüchternheit durch eine Art Dominanzverhalten überdeckt und deshalb auch extrovertiert sein kann.

Soziabilität und Aktivität

Bei einigen Mitteln kommen bestimmte Eigenschaften nur bedingt vor. So geht beim eben genannten LYC. die Extroversion mit Dickleibigkeit einher und die Introversion mit einem mageren Körperbau. Bei anderen Mitteln treten Introversion oder Hypoaktivität nur bei akuter Krankheit auf (BELL. HYOS.). Diese Bedingungen finden Sie in den Achsen der Mittel.

Eine Doppelnennung unter Destruktivität kommt nur bei CARC. vor, das über keine klare Achse verfügt. Sonst ist ein Mittel entweder destruktiv oder nicht, nie beides. In der Regel wird die Destruktivität nur bei hyperaktiven Mitteln benannt und für rein hypoaktive Mittel wie PH-AC. oder GELS. nicht weiter differenziert. *Sie sind normalerweise nicht destruktiv.* Eine Ausnahme bilden nur BUFO, CALC-S. und LAC-D., die trotz ihrer Hypoaktivität destruktiv sind, was im Arzneimittelbild entsprechend vermerkt ist.

Da wir im Abschnitt über den Intellekt gesehen haben, dass es verschiedene individuelle Schwerpunkte in Verständnis und Wahrnehmung gibt, haben wir jeder Eigenschaft ein Symbolbild zugeordnet. Damit wird die Achse jedes Mittels sowohl wörtlich benannt als auch bildlich dargestellt. So soll neben der sprachlich-linguistischen auch die bildlich-räumliche Intelligenz angesprochen und der intuitive Blick für die entsprechenden Merkmale geschult werden. Die Symbole sind den jeweiligen Begriffen direkt zugeordnet und weitgehend selbsterklärend. Intro- und Extroversion werden durch nach innen bzw. nach außen gerichtete Pfeile dargestellt. Hypoaktivität wird durch eine Schnecke und Hyperaktivität durch einen Wirbelwind symbolisiert. Wenn ein Mittel *nur geistig oder nur körperlich hyperaktiv ist,* wird das durch ein Gehirn bzw. durch Fußabdrücke verdeutlicht, die dem Wirbelwind zur Seite gestellt sind. Mittel, die sowohl geistig als auch körperlich hyperaktiv sind, werden nicht weiter differenziert und nur als hyperaktiv aufgeführt. Für die Destruktivität steht der Blitzschlag, für die nicht destruktive Konstitution dagegen der Sonnenschein. Ergänzende Körpermerkmale wie Abmagerung, Dickleibigkeit oder Zwergenwuchs und zu starkes Längenwachstum werden durch eine menschliche Gestalt mit den entsprechenden Proportionen dargestellt.

Die Mittelbilder gliedern sich einheitlich jeweils in einen Überblick, die auslösenden Ursachen bzw. ‹Beschwerden durch›, wichtige Geistes- und Gemütssymptome, Allgemeinsymptome und die wichtigsten Indikationen des Mittels in der Pädiatrie. Auch innerhalb der Allgemeinsymptome kann es zu Doppelnennungen bei Durst und Temperatur kommen, wie bei CHAM., das meist warm ist, aber auch schon kalte Patienten geheilt hat. BROMUM kann warm und kalt sein. TARENTULA ist in klassischen Arzneimittellehren wie dem Phatak kalt, Dr. Jain hat es aber auch schon warmen Patienten erfolgreich verordnet. Die Wechselhaftigkeit hysterischer Mittel wie MOSCHUS kann sich auch auf Durst und Temperatur auswirken, daher wurde bei diesen Mitteln zum Teil auf diese Angaben verzichtet.

Die Herausgeber

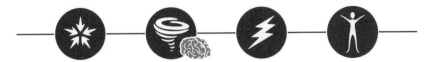

introvertiert – geistig hyperaktiv – destruktiv – mager

Es handelt sich um alt aussehende Kinder mit Runzeln im Gesicht. Sie haben abgemagerte Beine, einen aufgeblähten Bauch und lassen sich nicht anfassen (CINA). Sie sind empfindlich gegen Berührung, reizbar und verdrossen. Das ausgezehrte Kind kann den Kopf aufgrund der schwachen Halsmuskulatur nicht hochhalten.   **Überblick**

▷ unterdrückte Diarrhö   **Beschwerden durch**

▷ verärgert und reizbar (marastische Kinder), äußerst verdrossen   **Geist und Gemüt**
▷ boshaft, brutal, gewalttätig, unmenschlich
▷ fühlt sich, als ob sie etwas Grausames tun wollte
▷ Schwäche und Trägheit des Geistes – Denken fällt schwer, geistige Erschöpfung, als ob jede geistige und körperliche Kraft verloren sei, schnell ermüdet durch Unterhaltungen oder geistige Anstrengung
▷ Abneigung angefasst zu werden (CINA NAT-M. SEP.)

▷ kalt   **Allgemeines**
▷ Alteration – Der Wechsel einer sogenannten Krankheit in eine andere macht auf ABROTANUM aufmerksam. Ein Krankheitszustand verschwindet und ein anderer erscheint: plötzlich verschwindende Diarrhö gefolgt von Hämorrhoiden, Rheumatismus nach überstandener Diarrhö, Gicht geht zurück und andere Beschwerden folgen.
▷ immer hungrig: übermäßiger Appetit, isst gut, aber magert ab

▷ **Marasmus** – bei Kindern, wenn die Ernährung betroffen ist (Spezifikum)[4]   **Indikationen**
▷ isst gut aber nimmt ab (IOD. NAT-M. SANIC. TUB.)
▷ Abmagerung mehr an den unteren Extremitäten (IOD. SANIC. TUB.)
▷ Abmagerung breitet sich nach oben aus, Gesicht wird zuletzt befallen (gegensätzlich von oben nach unten: LYC. NAT-M. PSOR.)
▷ bei Säuglingen heilt es das Bluten des Nabels: Absonderung von Blut und Feuchtigkeit bei Neugeborenen
▷ Es passt zu Neugeborenen oder Kindern, besonders zu Knaben, die an Hydrozele leiden: Nasenbluten, Hydrozele bei Kindern.[4]

Aconitum napellus

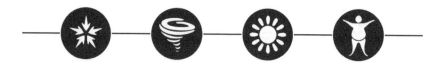

introvertiert – hyperaktiv – nicht destruktiv – dick

Überblick	ACONITUM ist häufig bei rosigen, pummeligen plethorischen Babys angezeigt. Die Eltern eines solchen Babys haben z. B. eine Einladung zu einer Party erhalten. Also ziehen sie ihrem Kind ein hübsches Kleidchen an und tragen es hinaus in die Kälte. Dort ist es in zu dünnen Kleidern dem kalten Nordwind ausgesetzt. Zurück zu Hause entwickelt das Kind plötzlich Fieber und Ohrenschmerzen. Die Schmerzen und das Fieber kommen plötzlich und das Kind legt seine Hand auf das Ohr. Es ist hyperaktiv, möchte getragen werden und schreit vor Schmerzen. Der ACONIT-Schmerz ist akut, heftig und beginnt plötzlich. Das Kind ist während der Schmerzen ruhelos. Eine seiner Wangen ist rot und heiß, die andere blass und kalt.
Beschwerden durch	▷ Schreck, Schock ▷ windiges, kaltes und trockenes Wetter ▷ sehr heißes Wetter (Magenbeschwerden)
Geist und Gemüt	▷ Angst während Fieberhitze: das Kind muss getragen werden ▷ starke Furcht, Furcht nach Schreck ▷ Furcht durch Schreck besteht fort ▷ Furcht vor Berührung durch vorübergehende Personen ▷ bei Furcht: Schreien, Wehklagen, Fäuste ballen, Nägelbeißen ▷ intellektuell, mit Verstand begabt ▷ intuitiv ▷ argwöhnisch, misstrauisch
Allgemeines	▷ **kalt mit intensivem brennendem Durst** ▷ Die Wirkung von ACONIT ist wie ein großer Sturm, der über das Land fegt und danach rasch wieder abklingt.[1] ▷ Die Akutsymptome sind heftig, schmerzhaft und erscheinen plötzlich. ▷ Verlangen nach Bier, bitteren Speisen und Getränken ▷ Verlangen nach sauren D ▷ Kinder legen ihre Hand auf die betroffene Stelle ▷ extreme Ruhelosigkeit: Alle Bewegungen und Beschäftigungen werden mit Hast und Eile ausgeführt.

▷ **Sommerdiarrhö** – Wenn reines Blut und Schleim ausgeschieden wer-den und Tenesmus besteht, oder wenn bei lebhaften, rosigen Klein-kindern mit Sommerdiarrhö etwas grüner Schleim, reines Blut oder grasgrüne Absonderungen ausgeschieden werden, bei denen plötzlich Fieber auftrat, denken Sie an ACONITUM. Die meisten Darmbeschwerden bei Kindern werden von starker Hitze verursacht. Das Kleinkind bekommt durch die Hitze eine Leberentzündung und der Stuhl wird weiß wie Milch, von kittartiger Konsistenz. Das Kind bekommt eine gelbe Farbe und schreit.[1]

▷ wässrige Diarrhö an heißen Tagen bei Kindern: sie schreien und sind ruhe- und schlaflos

▷ **Harnverhaltung** ausgelöst durch Schock – Diese Harnverhaltung durch Schock macht ACONITUM zu einer unserer besten Heilmittel für Harn-retention bei Neugeborenen. Der gerade in diese Welt geborene Säug-ling hat gerade einen Schock durchlebt. Bei ihrem nächsten Besuch sagt die Schwester: ‹Das Kind hat keinen Urin gelassen.› Die Funktionen des Kindes haben sich aufgrund des durchgemachten Schocks noch nicht gefestigt. … Harnverhaltung durch Kälte, besonders bei Kindern, mit Weinen und Ruhelosigkeit.[1]

▷ ACONIT ist ein sehr einfaches Mittel. Die Harnverhaltung bei Säuglingen entspricht so häufig dem ACONITUM-Zustand, dass Sie kaum jemals eine andere Arznei brauchen.[1]

▷ **Atemnot** – Neugeborene mit Atemnot nach Zangengeburt oder nach langwierigen Wehen; das Kind atmet schwach, es gibt Probleme mit dem Herzen und innerhalb weniger Stunden entwickelt sich ein Fieber.[1]

▷ trockener, kruppartiger Husten und hörbar angestrengte laute Atmung

▷ Das Kind greift sich, wenn es hustet, jedes Mal an die Kehle.

▷ **Säuglinge** – ACONIT wird bei Säuglingen so oft benötigt, weil Säuglinge häufig als Folge von Schreck oder Schock erkranken.

Aethusa cynapium

extrovertiert – hypoaktiv

Überblick AETHUSA ist besonders nützlich während der Zahnung und bei Sommer-beschwerden, wenn gequältes Schreien oder andere Unbehagens- und Unzufriedenheitsäußerungen vorliegen. Säuglinge, die unsachgemäß ge-füttert werden: Jedes Mal, wenn das Baby schreit, legt die Mutter es an die Brust oder füttert es. Der normale Magen braucht aber für die Verdauung der Milch zwei bis zweieinhalb Stunden. Danach muss es eine Pause von mindestens einer halben Stunde geben. Wenn also das Baby drei Stun-den nach einer Fütterung schreit, dann ist es wahrscheinlich hungrig und sollte gefüttert werden. Jedes kürzere Intervall ist ungesund. Eine ängstli-che Mutter, die das Kind sofort an die Brust drückt, wenn es schreit, schafft damit einen AETH.-Zustand. Den Kindern mangelt es an Kraft, ih-ren Kopf hochzuhalten, ohne dass irgendwelche besonderen Beschwer-den vorliegen. Manchmal können sie nicht einmal stehen oder auch nur irgendein Gewicht auf ihren Gliedern ertragen. AETHUSA ist auch ein gutes Mittel für mental geschwächte und verlangsamte Kinder, die unter extre-mer Erschöpfung leiden und sich einfach nicht auf das Lernen und Lesen konzentrieren können, nachdem sie sich geistig überanstrengt haben.[4]

Beschwerden durch
- ▷ Zahnung
- ▷ heißes Wetter, sehr warme Nächte
- ▷ Diätfehler
- ▷ Milch in jeder Form
- ▷ geistige Anstrengung

Geist und Gemüt
- ▷ Unfähigkeit zu denken oder sich zu konzentrieren durch übertriebenes Lernen, unfähig zu lesen nach Überanstrengung des Geistes
- ▷ verwirrt, kann sich keine seiner Ideen merken
- ▷ Prüfungsangst wegen eines Gefühls von Unvermögen, Erwartungs-spannung und Furcht vor Prüfungen (SIL. GELS.), Schüchternheit bei öffentlichem Auftreten (GELS. AMBR. SIL. LYC.)
- ▷ Schüler, die mit Wissen vollgestopft sind und es plötzlich ablehnen, sich noch auf irgendeine Art weiter mit ihren Studien zu beschäftigen.
- ▷ Idiotie, Schwachsinn: idiotische Kinder, Idiotie wechselt mit Wut ab

▷ Liebe zu Tieren und mitfühlend mit Tieren – Die Tierliebe entsteht aus tiefgreifenden Bindungsstörungen zwischen Mutter und Kind. Dabei werden Gefühle verdrängt und es entsteht Hass zwischen Mutter und Kind, der die Beziehungsfähigkeit auch mit allen anderen Menschen beeinträchtigt. Die dem Kind in Bezug auf Menschen verleidete Liebe wird nun auf Tiere gerichtet, auf unschuldige Kreaturen, die außerstande sind, wie Menschen zu verletzen oder zu betrügen. Sie werden seine engsten Freunde.[3]

▷ ängstliche Ruhelosigkeit mit Schreien

▷ Weinen verschlechtert, wenn die Krankheit weiter voranschreitet

▷ verlangt nach Luxus und feiner, luxuriöser Kleidung

▷ **warm und durstlos**   *Allgemeines*

▷ Heftigkeit ist ein Leitmotiv der AETHUSA-Wirkung: beim Erbrechen, bei Konvulsionen, bei Schmerzen und bei Allgemeinbeschwerden

▷ hervorstehende Linea nasalis, im Akutfall hippokratisches Gesicht

▷ Intoleranz für Milch in jeder Form: heftiges, plötzliches Erbrechen von Milch sobald sie geschluckt wurde; Schläfrigkeit und Hunger nach dem Erbrechen

▷ herpetischer Ausschlag an der Nasenspitze

▷ vermehrter Appetit: ständiges Knabbern und Naschen, isst ständig

▷ **Gehirnaffektionen mit Diarrhö bei Hitze** – Eine bestimmte Gruppe von   *Indikationen*
Säuglingen erkrankt bei heißem Wetter und durch heiße Nächte. Sie bekommen Gehirnbeschwerden und der Magen quittiert seinen Dienst und die Därme entspannen sich. Alles, was in den Magen gelangt, kommt entweder wieder hoch oder geht geradewegs in Form von Diarrhö durch den Verdauungstrakt hindurch.[1]

▷ **Konvulsionen** – AETHUSA hat Konvulsionen bei Kindern geheilt. Manchmal ergreift das Hirnleiden den Magen nicht, aber das Kind entwickelt Konvulsionen mit feuchtkalten Händen, todesähnlichem Gesichtsausdruck, Schweiß, großer Erschöpfung und Schläfrigkeit.[1]

▷ Konvulsionen, Schwäche und Schweißausbrüche mit Schläfrigkeit

▷ Eindösen mit Krämpfen nach Erbrechen oder Stuhlgang

Agaricus muscarius

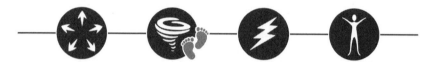

extrovertiert – körperlich hyperaktiv – destruktiv – mager

Überblick AGARICUS-Kleinkinder laufen und sprechen spät, d.h. die entsprechenden Entwicklungsschritte sind verspätet. Der Grund dafür ist die langsame Entwicklung des Gehirns bzw. des Nervensystems. Bei Kindern, die spät laufen *und* spät sprechen mischen sich die Merkmale zweier Polychreste, nämlich ‹das Kleinkind lernt langsam, spät sprechen (26)› von NAT-M. (AGAR. THUJ.) und ‹spätes Gehenlernen, Laufenlernen bei Kindern (34)› VON CALC. (CALC-P. CAUST. NAT-M.). Das späte Laufenlernen ergibt sich bei CALC. aber aus Problemen mit der Ausbildung der Knochen, nicht des Geistes wie bei AGAR.

AGARICUS passt auch bei Schulkindern, die unter Schwindel, Kopfschmerz und Depressionen leiden. Ein Kind hat vor einer Prüfung viel gearbeitet. Es hat Tag und Nacht gelernt. Die Beschwerden werden durch geistige Überanstrengung, so wie sie ausgedehntes Lernen darstellt, hervorgerufen. In der Folge wird das Kind faul, interessiert sich nicht mehr für die Schule und sein Gedächtnis wird schwach.

Beschwerden durch
▷ unterdrückte Ausschläge, unterdrückten Zorn
▷ Tadel, Bestrafung, Schreck

Geist und Gemüt
▷ Kinder mit schlechtem Gedächtnis, die sich nichts merken können und nur langsam lernen. Kann nichts Neues tun.
▷ Schwaches Gedächtnis, faul in der Schule.
▷ Kinder, die eine Abneigung gegen jede Form geistiger Arbeit haben
▷ Der gesamte Geist und das Sensorium scheinen gelähmt zu sein; der Patient ist schwerfällig, stupide, gelegentlich erscheint er sogar deliriös; seine geistige Verwirrung ist dem Delirium so ähnlich, dass sie einem Rauschzustand oder dem Delirium tremens gleicht.[1]
▷ Der Patient wird auch albern, sagt dumme und törichte Dinge, singt und pfeift zu unpassenden Gelegenheiten, sagt Verse auf und macht Prophezeiungen; oder er fällt in einen gegenteiligen Zustand und wird gleichgültig gegenüber seiner Umwelt.[1]
▷ Ein vormals sanfter und gelassener Mensch wird dabei eigenwillig, starrsinnig und selbstbezogen.[1]

- Zeitweise ist der Patient stupide, ungeschickt und plump, dann wieder flink und poetisch und kann mühelos Gedichte vortragen, besonders nachts.[1]
- singt, redet, ist geschwätzig aber gibt keine Antworten
- furchtlos, droht, boshafte Raserei
- Raserei kann den Patienten dazu bringen, sich selbst zu verletzen, mit Zunahme der Kraft; Raserei, berauscht und furchtlos
- macht kühne, mutige und rachsüchtige Pläne
- neugierig, wissbegierig
- großes Interesse an sonderbaren Dingen wie UFOs, Geister- und Gruselgeschichten: liebt es Gruselgeschichten zu lesen
- verfasst fantastische Geschichten, um seine Freunde zu beeindrucken
- ungeschickt, lässt Gegenstände fallen, stolpert

- kalt *Allgemeines*
- Patient leidet an vielen unterschiedlichen Symptomen.
- Sprache ruckartig und undeutlich
- lernt spät sprechen und laufen

- **Zucken und Zittern** – Die auffälligsten Charakteristika…, die sich durch das gesamte Mittelbild ziehen, sind Zuckungen und Zittern.[1] *Indikationen*
- Kinder mit Konvulsionen: nervöse Mädchen vor der Pubertät, die leicht in Ohnmacht fallen
- Konvulsionen durch Tadel, Schreck, Schock und Erregung
- verzögerte geistige Entwicklung
- Koordinationsschwierigkeiten bei Bewegungen der Muskeln: Es kommt zu einer gestörten Koordination von Gehirn und Rückenmark. Der Patient macht unbeholfene Bewegungen der Finger und Hände, er lässt Dinge fallen. Beim Halten von Gegenständen öffnen sich krampfartig die Finger. Manchmal wird das Küchenmädchen durch APIS oder AGAR. geheilt, wenn es ständig Geschirr fallen lässt und zerbricht.[1]
- Nervöse Kinder, die ihre Rechtschreibfehler erst beim wiederholten Durchlesen ihres Geschriebenen bemerken. Ihr Geist ist so verlangsamt, dass sie nur schwer einen Gedanken in Worte fassen können; immer wieder fließen falsche Wörter mit ein.[1]

113

introvertiert

Überblick · ALLIUM CEPA verfügt bisher noch über keine vollständige konstitutionelle Achse. Die Arznei ist vor allem ein bewährtes Akutmittel für Bauchkoliken, Nasenkatarrhe und starken Husten bei introvertierten Kindern.

Beschwerden durch · ▷ Essen von Gurken und Salaten

Allgemeines · ▷ **warm und linksseitig**
▷ wundmachender Schnupfen, aber immer milder Tränenfluss
▷ Heißhunger mit Durst
▷ Allergie gegen Pfirsiche und überempfindlich gegen deren Geruch

Indikationen · ▷ **Koliken** – ALLIUM CEPA ist eine wundervolle Medizin für Babys, die unter Koliken leiden.
▷ Das kleine Kerlchen muss sich aufgrund der schneidenden, zerreißenden Schmerzen zusammenkrümmen. Es schreit vor heftigen schneidenden Schmerzen im Unterleib. Stechende Schmerzen im Abdomen. Kolikartige Schmerzen beginnen in der Leberregion und breiten sich über den ganzen Unterbauch aus, schlimmer um den Nabel herum; schlimmer beim Sitzen.[1]
▷ Blähungskoliken nach Essen von Gurken oder Salat
▷ **Keuchhusten** – ALLIUM CEPA ist ein wundervolles Mittel gegen Keuchhusten, wenn es angezeigt ist, wird das Kind oftmals zur selben Zeit auch unter Magenverstimmung, Erbrechen oder Blähungen leiden, mit Abgang von übel riechenden Winden, und es wird sich aufgrund kolikartiger Bauchschmerzen krümmen.[1]
▷ Beim Keuchhusten besteht dieselbe Schmerzhaftigkeit im Kehlkopf. Das Kind zittert und bebt, und man kann ihm ansehen, wie sehr es sich aufgrund der reißenden Schmerzen im Kehlkopf zu husten fürchtet.[1]
▷ Heftiger, vom Kehlkopf ausgehender Husten, der den Patienten veranlasst, sich an den Kehlkopf zu fassen; Der Kehlkopf fühlt sich an, als würde er durch den Husten zerrissen. Das Kind greift sich an den Kehlkopf und umklammert ihn.[1]

114

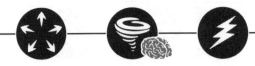

extrovertiert – geistig hyperaktiv – destruktiv

Bei Kindern ist ALOE vor allem als Akutmittel bei Diarrhö indiziert.   Überblick

▷ sehr lebhaft und ausgelassen: Kinder, die viel Schwatzen und Lachen   Geist und Gemüt
▷ auffällige Art zu Spielen und zu Plappern mit viel Boshaftigkeit, Heim-
  tücke und Gelächter
▷ unzufrieden mit und zornig auf sich selbst, besonders, wenn Obstipation oder Schmerzen vorliegen
▷ reizbares, zorniges und rachsüchtiges Gemüt: will das Objekt seines
  Zorns zerstören
▷ Furcht vor Menschen, Anthropophobie: hasst Menschen, weist jeden zurück; Hass und Rachsucht, Hass wegen Kränkung
▷ Abneigung gegen geistige Arbeit, die erschöpft

▷ **warm und durstig**   Allgemeines
▷ periodischer Kopfschmerz, der mit Lumbago abwechselt
▷ allgemeine Schwäche und Erschöpfung
▷ Verlangen nach Früchten (besonders nach Äpfeln), saftigen Dingen
  und salzigen Dingen
▷ hungrig während Durchfall

▷ Kleinkinder, die gerade erst das Laufen gelernt haben, verlieren über- Indikationen
  all auf dem Teppich unfreiwillig kleine gelbe Kleckse von Schleim und
  Kot. Die Mütter bestrafen die Kleinen zuweilen dafür, was jedoch un-
  sinnig ist, denn der Stuhl geht unfreiwillig ab – sie können ihn nicht bei
  sich behalten. Es handelt sich um einen Mangel an Kontrolle über den
  Schließmuskel. Dieser Zustand ist nicht ausschließlich auf die Diarrhö
  beschränkt, denn manchmal verlieren die Kinder auch unbewusst kleine,
  harte Kotbrocken, die aussehen wie Murmeln. Sie merken es dabei überhaupt nicht.[1]
▷ Fäzes und Urin gehen gleichzeitig ab, kann Eins nicht ohne das Andere
  absetzen.

Alumina

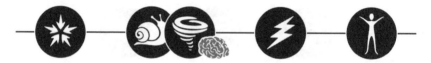

introvertiert – hypoaktiv / geistig hyperaktiv – destruktiv – mager

Überblick
: Die Identität eines ALUMINA-Patienten ist so sehr unterdrückt worden, dass er nicht mehr weiß, wer er ist. Er ist so verwirrt, weil jemand versucht hat, ihn in eine Form zu pressen, die nicht zu ihm passt. ALUMINA ist eines der wichtigsten Mittel für geistige Verwirrung bezüglich der eigenen Persönlichkeit bzw. der Identität. Ein ALUMINA-Zustand kann z. B. aus einem Konflikt zwischen Eltern und Kind hervorgehen, in dem dem Kind kein eigener Standpunkt erlaubt wird. Was immer es auch tut, die Eltern sagen: «Nein, lass das!» Was auch immer das Kind sagt, es ist falsch. So wird die Identität und Individualität des Kindes gebrochen: «Du bist nichts und du weißt nichts!» Darauf folgt dann Verzweiflung: «Ich weiß nicht, was ich tun soll. Ich weiß nicht, was ich bin oder wer ich bin. Ich weiß nicht einmal mehr, was ich will oder was ich sein will. Ich bin so klein und ängstlich und so völlig abhängig von meinen Eltern. … Manchmal wird die elterliche Kontrolle so stark, dass das Kind seine Identität völlig verliert und impulsiv wird. Zum Beispiel ergreift es plötzlich jemandes Hand oder hat plötzliche Gewaltausbrüche… Das zeigt die Impulsivität, Unentschlossenheit, Schüchternheit und Furcht… ALUMINA kann auf linkshändige Kinder passen, die gezwungen wurden, mit der rechten Hand zu schreiben. Ihre Identität wird ihnen unter Zwang genommen und sie wissen nicht mehr, ob sie nun Links- oder Rechtshänder sind. Wenn ein Kind gezwungen wird, etwas zu tun, was seiner Natur zuwiderläuft, dann kann das einen ALUMINA-Zustand hervorrufen.[2]

Beschwerden durch
: ▷ künstliche Nahrung (Flaschenkinder)
▷ Kartoffeln, Stärke

Geist und Gemüt
: ▷ mürrisch, verdrießlich, schlecht gelaunt
▷ Schwermut, Depression: alles wird in traurigem Licht betrachtet
▷ Trägheit, Faulheit, Abneigung gegen Arbeit
▷ schwacher Wille
▷ Hast, Eile: Hast, *Eile mit langsamer Ausführung der Tätigkeit*, macht deswegen Fehler beim Schreiben und Sprechen
▷ *Zeit vergeht zu langsam*: Verlust des Zeitbegriffs, Zeit erscheint länger

- geistige Verwirrung, Gedächtnisschwäche
- macht Fehler beim Schreiben und Sprechen: gebraucht falsche Worte und sagt, was er nicht beabsichtigte
- unfähig zu Mathematik, Algebra, Geometrie
- unwillkürliches Weinen: Der Junge weint anhaltend gegen seinen Willen, für eine halbe Stunde.
- Das Kind erwacht verwirrt und wundert sich, wo es ist. (AESC. LYC.)

- **kalt und durstig**   Allgemeines
- geistig hyperaktiv, aber körperlich hypoaktiv (Eile, Hast; mit langsamer Ausführung der Tätigkeit)
- Trockenheit der Haut und der Schleimhäute
- lähmungsartige Schwäche
- Abmagerung bei aufgetriebenem Bauch
- Obstipation: sogar weicher Stuhl kann nur mit Mühe abgesetzt werden
- Verlangen nach unverdaulichen Dingen wie Kreide, Stärke, trockenem Reis, Kohle und anderen unnatürlichen und unverdaulichen Substanzen (CIC. PSOR.)
- Abneigung gegen Kartoffeln
- schwitzt nicht: Schweiß selten und spärlich
- Nägel haben die Tendenz beim Schneiden zu brechen

- Es ist nützlich bei empfindlichen Kindern, die an den Folgen künstlicher   Indikationen
  Babynahrung leiden.[4]
- Es ist eine sehr häufig gebrauchte Medizin für Obstipation bei Kleinkindern, wenn man sonst keine Symptome finden kann; das Kind drückt und drückt und unternimmt jede Anstrengung, den Stuhl herauszupressen, und wenn Sie diesen dann untersuchen, stellen Sie fest, dass er weich ist und ganz einfach auszuscheiden gewesen sein müsste.[1]
- magere Kinder mit dicken, aufgetriebenen Bäuchen

introvertiert – geistig hyperaktiv – nicht destruktiv

Überblick
Das Mittel passt sehr gut auf Kinder, die erregbar, nervös und schwach sind, z.B. auf flatterhafte, unbeständige und geschwätzige, ‹moderne› junge Mädchen. Wenn diese eigentlich lebhaften jungen Mädchen durch den Verlust eines nahestehenden Menschen einen Schock erleiden, dann beginnen sie sich zurückzuziehen. Sie meiden die Gegenwart von Fremden und werden verlegen, nervös und sehr schüchtern, denn trotz ihrer großen Erregbarkeit und Neugier sind sie grundsätzlich äußerst gehemmt.

Beschwerden durch
▷ Schreck, Schock, Furcht (infolge von Verlust Nahestehender)
▷ Vorwürfe, Vorhaltungen, Tadel
▷ Lachen, Lachen anderer Menschen

Geist und Gemüt
▷ *schamhaft*: errötet leicht, Verlegenheit, Zaghaftigkeit in der Öffentlichkeit
▷ Verwirrung und Verlegenheit in Gegenwart Fremder, unter Gästen
▷ Verschlechterung bei Anwesenheit Fremder: kann in Gegenwart Fremder nicht urinieren (NAT-M.) oder defäkieren
▷ Sobald er in Gesellschaft ist, überkommen ihn Hitzewallungen, Zittern, nervöse Erregung und seine Gedanken schwinden. Aufgrund dieser Anzeichen bildet sich der Patient ein, er würde den Verstand verlieren; schließlich verfällt er in einen Zustand von Melancholie, Traurigkeit und Verzweiflung und will nicht mehr leben.[1]
▷ Gespräche verschlechtern: Abneigung gegen Unterhaltung
▷ Abneigung gegen Lachen und gegen Lachen anderer, Abneigung gegen lächelnde Gesichter, lächeln nie
▷ Geschwätzigkeit: wechselt schnell von einem Thema zum anderen und wartet keine Antwort ab, rasches Fragen; neugierig
▷ Musik verschlechtert
▷ unfähig zu Mathematik, Rechnen und Geometrie

Allgemeines
▷ **durstlos**
▷ *Symptome wechseln plötzlich den Ort*

Indikationen
▷ Asthma bei schwächlichen, zittrigen, nervösen Kindern

Ammonium carbonicum

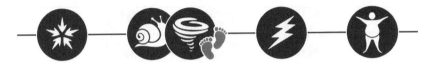

introvertiert – hypoaktiv / körperlich hyperaktiv – destruktiv – dick

AMMONIUM CARBONICUM-Kinder erkälten sich besonders leicht. Sie sind körperlich sehr robust, aber nur dürftige Schüler. Das AM-C. Kind trägt viel Bitterkeit und Groll in sich. Es ist ständig mit den Dingen beschäftigt, die andere ihm angetan haben. Deswegen ist es oft boshaft, tadelsüchtig und beleidigend.

Überblick

▷ kaltes, feuchtes und stürmisches Wetter
▷ Kohlenrauch (Kohlenmonoxidvergiftung)

Beschwerden durch

▷ verzogene, verwöhnte Kinder: ungehorsam, eigensinnig
▷ fühlt sich schnell angegriffen und gekränkt
▷ beleidigend, tadelsüchtig, Neigung zum Fluchen
▷ Zorn durch Widerspruch, Hass, boshaft, Neid und Missgunst
▷ unreinlich in der Körperpflege: Kind sieht aus, als wäre es schmutzig und macht auch alles schmutzig.
▷ große Abneigung gegen Wasser (ANT-C. SULPH.): kann den Kontakt mit Wasser nicht ertragen, geht im Sommer nicht gerne Baden, Abneigung gegen Waschen bei Kindern
▷ schüchtern, Mangel an Selbstvertrauen, Feigheit
▷ Selbstverachtung, Wahnidee er sei ein Verbrecher
▷ Neigung zu Fehlern beim Sprechen, Schreiben und Rechnen
▷ Abneigung gegen Familienmitglieder, gegen das andere Geschlecht, gegen bestimmte Personen
▷ Ruhelosigkeit treibt von Ort zu Ort, Verlangen zu reisen.

Geist und Gemüt

▷ **kalt, durstig und rechtsseitig**
▷ Ein träger Kreislauf mit Hypoxämie verursacht Blässe, Schwäche und *Benommenheit*. Die Vitalität nimmt ab und es kommt zu einem *Reaktionsmangel*. Muss sich wegen der Schwäche oder Schmerzhaftigkeit des ganzen Körpers hinlegen.
▷ Verlangen nach Zucker, Süßigkeiten und Schokolade

Allgemeines

▷ Schniefen, Schniefnase: Unfähigkeit zum Naseschnäuzen bei Kindern

Indikationen

Anacardium orientale

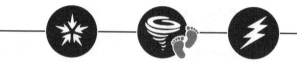

introvertiert – körperlich hyperaktiv – destruktiv

Überblick

Der ANACARDIUM-Zustand entsteht in einer Art Missbrauchssituation. Überstrenge Eltern bürden dem Kind all ihre Wünsche auf und erlauben ihm nicht, eigenständig zu denken oder zu handeln. Es darf keine eigenen Entscheidungen treffen. Das kann soweit gehen, dass ihm sogar vorgeschrieben wird, welche Sachen es anziehen muss. Wenn das Kind dann doch beginnt, eigene Entscheidungen zu treffen oder gar die vielen in es gesetzten Erwartungen nicht erfüllen kann, dann wird es auf grausamste Art und Weise gezüchtigt.[2]

Ein solches ANACARDIUM-Kind hatte ein schwaches Gedächtnis, aber seine strengen Eltern hatten auch jede Menge Erwartungen an dieses Kind. Also wurde es hart bestraft, wenn es in Prüfungen versagte. ANACARDIUM reagiert auf dieses Trauma mit Schamlosigkeit (ganz anders als zum Beispiel IGNATIA). Das Kind gehorchte seinen Eltern und Lehrern nicht mehr und wurde boshaft, entwickelte Hass gegen die Eltern und tat genau das Gegenteil von dem, was ihm gesagt wurde. Es zeigte keine Gefühle für seine Eltern mehr. Wenn die Eltern krank waren und das Kind baten, keinen Krach zu machen, dann machte es umso mehr Lärm, nur um ihnen Schwierigkeiten zu bereiten. Nur seinen Großeltern gegenüber zeigte es gelegentlich noch eine liebevolle Haltung, da diese ihm Zuneigung entgegen brachten. Aber seinen Eltern schenkte es kaum Beachtung oder Respekt. Es gehorchte ihnen überhaupt nicht mehr, sondern konnte sogar zurückschlagen, wenn sie wieder einmal versuchten, es wie gewohnt zu züchtigen. Es handelte sich hier also um ein ganz typisches, unsoziales ANACARDIUM-Kind. Dieser Junge war hyperaktiv und rannte ständig von hierhin nach dorthin. Er war aber dabei überhaupt nicht vorsichtig, so dass er sich beim Laufen und Rennen häufig verletzte. Allerdings spürte er den Schmerz in den verletzten Körperteilen auch nicht. So sehr sind die geistigen Fähigkeiten bei ANACARDIUM pervertiert.

Beschwerden durch

▷ geistige Anstrengung
▷ Überanstrengung des Geistes durch ziellos wandernde Gedanken
▷ Bestrafung

120

▷ Zaghaftigkeit, Schüchternheit: Zaghaftigkeit in der Öffentlichkeit, Scham Geist und Gemüt
▷ Furcht vor Prüfungen: Furcht vor Fehlschlag bei Prüfungen, Erwartungsspannung vor einer Prüfung, Minderwertigkeitskomplex
▷ Unentschlossenheit: Passend für die schwachen Nerven von Studenten, die weder wissen, was sie studieren sollen, noch welche Antwort sie in einer Prüfung geben sollen, wenn sie sich einmal für ein Fach entschieden haben. Aufgrund dieser Entscheidungsschwäche ist so ein ANAC.-Student immer der Schlechteste in Prüfungen mit Multiple-Choice- Verfahren.

▷ sehr leicht beleidigt: sieht alles von der schlechten Seite, eigensinnig
▷ Mangel an Selbstkontrolle, besessen von zwei Willen, schamlos
▷ im Widerspruch, als hätte er zwei Willen
▷ widersprüchliche Impulse: lacht über ernste Angelegenheiten, Ernsthaftigkeit beim Anblick von lächerlichen Dingen
▷ heftiger, gewalttätiger Zorn mit Schreien, Kreischen und Brüllen
▷ unwiderstehliches Bedürfnis zu fluchen und zu pöbeln
▷ Mangel an moralischem Empfinden: boshaft, heimtückisch
▷ Hass, destruktives Verhalten, gefühllos und hartherzig
▷ Grausamkeit gegen Tiere oder Menschen, mutwillig
▷ herzlich, liebevoll

▷ **kalt und durstig** (ständiger Durst) Allgemeines
▷ Appetitlosigkeit abwechselnd mit vermehrtem Hunger
▷ Symptome gehen von rechts nach links (LYC.)

▷ Das Mittel passt vor allem auf **boshafte Kinder**, die von übertriebenem Indikationen
Lernen erschöpft sind.
▷ **Verstopfung** – Das Rektum fühlt sich verstopft und kraftlos an. Das Kind kann nicht einmal weichen Stuhl entleeren.
▷ **Husten** – hervorgerufen durch einen kindlichen Wutanfall, Husten schlechter durch Zorn

Antimonium crudum

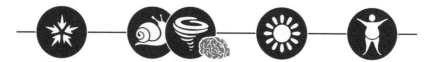

introvertiert – hypoaktiv / geistig hyperaktiv – nicht destruktiv – dick

Überblick

Es handelt sich um das Kind einer offenkundig ängstlichen und sehr beschützenden Mutter. Die Mutter füttert das Kind ständig, obwohl das gar nicht erforderlich ist. Das Kind wird so übermäßig gefüttert, dass sich eine Schwäche des Verdauungssystems entwickelt. Bei ANT-C. kann diese Schwäche auch durch eine zu frühe Umstellung des Säuglings auf feste Nahrung ausgelöst werden (vor dem sechsten Lebensmonat).

Die Mutter hat einen sehr starken Beschützerinstinkt und erlaubt niemandem, das Kind aus dem Kinderwagen zu heben oder auf die Arme zu nehmen. So entwickelt sich langsam der für ANT-C.-Kinder typische ‹Rühr mich nicht an!›-Zustand. Es handelt sich um sehr empfindliche Kinder, die nicht berührt werden wollen. Sie sind äußerst mürrisch, verdrießlich, reizbar und ärgerlich. Sobald jemand versucht, so ein Kind zu berühren, fängt es sofort an zu schreien. Die Empfindlichkeit ist so ausgeprägt, dass diese Kinder sogar anfangen zu weinen, wenn sie angesehen werden.

Beschwerden durch

▷ unterdrückte Hautausschläge
▷ Säuren, (saures) Obst, fettige Speisen

Geist und Gemüt

▷ Das Kind weint, wenn es berührt (ANT-T. CINA), angesehen (NAT-M. TARENT.) oder gewaschen wird (SULPH.).[4]
▷ Zorn bei jeder kleinen Aufmerksamkeit, Zorn wenn angesehen
▷ spricht in Reimen und Versen
▷ empfindlich: anfällig für tränenreiche Stimmung durch emotionalen Stress, Weinen um Kleinigkeiten, Weinen bei der geringsten Besorgnis
▷ Grobheit (roh, ungezogen), ungezogene Kinder
▷ will nicht angefasst werden, Abneigung getragen zu werden (vgl. ANT-T.: möchte nur in aufrechter Position gehalten werden.)
▷ Solche Kinder können so mit sich selbst beschäftigt sein, dass sie vergessen zu urinieren oder Stuhl abzusetzen und nur etwas essen, wenn sie dazu aufgefordert werden.
▷ Kent sagt, sie seien im Vergleich zu ARSEN nur selten ruhelos.

▷ kalt und durstlos

▷ *dicker weißer* Belag auf der Zunge

▷ Verlangen nach sauren Dingen

▷ Neigung zur Fettleibigkeit

▷ Neigung zu Rissen und Fissuren (Mundwinkel, Nasenlöcher usw.)

▷ Das Mittel passt auf Säuglinge und Kinder, die eine Neigung zur Fettleibigkeit haben.[4]

▷ Schmerzlosigkeit von Beschwerden, die gewöhnlich schmerzhaft sind

▷ Gemüts- und Hautsymptome durch Magenstörungen

▷ Nach dem Stillen erbricht der Säugling die Milch in Klumpen und verweigert dann weiteres Trinken.

▷ Das Kind hat großes Verlangen zu essen, aber keine Kraft es zu tun.

▷ Durchfall wechselt mit Verstopfung ab

▷ Risse in den Mundwinkeln, krustige Nasenlöcher

Antimonium tartaricum

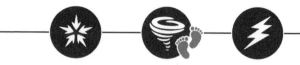

introvertiert – körperlich hyperaktiv – destruktiv

Überblick	ANTIMONIUM TARTARICUM-Kinder sind schwach, blass und aufgeschwemmt. Es handelt sich um sog. hydrogenoide Konstitutionen nach Grauvogel.

Beschwerden durch
- ▷ Impfungen
- ▷ Zorn, Ärger

Geist und Gemüt
- ▷ Das kranke Kind möchte nicht angefasst, angesprochen oder gar angesehen werden. Es möchte in Ruhe gelassen werden.[1]
- ▷ möchte allein sein: erlaubt dem Arzt nicht, seinen Puls zu fühlen
- ▷ will beständig getragen werden und dabei aufrecht sitzen, aber trotzdem währenddessen nicht unnötig berührt oder angesehen werden
- ▷ Furcht beim Alleinsein: anklammern und greifen nach anderen Personen und Umstehenden, hält sich an der Begleitperson fest, möchte sich Festhalten oder Gehalten werden
- ▷ herzzerreißendes Wimmern und Kreischen vor und während einer Schmerzattacke oder eines Krampfanfalls
- ▷ Beim Erwachen scheint das Kind verwirrt und dumpf, aber extrem reizbar zu sein, so dass es aufheult, sobald jemand es nur ansieht.

Allgemeines
- ▷ **kalt** mit Durst auf häufige kleine Schlucke kalten Wassers
- ▷ kann auch durstlos sein
- ▷ ausgeprägte Schwäche mit Schweiß
- ▷ Benommenheit und schlaffes Gefühl mit Mangel an Reaktionsfähigkeit
- ▷ reichlicher Schweiß, zäh, klebrig und kalt
- ▷ Verlangen nach Äpfeln und Obst
- ▷ Verlangen nach sauren Dingen, die jedoch verschlechtern
- ▷ Gähnen bei vielen Beschwerden; Nägelbeißen

Indikationen
- ▷ Das Mittel passt auf **Kinder mit Magenproblemen und Patienten mit Katarrhen der Atemwege**. Es affiziert die Schleimhäute der Lungen und Bronchien, wodurch sich große Mengen an Schleim ansammeln. Dieser Schleim ruft das berühmte ‹Todesröcheln› von ANT-T. hervor, bei dem es sich um ein grobes Rasselgeräusch in der Brust handelt.

▷ gesundheitlich zusammengebrochene Kinder, die wirken, als ob sie vorzeitig gealtert wären

▷ häufige Bronchitiden durch kaltes feuchtes Wetter

▷ Säuglinge lassen beim Stillen von der Mutterbrust ab und schreien, als ob sie außer Atem wären

▷ Asphyxia neonatorum: Kind bei der Geburt blass und atemlos

▷ Kind biegt sich beim Husten nach hinten

▷ Konvulsionen wenn sie zuviel Aufmerksamkeit bekommen

▷ Übelkeit und häufiges, saures und bitteres Erbrechen

Apis mellifica

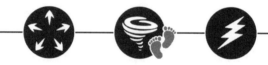

extrovertiert – körperlich hyperaktiv – destruktiv

Überblick	Nervöse Mädchen, die ungeschickt sind, Dinge aus Unachtsamkeit fallenlassen und dann manchmal albern über ihr Missgeschick lachen.

Beschwerden durch
- ▷ Schreck, Schock; Zorn, Ärger
- ▷ unvollständig entwickelte oder unterdrückte Masern

Geist und Gemüt
- ▷ ständiges Wimmern und Weinen bei Kindern
- ▷ sehr tränenreich: muss weinen, weint Tag und Nacht, grundlos
- ▷ Kind trinkt nur tagsüber an der Brust, nachts weist es sie zurück
- ▷ reizbar, besonders wenn verärgert
- ▷ immer unruhig: möchte immer beschäftigt sein, fruchtlose Aktivität
- ▷ sehr eifersüchtig
- ▷ fröhlich, ausgelassen
- ▷ ungeschickt, lässt Gegenstände schnell fallen
- ▷ Ein Kind lässt Gegenstände fallen, obwohl es vorsichtig ist.
- ▷ Drang Dinge zu zerbrechen, lacht darüber

Allgemeines
- ▷ **warm und durstlos**
- ▷ rechtsseitig

Indikationen
- ▷ **Delirium** bei Kindern – Delirium, das insbesondere bei ernsten Gehirnerkrankungen von Kindern auftritt. Das Kind verfällt allmählich in einen bewusstlosen Zustand.[1]
- ▷ liegt mit halb geschlossenen Augen wie betäubt da
- ▷ Dem Kind geht es sogar noch schlechter, wenn das Zimmer zu stark geheizt ist. ... Wenn es noch dazu in der Lage ist, wirft es die Decken von sich.[1]
- ▷ Häufig rollt das Kind mit dem Kopf oder wirft ihn hin und her, knirscht mit den Zähnen und seine Augen funkeln aufgrund der drohenden Krampfanfälle. Manchmal hält es sich den Kopf mit den Händen, wird halb bewusstlos, und stößt diesen eigentümlichen Schrei aus, der für eine Hirnkongestion so typisch ist - den Cri encephalique. Das Kind schreit im Schlaf auf, bevor sich die Hirnbeschwerden entwickeln.[1]

▷ **Blutstuhl** – APIS ist von Nutzen bei einer eigentümlichen Art der Stuhl-beschaffenheit, die insbesondere bei Kindern und Säuglingen auftritt; es ist ein Gemisch von Blut, Schleim und unverdauten Speisen, so dass der Stuhl aussieht wie Tomatensoße.[1]

▷ **Harnverhalt** – Säuglinge können dabei lange Zeit kein Wasser lassen, kreischen und fassen sich mit der Hand an den Kopf, schreien im Schlaf laut auf und strampeln die Bettdecke von sich. ... Strangurie. Quälende Schmerzen beim Wasserlassen. Harnretention bei Säuglingen.[1]

▷ ödematöse Schwellungen, seröse Ergüsse, Wassersucht

▷ **Urtikaria** – Urtikaria durch Genuss von Schalentieren (Muscheln, Krebse), Urtikaria nach heftiger Anstrengung

introvertiert - geistig hyperaktiv - nicht destruktiv

Überblick | Die Lebenssituation von ARGENTUM METALLICUM wird dadurch bestimmt, dass unser Patient von seinen Eltern gezwungen wurde, dauernd Höchstleistungen zu erbringen und seinen Verstand, seine Talente und Fähigkeiten unter Beweis zu stellen. Die Eltern erwarten, dass ihr Kind der ganzen Welt zeigt, wie talentiert es ist und das Kind fühlt, dass es diese Erwartungen erfüllen muss, wenn es von seinen Eltern akzeptiert werden will. Angesichts dieser Lage gibt das Kind sein Bestes: es redet, singt und predigt… Der Verstand ist entweder hochentwickelt oder aber verwirrt und vergesslich mit Verlust der Geisteskräfte. Bei ARG. dreht sich alles um die Geisteskraft. Vom Kind wird erwartet, dass es große Geisteskräfte besitzt und demonstriert. Deshalb kann ein ständiges Bedürfnis auftreten, mit diesen Geisteskräften anzugeben, z. B. durch Reden.[2]

Beschwerden durch
- ▷ (Missbrauch von) Quecksilber
- ▷ Syphilis
- ▷ Anstrengung der Stimme

Geist und Gemüt
- ▷ Angst um die Gesundheit und Nervosität
- ▷ nervös aber zurückhaltend in Ausdruck und Haltung
- ▷ Sie versuchen ihren Mangel an Selbstbewusstsein durch vornehme Manieren auszugleichen.
- ▷ Geistesschwäche, vergesslich
- ▷ Zeit vergeht zu langsam, erscheint länger
- ▷ ruhelose Ängstlichkeit treibt von Ort zu Ort

Allgemeines
- ▷ **kalt und durstlos**

Indikationen
- ▷ **Heiserkeit**
- ▷ Bettnässen

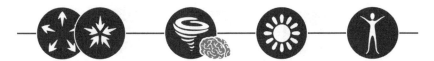

extrovertiert / introvertiert – geistig hyperaktiv – nicht destruktiv – mager

Das ARG-N.-Kind sieht aus wie ein verdorrter alter Mann. Trotzdem ist es **Überblick**
lebhaft und gesprächig. Üblicherweise beklagen seine Lehrer, dass es im
Unterricht sehr viel schwatzt und unaufmerksam ist. Wenn die Prüfungen
näher rücken, entwickeln solche Kinder Prüfungsangst mit körperlichen
Beschwerden, v. a. Verdauungsbeschwerden. Insbesondere Diarrhö kann
bei ARG-N. auch in anderen Zusammenhängen vorkommen.

▷ Zucker und Süßigkeiten, Eiscreme   **Beschwerden durch**
▷ Erwartungsspannung

▷ unbekümmertes Kind, lebhaft und geschwätzig: Geschwätzigkeit wech- **Geist und Gemüt**
  selt schnell von einem Thema zum anderen
▷ Prüfungsangst, Mangel an Selbstvertrauen, Furcht vor Unternehmungen
▷ ängstlich und schüchtern, Zaghaftigkeit in der Öffentlichkeit
▷ Feigheit, Furcht in einer Menschenmenge, auf öffentlichen Plätzen
▷ irrational, tut merkwürdige Dinge, verborgene, irrationale Motive
▷ rechtfertigt Handlungen mit einem einzigen eigentümlichen Grund
▷ eilig und impulsiv, sehr hastig (deshalb macht er Fehler in der Schule)
▷ Furcht zu Prüfungen zu spät zu kommen, an hochgelegenen Orten
▷ betrügerisch und gerissen, Lügner; Gefühl, verlassen zu sein

▷ **warm und linksseitig**   **Allgemeines**
▷ Verlangen nach Zucker, der nicht vertragen wird.
▷ zunehmende Abmagerung: schreitet jedes Jahr fort, mehr an den
  unteren Extremitäten.

▷ **Stuhl** – Bei Säuglingen kommt es zu Durchfall mit reichlichem   **Indikationen**
  Blähungsabgang, Bauchschmerzen, zähen, blutigen Stühlen und Tenes-
  mus. ‹Durchfall bei Kindern in der Entwöhnungsphase.› Ein anderes
  Merkmal im Zusammenhang mit Durchfall und Dysenterie ist, dass mit
  dem Stuhl zugleich Schleimhautfetzen abgehen, die wie diphtherische
  Membranen oder Ablagerungen aussehen.[1]
▷ nervöser Durchfall durch Zucker oder Süßigkeiten nach Abstillen

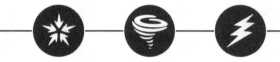

introvertiert – hyperaktiv – destruktiv

Überblick	Ältlich wirkende Kinder, die aufgrund unhygienischer Lebensmittel unter Verdauungsstörungen leiden. ARSENICUM ALBUM-Kinder sind ruhelos, ängstlich und sehr empfindlich.

Diese Kinder neigen dazu, sehr korrekt zu sein und geben sehr viel auf die Meinung anderer. Oft sind sie ängstlich und übermäßig verantwortungsbewusst. Die Angst des Kindes führt zu zwanghaftem Lernen, das sich sogar bis zu einer Art Besessenheit steigern kann.[5]

Beschwerden durch
- ▷ Kummer, Sorgen, Schreck
- ▷ wässriges Obst
- ▷ Ptomain-Vergiftung (Leichengift)

Geist und Gemüt
- ▷ gewissenhaft und sehr empfindlich gegen Unordnung
- ▷ empfindlich gegen Tadel, Kritik und Vorhaltungen
- ▷ vorsichtig, riskiert nichts; Unsicherheit
- ▷ Dem Kind geht es besser, wenn es schnell umhergetragen wird: will schnell getragen werden (Das Gegenteil hat PULS.).
- ▷ anhängliche, launische Kinder, die getragen werden wollen
- ▷ Wenn es krank ist, dann hat es Angst vor dieser Krankheit und möchte die Eltern bei sich haben. Braucht deren Unterstützung und Beruhigung.
- ▷ Furcht alleingelassen zu werden und Verlangen nach Gesellschaft
- ▷ ruhelos, wechselt ständig den Platz; möchte von einem Bett ins andere
- ▷ will vom Vater zur Mutter zum Kindermädchen
- ▷ selbstsüchtig, tadelsüchtig, tadelt und quält sich selbst; Nägelbeißen

Allgemeines
- ▷ **kalt mit Durst** auf häufige, kleine Schlucke
- ▷ plötzliche und intensive Wirkung, plötzliche große Schwäche
- ▷ Ruhelosigkeit
- ▷ Verlangen nach warmen Speisen und Getränken
- ▷ brennende Schmerzen besser durch Wärme

Indikationen
- ▷ ältlich aussehende, abgemagerte Kinder
- ▷ **Dysenterie**, Cholera infantum

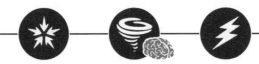

introvertiert – geistig hyperaktiv – destruktiv

Ein AURUM-Patient hat das Gefühl, dass sein Überleben von der Erfüllung seiner Pflichten abhängt. AURUM ist der älteste Sohn einer Familie, die ihren Vater verloren hat. Nun erwartet jedermann, dass er sich um seine Geschwister kümmert und sie aufzieht, was er auch tut. Er ist der ‹pflichtbewusste Sohn›. Seine Ansichten sind sehr moralisch und gewissenhaft. Es ist für Aurum von großer Bedeutung, ob es den eigenen Ansprüchen gerecht wird. So ein Patient prüft immer, ob er sich auch richtig verhalten hat, da er das Gefühl hat, dass sein Überleben davon abhängt.[2]   **Überblick**

▷ Furcht, Schreck, Ärger, Demütigung   **Beschwerden durch**
▷ ungewohnte Verantwortung, ungewohnte Verpflichtungen

▷ pflichtbewusst, fleißig, arbeitsam, sehr ehrgeizig, möchte der Beste sein   **Geist und Gemüt**
▷ Gewissensangst: Wahnidee, er habe seine Pflicht vernachlässigt
▷ Wahnidee verdammt zu sein, Wahnidee er sei wertlos, tadelt sich selbst
▷ Wahnidee etwas falsch gemacht zu haben
▷ verschlossen und ernst: Lachen und Spaß haben ist schwierig
▷ reserviert und zurückgezogen: Abneigung gegen Annäherung, keine Freunde oder nur wenige oberflächliche Bekanntschaften;
▷ Furcht vor geringsten Geräuschen; überempfindlich gegen Lärm, Musik, Geschmack, Gerüche und gegen alle Schmerzen
▷ Geschwätzigkeit: schnelles Fragen ohne eine Antwort abzuwarten
▷ Unruhe, als ob etwas Schlimmes geschehen würde; besorgt
▷ eilig, großes Verlangen nach geistiger und körperlicher Aktivität

▷ **kalt und durstig**   **Allgemeines**
▷ Verlangen nach Luft, im Freien
▷ dunkler Teint, schwarzes Haar, schwarze Augen
▷ Abmagerung; schmachtende Knaben

▷ Leistenbruch bei Kindern, Hydrozele bei Kindern   **Indikationen**
▷ Tonsillen geschwollen und geschwürig
▷ heftige Symptome, heftige Kopfschmerzen

Barium carbonicum

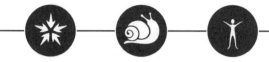

introvertiert – hypoaktiv – mager und klein

<table>
<tr><td>Überblick</td><td>Bei BAR-C.-Kindern ist das Wachstum verzögert. Sie bleiben geistig und körperlich zwergenhaft.⁴ BARYTA CARBONICA hat sich daher als hilfreich erwiesen bei Fällen von Marasmus bei Kindern mit vergrößerten Drüsen und Lymphknoten und einem vergrößerten Bauch. Es kommt zu Abmagerung der Gewebe und der Gliedmaßen sowie zu Zwergenhaftigkeit des Gemüts. Die Fähigkeiten oder Aktivitäten der Kinder entwickeln sich langsam. Sie sind langsam beim Lernen, lernen spät sprechen und auch lesen. Sie kommen mit den Zusammenhängen des Lebens erst spät zurecht. Die Fähigkeit, Bilder und Eindrücke aus der Umwelt aufzunehmen und umzusetzen, setzt spät ein, ebenso auch die Fähigkeit, gezielte Handlungen auszuüben und einer Tätigkeit nachzugehen.¹</td></tr>
</table>

Bei BAR-C.-Kindern ist das Wachstum verzögert. Sie bleiben geistig und körperlich zwergenhaft.[4] BARYTA CARBONICA hat sich daher als hilfreich erwiesen bei Fällen von Marasmus bei Kindern mit vergrößerten Drüsen und Lymphknoten und einem vergrößerten Bauch. Es kommt zu Abmagerung der Gewebe und der Gliedmaßen sowie zu Zwergenhaftigkeit des Gemüts. Die Fähigkeiten oder Aktivitäten der Kinder entwickeln sich langsam. Sie sind langsam beim Lernen, lernen spät sprechen und auch lesen. Sie kommen mit den Zusammenhängen des Lebens erst spät zurecht. Die Fähigkeit, Bilder und Eindrücke aus der Umwelt aufzunehmen und umzusetzen, setzt spät ein, ebenso auch die Fähigkeit, gezielte Handlungen auszuüben und einer Tätigkeit nachzugehen.[1]

Beschwerden durch

▷ unterdrückten Fußschweiß

Geist und Gemüt

▷ Furcht vor Fremden, Abneigung gegen Gegenwart anderer
▷ Das BAR-C.-Kind versteckt sich beim Eintreten von fremden Personen hinter den Möbeln, entweder aus Scham oder weil es sich fürchtet. Es hat alle möglichen Einbildungen, beispielsweise dass man über es redet oder es auslacht.[1]
▷ Wenn BAR-C.-Babys in die Sprechstunde kommen, halten sie sich die Hände vor das Gesicht und spähen zwischen den Fingern hervor. Sie sind scheu, furchtsam und sehr schreckhaft.[1]
▷ nervöses Nägelbeißen
▷ Das Kind möchte nicht spielen und sitzt teilnahmslos in der Ecke.
▷ Schüchternheit, Mangel an Selbstvertrauen
▷ ständig in weinerlicher Stimmung, klagt und wimmert immer
▷ Zuhause fühlen sie sich sicher, außerhalb sehr unsicher
▷ zu abhängig, um das Haus allein zu verlassen mit Verlangen nach der gewohnten Umgebung; Eifersucht
▷ unentschlossen
▷ schlecht in der **Schule**: lernt dasselbe immer wieder und bleibt trotzdem ungeschult, bevorzugt routinemäßige Tätigkeiten
▷ Kinder können sich nichts merken und nicht lernen

▷ Sie können die Dinge, die man ihnen beibringt, nicht verstehen. Vielleicht liegt es auch daran, dass sie ein schlechtes Gedächtnis haben oder dass sie sich nicht auf einen Gedanken fixieren können. Und so wiederholt man die Sachen andauernd und die Mutter fragt sich, ob das Kind jemals etwas begreifen wird. Auch der Lehrer berichtet, dass es dem Kind an geistigen Voraussetzungen für die Schule fehlt.[1]
▷ deplatzierte Ängste: Angst steht in keinem Verhältnis zur Erkrankung
▷ Ein Patient kommt mit ‹Bell-Lähmung› oder Ptosis der Augenlider, begreift aber die Ernsthaftigkeit seiner Erkrankung nicht und sorgt sich mehr um seine Erkältung oder ein Jucken, das seine Nachtruhe stört.

▷ **kalt und durstig**   Allgemeines
▷ abgemagert und klein (zwergenhaft)
▷ Neigung zur Vergrößerung der Drüsen mit Verhärtungen, besonders der Tonsillen, der Halsdrüsen und der Prostata
▷ reichlicher Fußschweiß
▷ Speichelfluss während Schlaf

▷ **Erkältungen** – Große Neigung sich Erkältungen zuzuziehen, bei denen   Indikationen
die Tonsillen jedes Mal anschwellen. Schnupfen mit Schwellung der Oberlippe und der Nase bei dickbäuchigen Kindern.[4]
▷ Die vergrößerten Tonsillen sind gerötet, entzünden sich und werden schmerzhaft. Nach Abklingen der akuten Entzündung und der Schmerzen bleiben die vergrößerten Mandeln zurück, die nach jeder Erkältung ein bisschen größer sind. Auf diese Weise sind die Mandeln ständig am wachsen, bis sie schließlich operativ entfernt werden.[1]
▷ **Abdomen** – Außerdem ist es ein wichtiges Mittel bei Vergrößerung des Abdomens bei abgemagerten Kindern, besonders wenn die Extremitäten abgemagert und die Lymphknoten knotig vergrößert sind, und die Kinder einen ‹zwergenhaften› Verstand haben.[1]
▷ ständige Koliken bei Kindern, die nicht gedeihen und es trotz offensichtlichen Hungers ablehnen zu essen
▷ Schulkopfschmerz
▷ Bettnässen oder Rückschritte in der Sauberkeitserziehung während Perioden von Unsicherheit

introvertiert – hypoaktiv

Überblick	BARYTA MURIATICA ist bei Kindern von Nutzen, die nur langsam lernen und verstehen. Diese Kinder haben kein Verlangen mit anderen Kindern zu spielen.[1] Sie erscheinen dümmlich.

Beschwerden durch

▷ Grobheiten, schlechtes Benehmen anderer

Geist und Gemüt

▷ Kinder sitzen in der Ecke und geben wirre Antworten
▷ Abneigung zu spielen, sitzt in der Ecke
▷ Kinder, die mit offenem Mund umher laufen und nasal sprechen
▷ liegt die ganze Zeit auf dem Bauch, um das Licht zu meiden
▷ geistige Dumpfheit, geistige Erschöpfung, geistige Verwirrung
▷ Entwicklungsstörung bzw -verzögerung
▷ Anthropophobie, Furcht vor Menschen
▷ empfindlich gegen Grobheiten

Allgemeines

▷ **kalt und durstig**

Indikationen

▷ **Konvulsionen** – Periodische Anfälle von Konvulsionen mit aufsehenerregendem exzessivem Umherwerfen und starkem Rucken der Glieder.
▷ Schwäche und Erschöpfung bis zur Lähmung
▷ Steifheit und Gefühllosigkeit mit periodischen Konvulsionen
▷ Zittern der Glieder, konvulsivisches Zittern
▷ Zucken im Gesicht, in Teilen der Glieder oder im ganzen Körper

▷ **Drüsen** – Vergrößerung und Verhärtung der Drüsen
▷ Schwellung der Speicheldrüsen, Neigung zu Tonsillitiden
▷ verlängerte Uvula (Zäpfchen)
▷ Hals fühlt sich (zu weit) offen an, Schluckschwierigkeiten
▷ Verhärtungen des Pankreas

134

introvertiert (akut) / **extrovertiert – hyperaktiv – destruktiv**

BELLADONNA wirkt am besten auf intelligente und plethorische Kinder, die während beschwerdeloser Zeiten jovial und unterhaltsam sind, aber gewalttätig und heftig werden, wenn sie krank sind. Deshalb ist BELLADONNA so ein großes Kindermittel.[4] ‹Ein Engel wenn gesund und ein Teufel wenn krank.› | Überblick

▷ der Kälte ausgesetzt sein
▷ Sonnenhitze
▷ Haareschneiden, Nasswerden des Kopfes
▷ unbedeckten Kopf
| Beschwerden durch

▷ extrovertiert, offen, forschend (introvertiert bei akuter Krankheit)
▷ ausgelassen, verspielt: Verlangen Verstecken zu spielen
▷ intellektuell, mit Verstand begabt
▷ spricht schnell, sehr unruhig, streitsüchtig und erregbar
▷ erregt, wild, laut, schreit: Neigung zum Tanzen, Lachen, Singen, Pfeifen
▷ beißt Gegenstände und Personen; schlägt und reißt; spuckt anderen Menschen ins Gesicht; Verlangen, anderen an den Haaren zu ziehen
▷ weint leicht, quält sich selbst, schlägt sich
▷ Furcht vor Hunden
| Geist und Gemüt

▷ **kalt und durstig** (großer Durst auf kaltes Wasser)
▷ Die Wirkung von BELLADONNA ist **plötzlich und heftig.**
▷ Symptome erscheinen und verschwinden plötzlich.
▷ Delirium verursacht durch Schmerz, Kind schreit im Schlaf auf
▷ Die Zunge hängt den Kindern aus dem Mund.
▷ Verlangen nach Zitronen oder (Zitronen-)Limonade, beides bessert
▷ Hitze und Röte, Erdbeerzunge
| Allgemeines

▷ **Kongestion und Konvulsion** – Fülle und Kongestion besonders zum Kopf. Kranke Kinder mit Hirnkongestionen liegen im Bett und haben einen hochgradig heißen Kopf.
| Indikationen

▷ ‹Konvulsionen bei Neugeborenen.› Diese sind heftig und treten gewöhnlich zusammen mit zerebralen Kongestionen auf. Die Beschwerden werden dabei durch Licht oder einen kühlen Luftzug ausgelöst, oder wenn sich der Säugling verkühlt.[1]

▷ Konvulsionen nach Aufenthalt in der Kälte bei nervösen, kopfbetonten Kindern mit einem wohlgeformten Kopf, oder bei plumpen Jungen mit großen Köpfen; es sind meist Jungen, aber auch Mädchen mit ‹jungenhaften› Köpfen können betroffen sein. ... Diese Beschwerden treten häufig bei Hirnkongestionen auf, beispielsweise bei den heftigen zerebralen Kongestionen bei Kleinkindern.[1]

▷ Das BELL.-Kind verfällt aufgrund der Hirnkongestion in einen tiefen Stupor, mit erweiterten Pupillen, heißer und trockener Haut, Gesichtsröte und klopfenden Karotiden. Mit zunehmendem Stupor wird das Kind blass und der Kopf wird nach hinten gezogen; dann sind bereits der Hirnstamm und das Rückenmark betroffen und die Halsmuskeln kontrahieren. Das Kind rollt den Kopf hin und her und hat einen starren Blick.[1]

▷ Halb geöffnete, hervortretende Augen; starrer Blick. Diese Zeichen können Sie bei Neugeborenen mit Hirnkongestionen sehen, die im stuprösen Zustand daliegen; die Augen sind halb geöffnet, das Gesicht ist stark gerötet und sehr heiß… Wenn der Zustand mehrere Tage andauert, wird das Gesicht immer blasser und der Kopf nach hinten gezogen.[1]

▷ Kinder bekommen Krämpfe bei Kopfaffektionen, bei Hirnkongestionen oder Hirnreizung. Krämpfe nach Erkältung plethorischer Kinder; die Glieder sind von den Krämpfen am meisten betroffen.[1]

▷ **Koliken** – Auch heftige Kolikschmerzen und intensive Krampfschmerzen bei Kindern werden durch BELL. geheilt. Die Mutter stellt fest, dass die Koliken des Kindes besser werden, wenn sie es auf dem Arm hält.[1]

▷ **Husten** – Das BELL.-Kind weint, sobald es merkt, dass ein Hustenreiz kommt; es weiß, dass es beim Husten starke Schmerzen haben wird. Die Brust ist so schmerzhaft, dass sich das Kind vor dem Husten fürchtet und schreit. Und an dem Schreien und Weinen der Kinder können wir erkennen, dass gleich wieder ein Hustenanfall folgen wird. Hierin ähnelt BELLADONNA auch BRYONIA, HEPAR und PHOSPHORUS, bei denen dieses Charakteristikum stärker ausgeprägt ist als bei anderen Arzneien. Es kommt zu Brennen in der Brust und heftigem Blutandrang.[1]

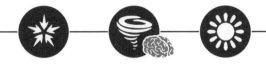

introvertiert – geistig hyperaktiv – nicht destruktiv

▷ Hitze	Beschwerden durch
▷ Sommer	

▷ Verlangen nach Gesellschaft, um die Hand zu halten   Geist und Gemüt
▷ halten die Hand der Mutter fest (ARS. GELS. KALI-C. LIL-T. LYC. STRAM.)
▷ Alleinsein ist unerträglich
▷ spielt nie allein, braucht irgendeine Gesellschaft
▷ Launisch: Laune unbeständig und wechselhaft
▷ Reizbarkeit schlimmer am Tage, besser abends

▷ **warm**   Allgemeines

▷ **Reizung und Entzündung des Verdauungskanals**   Indikationen
▷ Erbrechen von Wasser, sobald es den Magen erreicht hat
▷ übelriechendes Erbrechen, große Mengen
▷ isst einige Tage normal, dann erbricht er (periodisches Erbrechen)
▷ langsame Verdauung, Nahrung verbleibt lange im Verdauungskanal
▷ starkes Verlangen nach kalten Getränken
▷ Zahnschmerz besser durch kaltes Wasser im Mund, aber sofort wieder
schlechter, sobald es sich erwärmt hat.

137

Borax veneta

introvertiert – geistig hyperaktiv – destruktiv

Überblick
BORAX ist v. a. ein Kindermittel. Besonders gut passt es während der Zahnung, insbesondere aber bei gestillten Säuglingen. Es handelt sich um schlecht ernährte, weiche und schlaffe Kinder.[4]

Routinemäßige Verordner gehen davon aus, dass BORAX all jene Fälle von Mundentzündungen bei Kindern heilen wird, bei denen es dem Kind durch Abwärtsbewegungen schlechter geht. Wenn die Mutter ihr Kleines beispielsweise in sein Bettchen legen will, erwacht es aus dem Schlaf und weint vor Schreck. Es ist durchaus normal, dass man bei dieser raschen Abwärtsbewegung ein Angstgefühl im Magen bekommt, ein Gefühl, als würde man fallen; dies ist auch bei gesunden Menschen normal. Aber wenn Sie dieses Gefühl extrem übersteigern, dann haben Sie ein Bild von dem BORAX-Zustand, bei dem jede Abwärtsbewegung heftige Verschlechterung hervorruft; auch wenn die Mutter beispielsweise das Kind auf dem Arm trägt und die Treppen hinunterläuft... Das Kind kreischt und weint, wenn es auf- und abgewiegt wird... Sobald man das Kind schaukelt, bekommt es einen ängstlichen Gesichtsausdruck.[1]

Geist und Gemüt
▷ Furcht vor Abwärtsbewegungen
▷ Kinder erwachen plötzlich schreiend und weinend und klammern sich ohne ersichtlichen Grund an der Wiege fest.[4] Schreckliche Träume.
▷ Kind schreit während des Schlafes, als ob es erschreckt worden wäre
▷ fürchtet sich beim treppab Gehen, kann nicht schaukeln oder bergab fahren (mit dem Fahrrad oder im Auto)
▷ Es kann sogar Angst beim Reiten auf Pferden geben.
▷ extrem nervös: leicht erschreckt und sehr geräuschempfindlich
▷ Auffahren, Zusammenfahren durch jedes Geräusch, durch plötzliche Geräusche oder geringste Geräusche wie das Anreißen eines Zündholzes, das Zufallen einer Tür, das Rascheln von Papier oder Kleidung, ein Husten oder Niesen
▷ Ruhelosigkeit, Nervosität; geht von einem Raum in den nächsten
▷ Das Kind weint in regelmäßigen Abständen und sehr heftig. Nach einer gewissen Zeit hört es auf und ist dann sehr freundlich und lacht.[3]
▷ zornig, Treten bei einem Wutanfall

▷ **warm und durstig**
▷ Zyanose bei Neugeborenen: Schwellung des Gesichts, ‹Blue Babies›
▷ Hitze des Kopfes bei Säuglingen
▷ Hitze des Mundes und der Handflächen
▷ Schleimhäute sind wund

▷ **Mundschleimhaut** – Aphten im Mund und auf der Zunge und der In-
nenseite der Wange. Dies allein ist keine Indikation für dieses Mittel, zu-
mal BORAX eine unter vielen Arzneien bei Mundentzündungen von Kindern ist, bei denen der Mund so schmerzhaft ist, dass das Kind die
Flasche oder die Mutterbrust loslassen muss… Die Mundschleimhaut
ist stark gerötet.[1]

▷ **Verdauungsschleimhäute** – Grüne, schleimige Stühle gehen tags und
nachts ab; das Kind schreit erbärmlich, hat Aphten im Mund, magert ab
und hat den Kopf nach unten gezogen.[1]

▷ **Urogenitalschleimhäute** – Wenn der allgemeine katarrhalische Zustand auch die Harnwege erfasst, schreit dieses überempfindliche Kind
beim ersten Harndrang. Es beginnt zu schreien, sobald es merkt, dass
es bald urinieren muss, weil der Urin stark brennt. Es schreit beim ersten Harndrang; dies ist damit gemeint, wenn es heißt: ‹Schlechter vor
Urinieren.› Es sind keine Harnwegsbeschwerden, die sich vor dem Urinieren verstärken, sondern das Kind weint und schreit bei Harndrang.
Häufiges Urinieren mit vorangehendem Weinen. Der Urin brennt wie
Feuer und Sie können erkennen, dass das Kind bald Urinieren muss, da
es anfängt zu schreien.[1]

▷ geschwürige Nasenlöcher, Wundschmerz mit Schwellung der Nasenspitze

introvertiert – hyperaktiv – nicht destruktiv

Überblick	Das Mittel ist bei skrofulösen Kindern mit vergrößerten Drüsen nützlich. Ohrspeicheldrüse, Schilddrüse, Ovarien und Brustdrüsen sind besonders betroffen. Sie sind geschwollen und verhärtet, aber nur selten vereitert.[4] BROMUM passt auf Kinder mit strahlend blauen Augen, flachsblondem aber dünnem Haar, hellen lichten Augenbrauen und heller zarter Haut.[6]

Beschwerden durch
▷ Überhitzung

Geist und Gemüt
▷ sitzt allein und tut nichts, schaut in eine Richtung ohne etwas zu sagen
▷ Neigung zum Sitzen: sitzt regungslos und stillschweigend da
▷ gleichgültig, untröstlich, verdrießlich; will schnell getragen werden
▷ Abneigung gegen Lesen

Allgemeines
▷ **warm oder kalt**
▷ schwach; Sitzen bessert
▷ schnell überhitzt, dann schweißig und empfindlich gegen Zug

Indikationen
▷ **Kehlkopfdiphtherie**: Membranwachstum vom Kehlkopf aus nach oben
▷ Wenn beispielsweise während einer Diphtherieepidemie eine Mutter ihr Baby so dick einwickelt, dass es überhitzt, und es anschließend in einem heißen Raum zum Schlafen ablegt, das Kind jedoch empfindlich gegen diese Hitze ist und davon Beschwerden bekommt, dann heißt es aufgepasst; hier handelt es sich wahrscheinlich um einen Fall von BROMUM-Diphtherie… Wenn die Mutter ihr Kind an einem schrecklich kalten, trockenen Tag im Freien lässt, und das Kleine gegen Mitternacht mit spastischem Krupphusten erwacht, dann wissen Sie, dass höchstwahrscheinlich keine andere Arznei als ACONITUM angezeigt ist. Wenn sie das Baby jedoch an einem heißen Sommertag mit im Freien hatte und es sich durch zu dicke Kleidchen überhitzt hat, wenn es plethorisch ist und ein rotes Gesicht hat, und man ruft Sie um Mitternacht hinzu und Sie stellen bei der Untersuchung Pseudomembranen im Hals fest, dann werden Sie nach dem Studium dieses Arzneimittels wissen, dass es sich um einen BROMUM-Fall handeln könnte.[1]

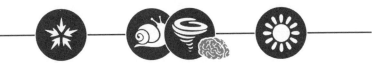

introvertiert – hypoaktiv / geistig hyperaktiv – nicht destruktiv

▷ Ärger, Schreck, Enttäuschung
▷ unterdrückte Hautausschläge und Absonderungen
▷ Überhitzung im Sommer
▷ Überessen

▷ Kinder, die weder getragen noch hochgehoben werden wollen
▷ Manchmal können wir bei Babys kaum zwischen BRY. und CHAM. unterscheiden, denn beide sind sehr reizbar und zornig; dem CHAM.-Baby geht es jedoch um 9 Uhr schlechter, dem BRY.-Baby um 21 Uhr.[1]
▷ launenhaft: Sie werden zu einem Kind gerufen, das von der Krankenschwester herumgetragen wird und ein Spielzeug nach dem andern verlangt. Sie geben ihm das gewünschte Spielzeug und schon möchte das Kind es nicht mehr haben und wirft es weg.[1]
▷ Reizbarkeit mit Hang zu Ärger und Zorn, ungestüm, übles Verhalten
▷ Reizbarkeit wenn er gestört wird, Verlangen nach Ruhe, möchte alleingelassen werden, will nach Hause gehen, fragt nach nichts, will still sein

▷ **warm, durstig und rechtsseitig**
▷ dunkle Komplexion, dunkles Haar, straffe Faser (Muskeln, Gewebe)
▷ Durst auf große Mengen kalten Wassers in großen Abständen
▷ schlechter durch Hitze – Manchmal nehmen die… [Symptome] in einem zu stark geheizten Raum, durch Ofenhitze, warme Kleidung oder sonstige Erhitzung zu. Bei Kleinkindern kann man dies daran erkennen, dass sie ruhig einschlafen, sobald man das Fenster öffnet und den Raum gut durchlüftet… Sie betreten bspw. das Krankenzimmer eines Kindes, das im Delirium wütet, sich hin und her wirft, und die Mutter heizt den Raum ein, weil *sie* fröstelt. Sie fragen ‹Warum ist es hier so stikkig?› und öffnen das Fenster und bemerken, dass das Kind sogleich einschläft – dann übersehen Sie dieses Symptom nicht! Denn diese Besserung hat eine Ursache.[1]
▷ Trockenheit überall: trockene Schleimhäute, trockener Mund und ausgedörrte, eingerissene, manchmal auch blutende Lippen
▷ will liegen und still sein: schlechter durch die kleinste Bewegung

Indikationen ▷ beständige Kaubewegungen des Kiefers bei Hirnaffektion von Kindern

▷ Die andauernden Mundbewegungen treten auch bei Kindern mit Hirnaffektionen auf; auch Säuglinge, die noch keine Zähne bekommen haben, machen ständig diese Kaubewegung.[1]

▷ Säuglinge mit Entzündung im Mundraum, Soor

▷ Das Kind verweigert die Brust bis sein (entzündeter) Mund wieder feucht ist, dann trinkt es gut.[4]

▷ Wundheitsgefühl und Schmerzhaftigkeit der Augen beim Bewegen der Augen. Drückender, zerquetschender Schmerz in den Augen. Entzündungen der Augen und Lider, besonders bei Neugeborenen.[1]

▷ Kinder zupfen an ihren Lippen. Rissige und blutige Lippen. Die trockenen, blutenden Lippen treten bei typhösen Erkrankungen auf, wenn der gesamte Mundraum trocken ist und eine bräunliche Färbung hat, die Schleimhaut rissig ist und blutet, auch die Zunge bräunlich und trokken ist und der Patient einen Belag auf den Zähnen hat.[1]

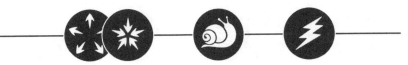

extrovertiert / introvertiert – hypoaktiv – destruktiv

Kinder, die BUFO benötigen, entwickeln eine ungewöhnliche Neigung zu schleichenden, chronischen Krankheiten. Ihre gesundheitliche Verfassung ist schlecht, und auch ihre geistigen Fähigkeiten sind stark beeinträchtigt. Sie sind schwächlich, bekommen Hautausschläge und werden schließlich schwindsüchtig. BUFO ist eines jener Mittel, die Sie für die Unterstützung der Entwicklung von geistig schwachen Kindern benötigen werden, egal ob diese an Krämpfen zu leiden haben oder nicht.[1] BUFO-Kinder erscheinen dümmlich mit dicken Lippen und offenem Mund.

Überblick

▷ Ausnahme: Trotz Hypoaktivität ist das Mittel **destruktiv**!
▷ Entwicklungsstörung bzw -verzögerung
▷ Neigung zu beißen
▷ Jammern, Schreien, Wimmern und Wehklagen
▷ Furcht vor Tieren und Fremden
▷ Moralisch verdorben, Mangel an moralischem Empfinden
▷ lacht über ernste Dinge
▷ schamlos, möchte nackt sein
▷ hinterlistig, verschlagen
▷ destruktiv: zerreißt und zerstört Dinge
▷ Idiotie, Schwachsinn
▷ Verlangen nach Einsamkeit, obwohl er sich vor dem Alleinsein fürchtet
▷ kann keine glänzenden Gegenstände vertragen, meidet helles Licht

Geist und Gemüt

▷ Spasmen bei Säuglingen nach dem Stillen, wenn die Mutter zornig oder verängstigt war
▷ Neigung mit den Genitalien zu spielen
▷ Bewusstlosigkeit nach Konvulsionen
▷ leckt ständig die Lippen, schleckt und schlabbert mit der Zunge.

Allgemeines

143

Calcium carbonicum

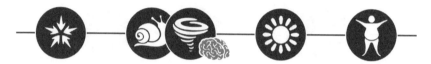

introvertiert – hypoaktiv / geistig hyperaktiv – nicht destruktiv – dick

Überblick Der CALC.-Patient ist blond, fett und schlaff. Kinder und Jugendliche neigen zu Korpulenz und Plumpheit. Es geht ihnen besser, wenn sie verstopft sind und sie haben das Bedürfnis, magnetisiert zu werden.

Ein CALCIUM CARBONICUM-Patient ist völlig auf eine andere Person angewiesen. Die Kinder kommen in der Regel in Begleitung ihrer Eltern in die Praxis und antworten nie direkt auf Fragen, sondern flüstern ihre Antwort den Eltern zu… Sie können sehr eigensinnig sein und sogar aggressiv werden. Dieses Verhalten beschränkt sich aber auf ihr Zuhause und richtet sich v. a. auf die Eltern. Außerhalb ihres Heims sind sie artig, still, schüchtern und furchtsam und dabei empfindlich gegen Grobheiten und Tadel.[2]

Beschwerden durch
▷ gestörte Assimilation, unvollständige Ossifikation
▷ Unterdrückung von Schweiß, Ausschlägen, Menses
▷ nasskaltes, windiges Wetter
▷ Schreck, Schock, Furcht

Geist und Gemüt
▷ unglückliche und traurige Kinder, mürrisch und quengelig
▷ dumpfe, lethargische Kinder, die nicht spielen wollen
▷ beobachten lieber aus sicherer Entfernung, als am Spiel teilzunehmen
▷ Mangel an Initiative, unentschlossen, geschmacklose Kleidung
▷ ausgeprägtes Streben nach Geld: pflichtbewusst und sparsam, Arbeit ist sehr wichtig, aber nicht ehrgeizig, tritt nicht in Wettbewerb
▷ furchtsam und schüchtern: Das Kind fürchtet sich vor allem was es sieht und kann keine Gewaltdarstellungen in Filmen ertragen.
▷ Furcht durch Berichte über schreckliche Dinge, schreckliche Dinge und traurige Ereignisse ergreifen tief, Mangel an Selbstvertrauen
▷ empfindlich gegen Grobheit, Vorwürfe und Kritik
▷ Alpträume: weinen nach Mitternacht, kann nicht beruhigt werden
▷ unruhiger Schlaf mit Ruhelosigkeit, schläfrig und ruhelos
▷ Weinen und Schreien nachts; kratzt sich beim Erwachen am Kopf
▷ Kind schreit und wirkt verängstigt, sobald man es aus der Wiege hebt
▷ Nägelbeißen bei Verlassenheitsgefühl
▷ Das Kind ist frühreif, dickköpfig und eigenwillig und weint unablässig.

▷ neugierig auf übernatürliche und spirituelle Dinge mit religiöser Frühreife: Das Kind kann sehr neugierig sein und dabei Fragen stellen, die
sich oft um religiöse und metaphysische Dinge drehen, da sich das Kind
von seinen Ängsten bezüglich Leben und Tod befreien will.[5]

▷ unfähig zu Mathematik und künstlerisch unbegabt (kann nicht Zeichnen)

▷ verwirrt: setzt Worte an die falsche Stelle und drückt sich falsch aus

▷ **kalt und durstig**, dick und schlaff   Allgemeines

▷ Das Kind liegt nachts auf dem Kissen und der Schweiß am Kopf durchnässt das Kissen ringsherum… Kinder mit Zahnungsschwierigkeiten haben schreckliche Träume, schreien in der Nacht auf…[1]

▷ Die CALC.-Kinder haben kalte Füße, abgemagerte Extremitäten, einen
großen Kopf und ein vergrößertes Abdomen; der Bauch ist aufgetrieben
und hat die Form einer umgedrehten Untertasse… die Kinder sind kalt
und empfindlich gegen Kälte; sie haben eine blasse, wächserne Haut.[1]

▷ Bereits kleine CALC.-Kinder verlangen nach Eiern und sie möchten zu jeder Mahlzeit Eier haben… Es ist sehr selten, dass Kleinkinder von Natur aus ein Verlangen nach Eiern haben.[1]

▷ dickbäuchige Kinder mit abgemagerten Gliedern und magerem Hals   Indikationen

▷ Assimilationsstörung mit mangelhafter Ernährung der Drüsen (zervikal
und mesenterisch bei Kindern), der Knochen und der Haut

▷ saures Erbrechen und saurer Durchfall: Alle Ausscheidungen haben einen scharfen sauren Geruch, besonders bei Kindern.

▷ Bei Säuglingen wird die Milch unverdaut wieder ausgeschieden; der
Stuhl riecht sauer und beißend… die Gesäßbacken sind an den Stellen,
wo die volle Windel die Haut berührt, wund und roh…[1]

▷ kalkartiger, weißer, heller oder gelber Stuhl, auch ohne dass Milch ge-
trunken wurde; bei Verstopfung hell und hart; Gallenfarbstoff fehlt

▷ Bei CALC. tritt eine Art der Verdauungsstörung, eine Gärungsdyspepsie
auf, welche die Besiedelung des Darmes mit Würmern begünstigt. Daher leiden CALC.-Kinder oft an Wurmbefall.[1]

▷ Das Kind kaut und schluckt im Schlaf und knirscht mit den Zähnen.

▷ Schwäche der Fußknöchel, knicken beim Gehen nach innen

Calcium phosphoricum

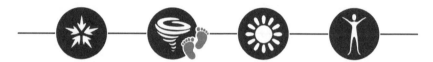

introvertiert – körperlich hyperaktiv – nicht destruktiv – mager

Überblick

CALCIUM PHOSPHORICUM-Kinder sind zart, groß und dünn bis hager mit schmutzig bräunlicher Haut. Anämische Kinder mit kalten Extremitäten und schwacher Verdauung, die mürrisch und schlapp sind.[4]
Säuglinge sind reizbar und weinerlich. Das Kind weint, verlangt nach ständiger Aufmerksamkeit und möchte getragen werden, was an CHAM. erinnert, aber die Aggressivität ist weniger ausgeprägt als bei CHAM., CINA oder ANT-C. Ältere CALC-P.-Kinder sind sehr empfindlich und werden oft durch den schulischen Stress überfordert. Im Schulalter zeigen sich häufig Beschwerden wie Schulphobien und Schulkopfschmerz oder Magenschmerzen. Ein deutliches Merkmal des CALC-P.-Kindes ist seine ständige Langeweile. Dieses Gefühl wird oft von einer chronischen, grundlosen Traurigkeit und einer negativen Grundhaltung begleitet.[5]

Beschwerden durch

▷ Kummer, Sorgen
▷ übertriebenes Lernen (geistige Anstrengung)
▷ schlechte Nachrichten
▷ Nasswerden

Geist und Gemüt

▷ mürrisch, ruhelos, quengelig, unzufrieden
▷ Das Kind fasst seinen Kopf mit den Händen und schreit.
▷ Das Kind wird kurzatmig, wenn es hochgehoben wird.
▷ Kinder weinen im Schlaf

▷ **Geistesschwäche** – langsames Begreifen, Schwierigkeiten mit intellektuellen Aufgaben, langsame geistige Entwicklung evtl. sogar bis zur Beschränktheit
▷ Abneigung gegen die Schule und gegen geistige Arbeit im Allgemeinen

▷ **Ruhelosigkeit** – Möchte nach Hause gehen und wenn er zu Hause ist, dann möchte er wieder hinausgehen. Immer unzufrieden.
▷ Verlangen zu Reisen, Wandern von einem Ort zum andern
▷ Abneigung gegen Unterbrechungen und Störungen
▷ frühreif

▷ kalt und durstlos
▷ unverhältnismäßig großer Kopf
▷ verzögerter Fontanellenschluss

▷ **Wachstum** – Während der Wachstumsphase benötigen viele Kinder
diese Arznei. Wenn sich die Schädelknochen langsam entwickeln oder
mit dem Wachstum des Kindes nicht mithalten, ist dieses Mittel oft angezeigt. Auch wenn das Kind abmagert, verspätet bestimmte Dinge wie
bspw. Laufen lernt, wenn die Beine zu schwach sind, um den Körper tragen zu können, oder auch wenn die geistige Entwicklung verzögert ist,
dann sollte u. a. diese Arznei genauer betrachtet werden (genauso wie
BAR-C. BOR. PH-AC. NAT-M. und CALC.).[1]
▷ Wachstumsschmerzen besonders in der Nacht bei schnell wachsenden
Kindern.

▷ **Ernährung** – Säuglinge, die ständig gestillt werden wollen und leicht erbrechen. Sie leiden nach jeder Mahlzeit unter Koliken.
▷ Das Kind weist die Brust zurück, die Muttermilch schmeckt salzig.
▷ chronische Magen- oder Bauchschmerzen bei Schulkindern mit oder
ohne Diarrhö
▷ Neigung zu Durchfall, durch saftiges Obst oder während der Zahnung

▷ **Konvulsionen** bei Kindern: Das Mittel muss gegeben werden wenn
keine Konvulsion besteht, um die bestmögliche Wirkung zu erzielen.
▷ dumpfer Schulkopfschmerz: Kinder kommen jeden Tag mit Kopfschmerzen nach Hause, Kopfschmerz von Schulkindern mit Durchfall
▷ angezeigt bei Kindern, die nach Hirnkongestion schielen, Durchfall bekommen und abmagern

▷ Analfissuren bei großen, schlanken Kindern
▷ Nabelgeschwür der Säuglinge: Absonderung blutiger Flüssigkeit aus
dem Nabel oder Vereiterung des Nabels

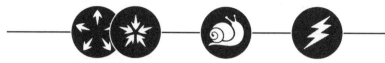

extrovertiert / introvertiert – hypoaktiv – destruktiv

Überblick	Es handelt sich möglicherweise um das zweite oder dritte Kind der Familie, das bisher nicht gelernt hat, sich durchzusetzen und selbstständig zu sein. Und so erhält es weniger Lob und Anerkennung von den Eltern, als seine Geschwister. Deswegen klagt und jammert es leidenschaftlich, um seinen Eltern klarzumachen, wie schlecht es sich fühlt. Wenn jemand dem Kind das Gefühl gibt, was es sagt und fühlt wäre nicht wahr, dann entwickelt es Haß auf die betreffende Person: ‹Hass auf Personen die nicht einer Meinung mit ihm sind›. Deswegen kann CALC-S. eigensinnig, streitsüchtig und boshaft werden.[2] Fast immer gibt es bei CALC-S.-Patienten eine Vorgeschichte von Rivalität zwischen Geschwistern.[3]

Beschwerden durch
▷ Eifersucht, mangelnde Wertschätzung

Geist und Gemüt
▷ Ausnahme: Trotz Hypoaktivität ist das Mittel **destruktiv**!
▷ Schüchternheit
▷ Abneigung gegen bestimmte Personen, die nicht einer Meinung mit ihm sind; Hass auf Personen die nicht einer Meinung mit ihm sind
▷ Jammern, Klagen, Lamentieren weil er nicht geschätzt wird
▷ Eifersucht zwischen Kindern
▷ Verschlechterung durch schreckliche Dinge, traurige Ereignisse oder Geschichten
▷ Kinder, die gerne im Wasser spielen oder nicht aus dem Swimmingpool heraus kommen wollen

Allgemeines
▷ **warm**
▷ Neigung zu Eiterungen

Indikationen
▷ CALCAREA SULPHURICA hat ebenso wie SULPH. morgendlichen Durchfall geheilt, außerdem ist es sehr hilfreich bei Durchfall von Kindern.[1]
▷ Durchfall bei Kindern mit eitrigen oder blutig-eitrigen Absonderungen
▷ Säuglinge mit blutigem Schnupfen, Durchfall oder Ekzemen
▷ schorfige Kopfhaut mit eitrigen, gelben Absonderungen bei Kindern
▷ trockenes Ekzem bei Kleinkindern

148

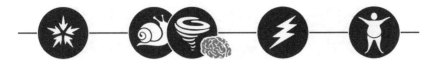

introvertiert – hypoaktiv/geistig hyperaktiv – destruktiv – dick

Es passt auf Kinder mit schlaffer Faser, die schwach, faul, träge, fett, rot, plump, unbeholfen und unsauber sind. Sie scheuen jede körperliche Anstrengung, wollen nicht vor die Tür gehen und bekommen sehr leicht Heimweh. — *Überblick*

▷ Kinder sind unbeholfen, ungeschickt und stoßen bzw. schlagen ständig irgendwo an — *Geist und Gemüt*
▷ verdrießlich, reizbar, zornig und leicht beleidigt
▷ Ungehorsam, besonders bei Kindern
▷ schmutzig, unordentlich
▷ Verlangen nach zahlreichen, verschiedenen Dingen; lehnt sie ab, wenn angeboten
▷ Heimweh mit roten Wangen und Schlaflosigkeit
▷ Neigung zu Ausgelassenheit, aber wird zornig wegen Kleinigkeiten
▷ die geringste Sache macht wütend, sieht in allem Beleidigungen
▷ kann keinen Scherze auf seine Kosten ertragen
▷ Abneigung gegen Spaßen, Scherzen
▷ will alleingelassen werden, möchte sich hinlegen und schlafen
▷ empfindlich gegen Tadel, Kritik, Vorwürfe

▷ **kalt und durstig** (aber Trinken verursacht Schaudern) — *Allgemeines*
▷ fettleibig und schlaff mit schlaffer Faser
▷ träge und schwerfällig
▷ Abneigung gegen Bewegung, ermüdet schnell
▷ scheut vor jeder körperlichen Anstrengung zurück
▷ brennende, beißende Schmerzen schlechter durch kaltes Wasser

▷ Zusammenschnürung des inneren Halses, der Nasenlöcher, der Brust, der Blase, der Urethra und des Rektums — *Indikationen*
▷ Tonsillitis mit brennenden und beißenden Schmerzen
▷ Zusammenschnürung der Kehle mit Brennen, Schmerzen schlechter zwischen Schluckakten
▷ verlängerte Uvula

extro-/introvertiert – hypo-/hyperaktiv – destruktiv/nicht destruktiv

Überblick CARCINOSINUM enthält Aspekte von so gut wie allen großen Mitteln, daher verfügt es über keine klare Achse und findet sich in allen Kategorien.
Es handelt sich um gut gekleidete Kinder mit ausgeprägtem Geschmack. CARCINOSINUM-Kinder sind wohlerzogen und haben ein gutes Benehmen. Sie können einen neurotischen Hang zur Perfektion entwickeln, der in manchen Fällen so extrem sein kann, dass sie suizidal werden. Außerdem gibt es eine Neigung zur Unterdrückung wie bei IGNATIA. CARCINOSINUM-Kinder akzeptieren Enttäuschungen und die Dominanz anderer mit einer Art stiller Resignation und neigen dazu, ihren Kummer in sich anzusammeln, ohne ihrer großen Empfindsamkeit Ausdruck zuverleihen.[2]

Geist und Gemüt
▷ sehr empfindlich und schüchtern
▷ mitfühlend und liebevoll, liebt Tiere
▷ liebt es zu tanzen: Tanzen bessert, der Fötus bewegt sich zur Musik
▷ Verlangen zu Reisen
▷ ruhelose Kinder mit destruktiven Ausbrüchen, ungehorsam
▷ Ablehnung elterlicher Kontrolle, Ablehnung jeglicher Autorität
▷ Die Kinder sind ausgesprochen empfindlich gegen Kritik, Tadel und Vorwürfe. Sie mögen keinen Trost und vertragen ihn auch nicht.
▷ vorsichtige Kinder mit starkem Verantwortungsgefühl
▷ anspruchsvoll, perfektionistisch, tadelsüchtig, kritisch
▷ Diese Kinder haben so hohe Ansprüche an sich selbst, weil sie das Gefühl haben, für alles und jedes kritisiert werden zu können. Deswegen müssen sie in allem perfekt sein. Aber sie können auch sehr unordentlich sein, was ihr Zimmer oder ihre Kleidung angeht.[3]

Indikationen
▷ Schlaflosigkeit bei Kindern, von Geburt an
▷ Das Kind muss geschaukelt werden.
▷ Wenn es einmal schläft, dann auf dem Bauch oder in Knie-Ellenbogen-Lage mit ins Kopfkissen gedrücktem Gesicht.

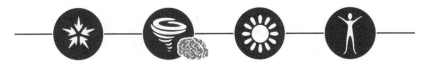

introvertiert – geistig hyperaktiv – nicht destruktiv – mager

Diese Kinder lernen nur langsam Sprechen und Laufen. Ihr Bauch ist ge-   Überblick
schwollen und hart. Der Körper ist abgemagert und die Füße sind unverhältnismäßig klein. Die Abmagerung rührt von einer Krankheit oder Gefühlen wie Schreck, Sorgen und Kummer her.

▷ der Kälte ausgesetzt sein   Beschwerden durch
▷ plötzliche Gefühlsausbrüche: Freude, Furcht, Schreck
▷ Unterdrückung von Hautausschlägen

▷ Diese Kinder wollen *getragen und gehätschelt werden*.   Geist und Gemüt
▷ Schreckt vom leisesten Geräusch auf, fährt auf beim Schlafen. Rucken
  und Zucken. Das CAUSTICUM-Kind erschreckt leicht oder fährt ohne Ursache zusammen.[1]
▷ Das CAUSTICUM-Kind möchte nicht allein ins Bett gehen und muss aus
  dem geringstem Anlass weinen.
▷ ängstlich, nervös und furchtsam, besonders nachts
▷ Furcht vor Fremden
▷ großes Mitgefühl für das Leiden anderer; herzlich, liebevoll, fürsorglich
▷ Spoonerismus (vertauscht worteinleitende Phoneme oder Morpheme)
▷ macht Fehler beim Sprechen, verwechselt Buchstaben und Silben
▷ diktatorisch, dogmatisch, herausfordernd und bestimmt
▷ kann keine Ungerechtigkeit ertragen, empfindlich gegen Autorität
▷ großer Zorn über Ungerechtigkeiten gegen sich oder andere
▷ Teenager sind rebellisch und hochgradig idealistisch

▷ **kalt und durstig**   Allgemeines
▷ häufig Chorea nach unterdrückten Hautausschlägen
▷ Ruhelosigkeit nachts, besonders die Beine sind ständig in Bewegung

▷ Es ist eine sehr nützliche Arznei für Kinder, die ins Bett machen.   Indikationen
▷ Kinder, die langsam sprechen und laufen lernen, unsicher laufen und
  leicht hinfallen
▷ schwache Gelenke

Chamomilla

introvertiert – hyperaktiv – destruktiv

Überblick CHAMOMILLA passt auf Kinder mit hellbraunem Haar und reizbarem Temperament, auf Neugeborene und v.a. auf Kinder in der Zahnungsperiode.

Beschwerden durch
▷ Zorn
▷ Zahnung
▷ Kälte

Geist und Gemüt
▷ **launenhaft** – Das CHAMOMILLA-Kind weint und brüllt und mäkelt an allem herum. Es verlangt ständig nach etwas anderem, weist es aber zurück, wenn man es ihm bringt. Wenn es etwas zu essen möchte oder etwas zum Spielen, und man bringt ihm die Sachen, wirft es sie weg; es schleudert sie quer durchs Zimmer.[1]
▷ Das Kind macht sich steif, krümmt sich nach hinten und strampelt wenn es getragen wird. Es schreit übertrieben und wirft alles von sich.
▷ überempfindliche Kinder mit quengeliger Ruhelosigkeit; Mitleid erregendes Jammern, wenn das Kind nicht das bekommt, was es will
▷ Es scheint, als ob die Schmerzen und quälenden Beschwerden bei Kindern manchmal durch passive Bewegung, durch Herumtragen, gebessert würden; das Kind möchte die ganze Zeit getragen werden… Die Schwester trägt es 2 oder 3 Mal im Zimmer auf und ab, dann möchte es zur Mutter; diese läuft 2 oder 3 Mal mit ihm auf und ab, dann will es zum Vater. So geht es immer hin und her, es ist niemals zufrieden.[1]
▷ CHAMOMILLA-Kinder wollen nicht berührt werden.
▷ Kind antwortet schnippisch, ist streitsüchtig, *ärgerlich und grob*
▷ so gereizt und schnippisch, dass das Kind Schwierigkeiten hat, eine Antwort in normalem Ton zu geben (höflich antworten, kann es nicht)
▷ lässt beim Schreiben und Sprechen Worte aus
▷ schlägt den Kopf auf den Boden

Allgemeines
▷ **warm und durstig** (exzessiver Durst auf kalte Getränke)
▷ manchmal auch kalt
▷ eine Wange rot (und heiß), die andere blass (und kalt)
▷ warmer Schweiß am Kopf

▷ **Konvulsionen** – Das derart nervöse Kind bekommt dann, wenn es bestraft wird, Konvulsionen… Die Kinder werden steif, rollen mit den Augen, verziehen das Gesicht. Es kommt zu Muskelzuckungen, sie werfen die Arme herum, schlagen die Daumen ein, beugen den Körper nach hinten. Dies ist für gewöhnlich das Erscheinungsbild der CHAMOMILLA-Konvulsionen; jenen Konvulsionen, die bei überempfindlichen Kindern auftreten, die stark unter Zahnungsschmerzen zu leiden haben. Die Zahnung sollte normalerweise ein völlig normaler und gesunder Vorgang sein, aber es wird wie eine Krankheit betrachtet, und viele Ärzte verordnen der Reihe nach Medikamente für ‹zahnende Kinder›.[1]

▷ Konvulsionen durch Stillen, nach Anfall von Zorn bei der Mutter

▷ **Koliken** – Koliken, besonders bei Kindern und Neugeborenen… Das Kind krümmt sich und schreit, tritt um sich; möchte getragen werden; es ist extrem reizbar; die Koliken treten besonders abends auf; eine Gesichtsseite ist rot, die andere blass; das Kind verlangt Sachen, die es ablehnt, wenn man sie bringt. Das ist eine typische CHAMOMILLA-Kolik.[1]

▷ **Husten** – Das Kind wird zornig, wenn es sich erkältet hat und ein schwacher Husten, eine kleine Reizung im Hals oder der Bronchien einsetzt. Auf einmal wird das Kind sehr reizbar, möchte herumgetragen werden, und wenn es nicht beruhigt werden kann, wird es sehr zornig; es gerät in einen Anfall mit hartem Husten und erbricht… Rauer kratzender Husten bei Kindern im Winter, mit Kitzeln in der Halsgrube, schlimmer nachts… CHAMOMILLA wird häufig bei Keuchhusten eingesetzt, wenn das Kind getragen werden will; es hält die Krankenschwester die ganze Zeit auf Trab.[1]

▷ Hustenanfälle werden durch Zorn ausgelöst: spasmodische Anfälle bei Keuchhusten wenn das Kind gereizt wird; Husten schlechter von 21–24 Uhr, während Schlaf, ohne zu erwachen, mit Schleimrasseln in der Brust

▷ Stühle heiß, sauer, grasgrün, schleimig, grüngelb oder unverdaut mit dem Geruch fauler Eier

▷ Absonderung blutigen Wassers aus den Augen Neugeborener

▷ geschwollenes, entzündetes Zahnfleisch: Das CHAMOMILLA-Kind hält oftmals den Rand eines Glases mit kaltem Wasser an das Zahnfleisch…[1]

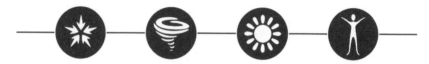

introvertiert – hyperaktiv – nicht destruktiv – mager

Überblick
CHINA ist ein Mittel für abgemagerte Kinder, die aus völliger Gesundheit heraus durch eine Diarrhö in einen Zustand von Schwäche und Auszehrung geraten sind.

Beschwerden durch
▷ erschöpfende Absonderungen (Schweiß, Fluor...)
▷ Verlust von Körperflüssigkeiten, Blutungen
▷ Missbrauch von Kamille oder Chinin

Geist und Gemüt
▷ ungehorsam, eigensinnig, dickköpfig
▷ Verachtung für alles, Grobheit ungezogener Kinder
▷ geistig und körperlich überempfindlich
▷ reizbar, empfindlich, heikel; leicht beleidigt, macht Vorwürfe
▷ Neigung, die Gefühle von anderen Menschen zu verletzen
▷ nächtliche Furcht vor Hunden und anderen Tieren
▷ Abneigung gegen Liebkosungen
▷ übersteigerte Phantasien, Luftschlösser
▷ Reichtum an Ideen, viele Pläne, Theoretisieren
▷ macht Fehler beim Sprechen und Schreiben
▷ Spoonerismus; macht Fehler beim Sprechen, kehrt Worte um
▷ naiv aber intelligent, künstlerisch begabt
▷ geziert, geckenhaft, Schönling

Allgemeines
▷ **kalt und durstig**
▷ Verlangen nach verschiedenen Dingen, ohne zu wissen nach was

Indikationen
▷ Abmagerung besonders bei Kindern, Abmagerung mit Heißhunger
▷ Zahnschmerzen bei stillenden Müttern während das Kind trinkt, besser durch Wärme und festes Zusammenbeißen
▷ Diarrhö bei Kindern nach dem Abstillen; chronische Diarrhö bei Kindern: Sie werden schläfrig, die Pupillen sind erweitert und der Körper wird kalt, besonders die Haut der Nase; die Atmung beschleunigt sich.[4]
▷ Bettnässen schwächlicher Kinder
▷ heftiges Schnarchen im Schlaf

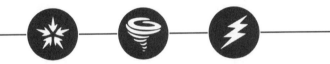

introvertiert – hyperaktiv – destruktiv

CINA ist ein Kindermittel für beleibte, fette, rosige und skrofulöse Kinder. Beim Husten wird ihr Körper ganz steif. Sie werden wütend, wenn man sie ansieht.[4]

Sowohl bei CINA als auch bei CHAMOMILLA findet sich das zentrale Gefühl, dass sie nicht genügend Aufmerksamkeit von ihren Eltern bekommen. CHAMOMILLA reagiert darauf fordernd mit lautem Kreischen und gibt keine Ruhe, bis es nicht umhergetragen wird. CINA dagegen reagiert mit Reizbarkeit und Wutanfällen, wirft Dinge umher, zeigt große Launenhaftigkeit und stößt seine Eltern weg. Das Kind ist eine echte Plage, beschwert sich ständig und verlangt ständig nach Aufmerksamkeit. Allerdings erregt dieses Verhalten bei den Eltern viel eher das Bedürfnis, das Kind zu meiden oder wegzustoßen, als ihm ihre Aufmerksamkeit zu widmen.[2]

▷ Würmer, besonders Schlauchwürmer (z. B. Fadenwürmer)
▷ Süßigkeiten, Überessen
▷ Verzehr unverdaulicher Dinge (Kohle, Steine, Spielmarken etc.)

▷ gutmütige Kinder werden ärgerlich und unfügsam
▷ Das Kind ist ruhelos und wälzt sich hin und her.
▷ Das Kind will etwas, weiß aber nicht was. Es verlangt nach vielen Dingen, aber lehnt alles ab, was ihm angeboten wird.
▷ immer besorgt und verzweifelt, lehnt seine Lieblingsspielsachen ab
▷ Kinder wollen nicht berührt oder getragen, sondern geschaukelt werden.
▷ schlechter durch Berührung, wenn angeschaut, in Gegenwart Fremder
▷ allen Liebkosungen unzugänglich
▷ Kinder lehnen es ab, sich die Haare schneiden zu lassen.
▷ Das Kind isst normal zu Abend, träumt daraufhin aber die ganze Nacht, ruckt und zuckt im Schlaf und wacht erschreckt auf. Es erzählt aufgeregt von seinen Träumen und hält sie für wahr; es sieht Hunde, Geister und schreckliche Gestalten, von denen es geträumt hat.[1]
▷ gleichgültig gegenüber Spielen, gegen angenehme Dinge
▷ Zorn wenn ihm Dinge verweigert werden, Wutanfälle mit Werfen
▷ kann keinen Widerspruch ertragen

Allgemeines	▷ **kalt und durstig**
	▷ hungrige Kinder: je größer der Hunger, desto stärker die Abmagerung
	▷ Der Hunger wird durch Essen nicht besser und das Kind bleibt hungrig.
	▷ Das Kind legt sich nur auf dem Bauch zum Schlafen hin, erwacht aber in irgendeiner beliebigen Position.
Indikationen	▷ Die Haut ist berührungsempfindlich.
	▷ Der Magen ist übersäuert und dem Kind stößt ständig saure Milch oder saure Luft auf. Das ganze Kind riecht sauer. Die Mutter meint, das Kind habe diesen Geruch aufgrund eines Wurmbefalls; der gleiche Geruch tritt jedoch auch ohne Würmer auf.[1]
	▷ Das Kind verweigert die Brust.
	▷ CINA-Kinder lassen sich nicht die Haare kämmen.
	▷ Die Beschwerden verschlechtern sich im Sommer; die Sommerhitze affiziert das Gehirn... und es kommt zu Durchfall mit grünen, schleimigen oder weißlichen Stühlen; das Kind erbricht.[1]
	▷ Das Kind dreht seinen Kopf von einer zur anderen Seite.
	▷ Bei Spasmen wirft das Kind die Arme von einer Seite zur anderen.
	▷ Konvulsionen bei Kindern, die gescholten werden; bei Wurmbefall
	▷ Das Kind reibt seine Nase mit den Händen oder am Kissen oder an der Schulter der Krankenschwester. Es bohrt in der Nase, bis es blutet.[1]
	▷ Kaubewegungen schon vor der Zahnung; seitliche Kieferbewegungen
	▷ Wenn bei einem Patienten nach dem Essen ein nagendes Gefühl im Magen herrscht, oder wenn ein Kind alles, was es bei sich halten kann, gegessen hat und dennoch nach der Flasche schreit, denken Sie an CINA.[1]
	▷ Oftmals lässt sich das CINA-Kind auf den Bauch fallen und schläft in dieser Lage ein... Wenn Sie ein Kind mit reichlichen, schwallartigen, übel stinkenden Stühlen, die im Liegen auf dem Bauch gebessert werden sehen und der Patient in jeder anderen Lage immer wieder Stuhlgang hätte, dann ist PODOPHYLLUM das Heilmittel. Es wäre nicht CINA. Die CINA-Stühle sind nicht sehr reichlich und oftmals weißlich.[1]
	▷ kann nicht einschlafen, wenn es nicht auf dem Bauch liegt oder sich ständig bewegt
	▷ verhält sich ruhig und spricht nicht aus Furcht vor Hustenanfällen

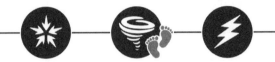

introvertiert – körperlich hyperaktiv – destruktiv

Die Mutter wird uns sagen, dass sich das Gesicht ihres Kindes während eines heftigen Keuchhustenanfalls bläulich-livid verfärbt, die Fingernägel blass werden, die Augen sich nach oben verdrehen und das Kind solange hustet, bis es keine Luft mehr bekommt. Danach liegt es lange Zeit bewusstlos da, sodass die Mutter fürchtet, ihr Kind hätte den letzten Atemzug getan. Aber dann kommt es wieder unter heftigem, krampfhaftem Schnappen nach Luft zu sich, als hätte man es gerade wiederbelebt... Die Mutter kann den Hustenanfall unterbinden, wenn sie dem Kind rechtzeitig etwas kaltes Wasser zu trinken gibt. Das kalte Wasser lindert insbesondere die Verkrampfung, also wird es sich die Mutter bald angewöhnt haben, so schnell wie möglich ein Glas kaltes Wasser zu holen. Auch das Kind erkennt bald, dass es sich damit Erleichterung verschaffen kann.[1]
Bei Kindern gibt es ein Gefühl der Furcht vor Annäherung anderer. So ein Kind kann es nicht ertragen, wenn ihm irgendjemand nahe kommt und reagiert unmittelbar mit Kreischen, Beißen, Spucken, Treten, Faustschlägen usw... Gelegentlich sehen wir solche Kinder in der Praxis.[2]

Überblick *(margin)*

▷ Schreck, Schock, Furcht
▷ *Zurückweichen oder nicht Hervorkommen von Hautausschlägen*
▷ unterdrückten Fußschweiß, Ausschläge, Exantheme

Beschwerden durch *(margin)*

▷ nervös, sorgenvoll, klagend
▷ schamhaft und schüchtern
▷ Furcht vor Annäherung anderer, meidet Gesellschaft, meidet jeden
▷ Abneigung gegen Veränderung.

Geist und Gemüt *(margin)*

▷ **Wutanfälle und Manie** – beißt, schlägt, zieht an den Sachen
▷ boshaft, heimtückisch mit Schadenfreue
▷ hinterlistig, verschlagen
▷ möchte Umstehende beißen
▷ Das Kind tritt und macht sich steif, wenn es getragen wird.
▷ plötzliches Verlangen jemanden zu verletzen, zu schreien und dann wegzurennen und zu entfliehen; durchdringendes Kreischen

Geist und Gemüt	▷ Nachahmung, imitiert jeden
	▷ Nachgiebigkeit und Eigensinn wechseln ab: eigensinnig abwechselnd mit Sanftmut
	▷ pflichtbewusst mit großem Verantwortungsgefühl (Verantwortung zu stark)
	▷ *sehr fleißig* und gewissenhaft
	▷ diktatorisch, redet im Befehlston
Allgemeines	▷ **kalt und durstig**
	▷ *Zuckungen und Krämpfe*
	▷ Verlangen nach warmen Speisen und Getränken
Indikationen	▷ **Konvulsionen** – während der Zahnungsperiode, Kinder liegen auf dem Bauch und rucken mit dem Gesäß nach oben
	▷ Bei einem Kind können Sie beispielsweise beobachten, wie sein Bein kräftig und unerwartet vorschnellt, dann ruckartig zum Bauch gezogen wird und anschließend wieder plötzlich ausgestreckt wird... Bei Kindern und hysterischen Personen mit solchen Krämpfen entfaltet CUPRUM eine tiefe Wirkung und löscht die Neigung zu Konvulsionen und Krämpfen völlig aus.[1]
	▷ **Krampfbeschwerden** – Husten führt zu Krämpfen des ganzen Körpers
	▷ Das Gesicht wird purpurrot und das Kind wird kurzatmig, es bekommt keine Luft mehr. Die Mutter glaubt, das Kind werde nicht überleben.
	▷ Spasmen im gesamten Respirationstrakt von solchem Charakter, dass das Kind zu ersticken scheint
	▷ Spasmen der Brust, des Kehlkopfes

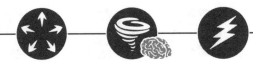

extrovertiert – geistig hyperaktiv – destruktiv

DULCAMARA ist ein großartiges Mittel bei Durchfall gegen Ende des Sommers, wenn die Tage heiß sind und die Nächte kalt, und wenn der Stuhl von veränderlicher Konsistenz ist; Säuglingsdiarrhö.[1]

Überblick

▷ nasskaltes Wetter, Verkühlung nach heißen Tagen
▷ barfuß durchs Wasser waten
▷ unterdrückte Ausschläge, unterdrückten Schweiß
▷ *Nasswerden im Regen*

Beschwerden durch

▷ Verlangen nach zahlreichen Dingen: lehnt sie ab, wenn angeboten
▷ herrschsüchtig, diktatorisch, willensstark, habgierig und besitzergreifend, besonders innerhalb der Familie
▷ streitsüchtig oder tadelsüchtig ohne verärgert zu sein
▷ kann die richtigen Worte nicht finden, um irgendetwas auszudrücken;
▷ kann sich nicht konzentrieren, Umherschweifen der Gedanken
▷ ungeduldig, eilig, hastig
▷ Angst um andere, mitfühlend

Geist und Gemüt

▷ **kalt und durstig**

Allgemeines

▷ Beschwerden nach heißen Tagen mit kalten Nächten – Es ist zu heiß, um das Kind mitten am Tag hinauszulassen, also bringt man es erst am Abend im Kinderwagen ins Freie; im Haus hat das Kind tagsüber an Überhitzung gelitten, und abends kommt es nun in diesen Luftzug.[1]

Indikationen

▷ Ausschläge, die im Gesicht auftreten, außerdem auf der Stirn, aber besonders auf den Wangen, die durch diese Verkrustungen gänzlich bedeckt werden; Säuglingsekzem.[1]
▷ Ringflechte (Pilzinfektion) unter den Haaren oder im Gesicht

▷ Ohren – Das DULCAMARA-Kind ist sehr anfällig für Ohrenschmerzen.
▷ Husten – Das Kind muss lange husten, bis es Schleim auswerfen kann.

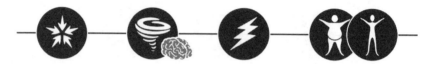

introvertiert – geistig hyperaktiv – destruktiv – dick/mager

Überblick	FERRUM passt zu anämischen Kindern, die leicht erröten und von jeder Anstrengung oder Bemühung erschöpft werden. FERRUM-Kinder sind autoritär, willensstark, bekommen zuweilen ein rotes Gesicht und sind dann plötzlich blass und erschöpft. Sie haben eine Neigung zur Fettleibigkeit und sind empfänglich für Nasenbluten. Ihr Appetit ist unbeständig und sie lehnen große Bissen und grobe Nahrungsbrocken ab. Alles muss zerstampft oder püriert sein.[3]
Beschwerden durch	▷ Verlust von Körperflüssigkeiten ▷ Missbrauch von Chinin, unterdrücktes Wechselfieber (Malaria)
Geist und Gemüt	▷ reizbar, nervös, hysterisch: das geringste Geräusche ist unerträglich ▷ Erregung durch den geringsten Widerspruch ▷ dominant, diktatorisch, dogmatisch, eigensinnig ▷ Reizbarkeit durch geringsten Widerspruch: glaubt immer recht zu haben ▷ hochmütig, arrogant; schaut selbstzufrieden ▷ hat das Gefühl, wichtig zu sein: Wichtigtuerei, Ernsthaftigkeit ▷ *Sehr bestimmt:* FERRUM hat eine positive Einstellung zu seiner Arbeit, seinen Pflichten und Leistungen. Starker Wille. Kann schon von sehr jungem Alter an für die Familie Stütze oder sogar Ernährer sein.[3] ▷ Abneigung gegen Gesellschaft, sogar von engen Freunden
Allgemeines	▷ **kalt und durstig** ▷ besser durch langsame, sanfte Bewegung ▷ hochwertig unter Fettleibigkeit und Abmagerung bei Kindern
Indikationen	▷ ausgezehrte und kraftlose Kinder ▷ Jucken des Anus durch Würmer ▷ unwillkürliche Entleerung der Harnblase, besonders tagsüber ▷ unwillkürliches Urinieren im Stehen, durch plötzliche Bewegung ▷ Bei Kleinkindern tröpfelt der Harn den ganzen Tag; solange sie spielen besteht Harntröpfeln und die Wäsche ist ständig nass. Das bessert sich, wenn sich das Kind völlig ruhig verhält.[1]

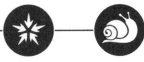

introvertiert – hypoaktiv

Das Kind soll bei einer Schulaufführung auf der Bühne stehen. Es hat sich   Überblick
gründlich darauf vorbereitet, aber auf der Bühne verlässt es der Mut. Es
verliert den Glauben an sich und alles geht schief.

▷ Schreck, Schock, Furcht   Beschwerden durch
▷ erregende Nachrichten, schlechte Nachrichten
▷ Sonne, Gewitter, nasses Wetter

▷ schwach, müde, zart, schüchtern und zurückhaltend   Geist und Gemüt
▷ erregbar, leicht zu erregender Zorn
▷ Das Kind hält sich an der Krankenschwester fest und schreit, als ob es
  Angst hat zu fallen.[4]
▷ Verwirrung: verhält sich wie ein Verrückter, kann nicht richtig denken
▷ geistige Trägheit mit mehr oder weniger Benommenheit oder Stupor
▷ äußerster Mangel an Mut, Feigheit
▷ Zaghaftigkeit in der Öffentlichkeit, will still sein, möchte allein sein
▷ Die gespannte Erwartung vor irgendeinem ungewöhnlichen Ereigniss,
  die Vorbereitung auf den Kirchgang, einen Theaterbesuch oder eine Ver-
  abredung verursacht Durchfall.

▷ **warm und durstlos**   Allgemeines
▷ schmerzende, müde, schwache und wunde Muskeln
▷ Dumpfheit, Trägheit, Langsamkeit

▷ **Fieber** – Nur gelegentlich kann man beobachten, dass ein Kind oder   Indikationen
  Säugling einen eindeutigen Fieberfrost entwickelt. Häufiger kommt es
  zu remittierendem Fieber, ein Fieber am Nachmittag, das sich am Morgen wieder legt und am nächsten Nachmittag von einem erneuten Fie-
  beranfall gefolgt wird. Ein GELS.-Kind liegt genau so regungslos da wie
  BRY., aber es liegt eine ausgeprägtere Blutfülle des Kopfes vor; wie bei
  BRY. sehen wir ein tiefrotes Gesicht und eine Verdunkelung der Haut.[1]
▷ besser durch reichliches Wasserlassen (Benommenheit, Kopfschmerz,
  Schmerz in den Augen, trübes Sehen)

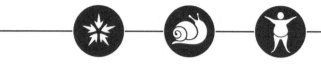

introvertiert – hypoaktiv – dick

Überblick GRAPHITES passt zu dickleibigen, schlaffen Kindern, die unter dauerndem Frösteln und herpetischen Ausschlägen leiden. Die Ausschläge reißen ein und sondern eine klebrige Flüssigkeit ab. GRAPHITES-Babys kommen gewöhnlich durch Kaiserschnitt zur Welt und werden dann sofort auf die Intensivstation gebracht, so dass sich keine Bindung zwischen Mutter und Kind entwickeln kann. Sie sind schüchtern und verschlossen und zeigen einen Mangel an Vertrauen in alles und jeden. Sie werden ängstlich, übervorsichtig und unentschlossen.

GRAPHITES-Kinder können Plagegeister sein. Sie zeigen in der Praxis keinen Respekt vor dem Arzt, und wenn die Mutter so ein Kind zurechtweist, dann lacht es sie aus.[2]

Beschwerden durch
▷ unterdrückte Hautausschläge
▷ starke Hitze und Kälte

Geist und Gemüt
▷ unverschämt: lacht, wenn es getadelt wird und spottet
▷ übermäßige Vorsicht und Zaghaftigkeit
▷ extrem zögerlich und unentschlossen, unfähig sich zu entscheiden
▷ Neigung sich zu erschrecken und zu fürchten
▷ Indiskretion, Taktlosigkeit
▷ vergesslich, macht Fehler beim Sprechen und Schreiben
▷ geistige Erschöpfung durch wissenschaftliche Arbeit
▷ unruhig, zappelig
▷ anspruchsvoll, gewissenhaft in Kleinigkeiten
▷ tadelsüchtig, kritisch: jede kleine Sache verstimmt sie

Allgemeines
▷ **kalt und durstig**
▷ schlechter durch anhaltenden Hunger, kann keinen Hunger ertragen
▷ Heißhunger mit ständigem Verlangen zu essen

Indikationen
▷ Keratitis pustulosa bei Kindern, mit Fissuren der Canthi, extreme Lichtscheu und Gesichtsekzem.[1] Ausschläge und Risse hinter den Ohren. Chronische Absonderungen aus dem Ohr.

162

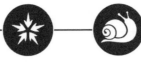

introvertiert – hypoaktiv

Schwächliche, zarte, psorische Kinder mit serösen Ergüssen und Neigung zu zerebralen Beschwerden (BELL. CALC. TUB.). Schwachsinn.   **Überblick**

▷ Zahnungsperiode   **Beschwerden durch**
▷ unterdrückte Hautausschläge

▷ Der HELL.-Patient ist überall wie betäubt. Das ganze Sensorium befindet sich in einem betäubten Zustand, eine Abstumpfung der allgemeinen Sensibilität.[1] Er scheint halb schwachsinnig zu sein und sieht, hört, schmeckt, riecht, trinkt und redet auf mangelhafte, unzulängliche Weise.   **Geist und Gemüt**
▷ antwortet langsam, wartet lange bevor er antwortet oder schafft es überhaupt nicht; starrt gedankenlos vor sich hin, wie abwesend
▷ Kretinismus; zupft an Lippen und Kleidung
▷ Der Patient ist ungeschickt, besonders wenn er seine Aufmerksamkeit von dem, was er gerade tut, abwendet, und sei es nur, um zu sprechen.
▷ Die Muskeln weigern sich, dem Willen zu gehorchen.
▷ Gleichgültigkeit gegen geliebte Personen; gegen Freude, Vergnügen
▷ intellektuell, fühlt sich als könne er große Taten vollbringen

▷ **kalt**   **Allgemeines**
▷ halb geöffnete Augen
▷ Schluckt gierig kaltes Wasser, obwohl bewusstlos (beißt dabei den Löffel), bei Hydrozephalus. Kind saugt gierig mit Ekel vor Nahrungsmitteln.

▷ Der auffälligste Typus von HELLEBORUS-Patienten ist das kranke Kind. Besonders bei Kindern zwischen zwei und zehn Jahren entwickelt sich dieser Typus. Das Anstarren – auf dem Rücken liegend und mit halb geschlossenen Augen starrend – ist typisch für dieses Mittel. Manchmal bewegen sich die Lippen, ohne ein Geräusch von sich zu geben. Die Lippen bewegen sich, als wollte das Kind etwas sagen, aber wenn man nachfragt, dann sind die Worte verloren und vergessen… Das Kind schreit im Schlaf auf… Das Kind liegt auf dem Rücken und rollt den Kopf von einer Seite zur andern.[1]   **Indikationen**

Hepar sulphuris

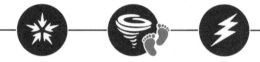

introvertiert – körperlich hyperaktiv – destruktiv

Überblick HEPAR passt auf sehr empfindliche Kinder. Sie sitzen still in einer Ecke und tun nichts. Wenn sie gestört werden, dann vergessen sie sich und werden so zornig, dass sie schlagen und treten.

Beschwerden durch
▷ Missbrauch von Quecksilber oder Chinin
▷ unterdrückte Hautausschläge
▷ Kälte

Geist und Gemüt
▷ schlecht gelaunte Kinder: lachen nicht, amüsieren sich nicht
▷ sitzen regungslos und ohne zu sprechen still in der Ecke
▷ Abneigung gegen Spielen und Vergnügung
▷ zornig wegen Kleinigkeiten, heftiger Zorn, Raserei
▷ wirft Dinge ins Feuer
▷ reizbar, sowohl geistig als auch körperlich
▷ wird böse und gewalttätig
▷ streitsüchtig: es ist schwer, mit ihm auszukommen
▷ widerspenstig: Neigung zum Widersprechen
▷ unzufrieden: immer, mit allem, mit anderen, mit sich selbst
▷ nichts gefällt ihm: mag keine Menschen und öffentlichen Orte
▷ unhöflich

Allgemeines
▷ **kalt und durstig**
▷ Babys riechen immer säuerlich, obwohl sie oft gewaschen werden.
▷ überempfindlich gegen Kälte, Schmerzen, Berührung und Luftzug
▷ überempfindlich gegen alle äußeren Reize
▷ Neigung zu Eiterungen

Indikationen
▷ **Krupp** – Der Kehlkopf ist katarrhalisch entzündet, und bei empfindlichen Kindern weitet sich dieser Katarrh zu einem echten Krupphusten aus. Empfindliche Kinder, die tagsüber einem kalten, trockenen Wind ausgesetzt waren, erleiden am nächsten Morgen einen heftigen Kruppanfall... Der Krupphusten von ACONITUM setzt ausgesprochen heftig ein und verschlimmert sich am Abend bis vor Mitternacht. Das Kind erwacht

aus dem ersten Schlaf mit einem heiseren, bellenden Krupphusten. Eine Gabe ACONITUM kann hierbei völlig ausreichend sein und den Fall heilen, zuweilen wirkt es jedoch nur palliativ. Dann schläft das Kind ein, und gegen Morgen – oder zumindest nach Mitternacht bekommt es den nächsten Anfall, was uns zeigt, dass ACONITUM nicht ausreichend gewirkt hat. Solch einen Fall kann man mit HEPAR SULPHURIS unter Kontrolle bringen. Wenn der Krupphusten jedoch nach Mitternacht einsetzt und das Kind erschreckt aus dem Schlaf hochfährt, zu ersticken droht und sich mit einem trockenen, heiseren und hell klingenden Husten, der sich wie ein trockenes Keuchen anhört, im Bett aufsetzt, so wird in nahezu allen Fällen SPONGIA die passende Arznei sein. Sollte jedoch auch SPONGIA nicht ausreichen und nur palliativ wirken, so dass es zu einer morgendlichen Verschlimmerung kommt, die uns anzeigt, dass die Beschwerden zurückkehren, dann ist HEPAR SULPHURIS das Folgemittel. ACONITUM, HEPAR SULPHURIS und SPONGIA sind eng miteinander verwandt und sie alle sind großartige Arzneien gegen Krupphusten.[1]

Hyoscyamus niger

extrovertiert – hypoaktiv (akut) / körperlich hyperaktiv – destruktiv

Überblick HYOSCYAMUS eignet sich für Kinder, die nervös, reizbar, erregbar und vor allem hysterisch sind; blonde Kinder. Es passt gut auf ältere Kinder, die sich nach der Geburt eines kleinen Geschwisterkindes von ihren Müttern vernachlässigt fühlen. Die Mutter war immer sehr nett und liebevoll, aber nach der Geburt seines jüngeren Bruders, hat er das Gefühl, dass seine Mutter dem jüngeren Bruder mehr Beachtung schenkt als ihm. Er ist eifersüchtig auf den Neugeborenen (IGN.) und wird zornig und zerstörerisch. Der HYOSCYAMUS-Zustand entwickelt sich auch bei Kindern arbeitender Mütter, wenn diese ihre Arbeit schon bald nach der Geburt wieder aufnehmen müssen. Die Mutter lässt das Neugeborene zu Hause, wo das Kindermädchen die Pflege übernimmt. Das Kind wird schon sehr früh in seinem Leben mit fester Nahrung konfrontiert, nicht weil es an Muttermilch mangeln würde, sondern weil die Mutter arbeiten muss, und so bekommt es das Gefühl, verlassen zu sein.

Beschwerden durch
▷ Eifersucht
▷ Schreck, Schock, Furcht
▷ intestinale Wurminfektionen
▷ unglückliche Liebe

Geist und Gemüt
▷ Verhaltensprobleme und -störungen bei Kindern
▷ misstrauisch, zerstörerisch, boshaft
▷ wenig Kontrolle über seine Impulse: redet, scherzt und wütet im unpassendsten Moment; schimpft und beleidigt, beißt jeden der ihn stört
▷ Verlangen Dinge zu zerbrechen
▷ albernes Benehmen wie ein Affe, reißt Possen
▷ schamlos, möchte nackt sein, liegt nackt im Bett
▷ spielt an den Genitalien, streunt nackt umher
▷ sexuell frühreif: Sexualität ist sehr ausgeprägt, macht erotische Scherze
▷ lebhaftes Sprechen, lästiges albernes Benehmen und albernes Lachen
▷ spricht obszön, flucht, spottet, verleumdet und lästert
▷ ruhelos und schlaflos; stachelt andere an
▷ künstlerisch begabt

▷ Eifersucht: enorme Schwierigkeiten mit Geschwistern

▷ Er sollte sorgsam beobachtet werden, um Gewalttaten gegen jüngere Geschwister zu verhindern. Diese können kalt, bösartig und leiden-schaftslos ausgeführt werden.

▷ verweigert das Essen

▷ **kalt und durstig**

Allgemeines

▷ **Konvulsionen** – Krämpfe bei Kindern, insbesondere durch Schreck. Säuglinge die Krämpfe entwickeln. Konvulsive Krämpfe nach dem Essen. Dem Kind wird nach dem Essen schlecht, es erbricht und krampft. ‹Es kreischt und wird bewusstlos.› In den alten Büchern steht, das Kind krampfe aufgrund von Wurmbefall… Das Kind krampft oder hat periodische Krampfanfälle, bei denen es innerhalb von sieben bis zehn Tagen zu fünfzehn bis fünfzig Krampfanfällen kommt. Es kann sein, dass die Krämpfe mit BELLADONNA oder CUPRUM oder einem der anderen zahlreichen Mittel behandelt wurden, aber im Anschluss daran kommt es zu Strabismus und Sehstörungen… Kinder knirschen nachts mit den Zähnen, entweder während der Krämpfe oder dazwischen, aber auch bei Blutfülle oder bei komatösen Zuständen.[1]

Indikationen

Ignatia amara

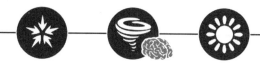

introvertiert – geistig hyperaktiv – nicht destruktiv

Überblick Ein gehorsames und nachgiebiges Kind, das gut lernt, erreicht in einer Prüfung eine weniger gute Note als erwartet. Es ärgert sich, zeigt seine Gefühle aber niemandem, wenn es nach der Schule nach Hause kommt. So entwickelt sich ein IGNATIA-Zustand. Auf empfindliche, zarte Kinder wirkt IGNATIA besonders gut und für sie ist es auch besonders gut geeignet. Die Kinder haben ein mildes Wesen, sind aber schnell im Begreifen und Handeln. Ein IGNATIA-Kind sitzt immer aufrecht.

Beschwerden durch
▷ *Kummer*, Ärger, Furcht
▷ enttäuschte Liebe, unglückliche Liebe, Eifersucht
▷ freundliche Ermahnung
▷ schlechte Nachrichten
▷ Entrüstung, Empörung, Unwille

Geist und Gemüt
▷ kann aufgrund von Hysterie und Wechselhaftigkeit *extrovertiert wirken*
▷ fleißig: Sie nutzen ihre Tüchtigkeit, Schnelligkeit und Verfeinerung um ihre Ziele in der Welt zu erreichen.
▷ gute Jungen und brave Mädchen: auf verfeinerte Art gewissenhaft
▷ Das Kind wird krank und bekommt Konvulsionen im Schlaf, wenn es getadelt, zurechtgewiesen oder ins Bett geschickt wird (CHAM. STAPH.).
▷ Gefühle leicht zu verletzen, leicht beleidigt
▷ Weinen durch Ermahnung; empfindlich gegen Tadel, Vorwürfe, Kritik
▷ empfindlich durch moralische Eindrücke
▷ Zorn bei Vorhaltungen
▷ Enttäuschungen erregen die innere Empfindlichkeit, aber sie versucht es nicht zu zeigen.
▷ hysterisch: Heiterkeit führt Anfälle herbei, macht Szenen, ist voller Schreck, weint oder lacht abwechselnd, lacht wenn sie ernst sein sollte
▷ nicht sehr mitteilsam, Verlangen nach Alleinsein
▷ still und traurig, unwillkürliches Seufzen, Trost verschlechtert
▷ Abneigung gegen Vergnügen
▷ Furcht vor Vögeln
▷ Verlangen zu Reisen und besser durch Reisen

168

▷ kalt und durstig

▷ durstlos bei Fieber

▷ wechselhaft mit widersprüchlichen Symptomen

▷ **Konvulsionen** – bei Kindern während der Zahnung, nach Bestrafung, nach Furcht und Schreck, jeden Tag zur gleichen Stunde

▷ Krämpfe durch Schreck: Das Kind ist kalt und blass, und hat einen fixen, starren Blick, wie bei CINA.

▷ erwacht mit durchdringenden Schreien und Zittern am ganzen Körper

▷ Wurmerkrankungen bei Kindern

▷ Urininkontinenz bei Kindern

▷ Schwitzen beim Essen nur oder hauptsächlich im Gesicht

Iodum

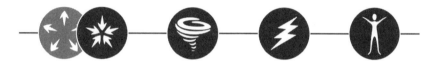

extrovertiert / introvertiert – hyperaktiv – destruktiv – mager

Überblick	IODUM ist eine nützliche Arznei bei chronischen morgendlichen Durchfällen von abgemagerten, skrofulösen Kindern.[1] Es passt auf Kinder mit skrofulöser Diathese, dunklen Haaren und Augen und dunklem oder bräunlich gelbem Hautton.
Beschwerden durch	▷ Nervenschock ▷ enttäuschte Liebe
Geist und Gemüt	▷ schlecht gelaunt und ruhelos, leicht verärgert und beleidigt ▷ versteht keinen Spaß, sinnt immer auf Rache ▷ reißt an Dingen, reißt alles in Stücke ▷ *plötzlicher Impuls zu rennen, gewalttätig zu sein* ▷ plötzlicher Impuls zu töten (ARS. HEP. NAT-S.) ▷ Verlangen nach Aktivität: muss ständig etwas tun, immer *eilig* dabei ▷ Ruhelosigkeit mit Bewegungsdrang, muss sich ständig bewegen ▷ Beschäftigung und Aktivität bessern ▷ Angst, schlechter wenn still ▷ Furcht vor Menschen, vor dem Arzt, meidet jeden ▷ Abneigung gegen die Gegenwart von Fremden ▷ will nicht angesprochen werden ▷ geschwätzig, lebhaft, beeindruckbar ▷ schreckliche Dinge, traurige Ereignisse oder Geschichten verschlechtern ▷ ständig beschäftigt, aber unorganisiert
Allgemeines	▷ **warm und durstig** ▷ Alle Drüsen sind vergrößert und verhärtet. ▷ Hypertrophie der Drüsen auf Kosten der Muskulatur mit allgemeiner Abmagerung. Je größer die Abmagerung, desto mehr ist IODUM indiziert. ▷ Heißhunger: Der IODUM-Patient fühlt sich nur beim Essen wohl, sobald er an irgendeiner Krankheit leidet. ▷ leidet unter Hunger: muss alle zwei Stunden essen, kann den Hunger nicht stillen (CINA. SULPH.) ▷ Alle Ausscheidungen sind scharf, ätzend und wundmachend.

▷ Wachstumsstörungen bei Kindern
▷ Verkrümmung und Deformation von Knochen
▷ schwitzt leicht und ist schnell erschöpft
▷ große Schwäche: Schweißausbrüche durch die geringste Anstrengung;
kann nicht sprechen, weil er beim Treppensteigen außer Atem kommt

▷ **Abmagerung** – Trotz seines Hungers und des vielen Essens magert er
immer mehr ab. (ABROT. NAT-M. PSOR. SANIC. TUB.). Der ganze Körper verkümmert, die Muskeln schwinden, die Haut legt sich in Falten und das
Gesicht des Kindes bekommt das Aussehen eines kleinen alten Menschen, aber die Drüsen unter den Armen, in der Leiste und im Bauch
sind vergrößert und hart.[1]

Indikationen

▷ Husten – Kruppartiger, erstickender Husten bei skrofulösen Kindern, verursacht durch lang anhaltendes feucht-warmes Wetter. Das Kind hält
sich beim Husten den Hals.

Ipecacuanha

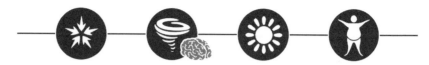

introvertiert – geistig hyperaktiv – nicht destruktiv – dick

Überblick — Das Mittel passt auf Kinder mit schlaffer Faser und heller Komplexion, die dick und blass sind. Besonders geeignet ist es für Beschwerden während der Zahnung und während des Abstillens.

Bei Säuglingen ist dieses Mittel angezeigt, wenn eine choleraartige Diarrhö aufgetreten ist, die in einem ruhrartigen Zustand endete, begleitet von ständigen Tenesmen und dem Ausstoßen von ein wenig blutigem Schleim… IPECACUANHA eignet sich auch in Fällen, in denen der mehr oder weniger reichliche Stuhl grün ist und das Kind häufig große Mengen von grünem Schleim absetzt. Es ist indiziert bei fettleibigen Kindern und Erwachsenen, die schwächlich sind und sich bei feuchtwarmem Wetter erkälten.[4] IPECACUANHA ist der ‹Freund des Säuglings› und auch häufig indiziert bei der Bronchitis von Säuglingen. Die gewöhnliche und schlimme Erkältung, die schließlich bei Säuglingen mit gravierenden Brustbeschwerden endet, ist eine Bronchitis. Nur sehr selten bekommt ein Säugling eine echte Pneumonie, üblicherweise ist es vielmehr eine Bronchitis mit rauen Rasselgeräuschen.[1]

Beschwerden durch
▷ Zorn, Ärger
▷ Entrüstung, Empörung, Unwille
▷ Verletzungen
▷ unterdrückte Hautausschläge
▷ unverdauliche Speisen und Dinge
▷ Blutverlust

Geist und Gemüt
▷ unzufrieden, schwer zufriedenzustellen
▷ Das Kind schreit, kreischt und heult und ist schwer zu besänftigen.
▷ schreit ohne jeden Grund, steckt seine Faust in den Mund und schreit
▷ reizbar und unbeherrscht, verächtlich gegen alles und jeden
▷ unbestimmtes Verlangen: voller Verlangen, weiß aber nicht wonach
▷ Abneigung gegen alles
▷ überempfindlich gegen geringste Geräusche
▷ leidenschaftlich

▷ kalt und durstlos
▷ ständige Übelkeit mit dem Bedürfnis zu erbrechen, kann es aber nicht
▷ Übelkeit nicht gebessert durch Erbrechen
▷ Alle Beschwerden sind mit Übelkeit und Erbrechen verbunden.
▷ starker Speichelfluss bei sauberer Zunge
▷ periodische Verschlechterungen aller Beschwerden: treten jeden Tag
  oder jeden zweiten Tag zur gleichen Stunde auf

▷ **Husten** – Das Kind hustet, würgt und droht zu ersticken. Die rauen Ras-
  selgeräusche sind im ganzen Zimmer zu hören. Die Beschwerden haben
  sich ziemlich schnell entwickelt.[1]
▷ Anfälle von erstickendem Husten mit Würgen; das Kind versteift, wird
  rot oder blau im Gesicht und schließlich wird ihm übel; es würgt und
  erbricht; besser durch frische Luft im Freien, Wärme und Ruhe.[4]

▷ **Konvulsionen** bei Keuchhusten; fürchterliche Krämpfe, die gesamte
  linke Seite betreffend und gefolgt von einer Lähmung; klonische und
  tonische Krämpfe von Kindern und hysterischen Frauen… Arzneien wie
  BELLADONNA sind in den Büchern und Abhandlungen über Krämpfe häufiger erwähnt, und doch ist IPECACUANHA sicherlich eine genauso
  wichtige Arznei, die man im Hinblick auf ihren Bezug zu Krämpfen und
  ihre Wirkung auf das Rückenmark studieren sollte.[1]

▷ **Erbrechen** – Magenprobleme nach gehaltvollen Speisen (PULS.)
▷ Das Kind erbricht grünen Schleim und eine grüne geronnene Substanz;
  die Muttermilch färbt sich grün und wird erbrochen.[1]
▷ asiatische Cholera bei Kindern, grasgrüne Stühle

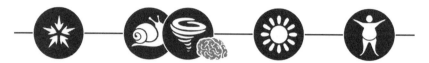

introvertiert – hypoaktiv / geistig hyperaktiv – nicht destruktiv – dick

Überblick	KALIUM BICHROMICUM passt zu dicken, molligen Babys mit kurzem Hals (langer Hals: NAT-M.). Sie haben eine Neigung zu Krupp und kruppartigen Affektionen. Ihr Gesicht ist blass und gelblich.
Beschwerden durch	▷ warmes Wetter, schwüle Wärme ▷ Herbst und Frühling
Geist und Gemüt	▷ schlecht gelaunt, niedergeschlagen, schwermütig, gleichgültig ▷ leicht erregbar ▷ ergebnislose Geschäftigkeit: Sie sind damit beschäftigt, die Schuhe zu binden, in den Taschen zu fummeln oder lose Fäden abzureißen. ▷ Furcht vor Menschen, Menschenfeindlichkeit ▷ ist gern bei seiner Familie, ansonsten Abneigungen gegen Gesellschaft ▷ Abneigung gegen Lesen
Allgemeines	▷ **kalt und durstig** ▷ Zähe Absonderungen, die klebrig sind und zu Fäden gezogen werden können. *Fadenziehende Absonderungen.* ▷ Das Kind ist kälteempfindlich. Es möchte eingewickelt und warm zugedeckt werden. Viele seiner Beschwerden sind viel besser, wenn es im warmen Bett liegt (mit Ausnahme rheumatischer Beschwerden, die bei heißem Wetter auftreten). ▷ Schmerzen an kleinen Stellen (stellenweise, fleckweise Schmerzen)
Indikationen	▷ Schniefen, besonders bei dicken pummeligen Kindern ▷ Schmerzen der Nasenwurzel ▷ Sinusitis ▷ Septum ist geschwürig mit fauligem, fötidem Geruch ▷ Zähe elastische Pfropfen in den Nasenlöchern hinterlassen eine wunde Schleimhaut, wenn sie entfernt werden. ▷ geschwollenen Tonsillen mit Taubheit ▷ rheumatische Beschwerden abwechselnd mit Durchfall und Dysenterie ▷ unfähig Kartoffeln und stärkehaltige Nahrung zu verdauen

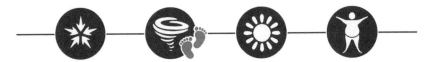

introvertiert – körperlich hyperaktiv – nicht destruktiv – dick

Kalium bromatum-Kinder neigen zur Fettleibigkeit. Sie leiden unter einer schwierigen Zahnung und sprechen langsam und stotternd.   Überblick

▷ emotionale Unruhe, Gemütserregung   Beschwerden durch
▷ Ärger, Schreck, Sorgen
▷ *Verlegenheit*

▷ Der geistige Zustand korrespondiert mit dem nächtlichen Schrecken von   Geist und Gemüt
Kindern, die aus dem Schlaf auffahren und nicht wieder getröstet werden können. Die Wahnvorstellung des Kindes ist, dass es von schrecklichen Wesen oder Dingen gejagt und verfolgt wird. Dieser geistige Zustand bringt zusammen mit der übermächtigen BROMUM-Wirkung Probleme mit den Bronchien hervor, z. B. Krupp. Deswegen ist dieses Mittel bei Kindern besonders nützlich.[2]
▷ sich auszudrücken ist schwierig bis unmöglich, kann es nicht
▷ Erregung bei gespannter Erwartung von Ereignissen
▷ religiöse Affektionen, religiöse Manie
▷ Wahnideen, hält sich für das einzige Opfer göttlicher Rache

▷ **warm und durstig**   Allgemeines
▷ unruhige, zappelige Finger und Hände
▷ fummelt, zupft, spielt mit den Fingern, ringt die Hände
▷ muss sich beschäftigen und bewegen, wird zappelig

▷ Nächtlicher Schrecken bei Kindern. Sie erwachen schreiend, nur halb   Indikationen
bewusst und erkennen niemanden. Darauf folgt Schielen.[4]
▷ Schluckstörungen bei Flüssigkeiten, kann nur feste Nahrung schlucken
▷ Schlafwandeln bei Kindern

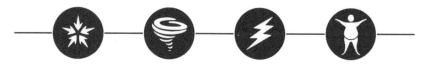

introvertiert – hyperaktiv – destruktiv – dick

Überblick Das Kind hat dunkle Haut und dunkle Haare, aber schlaffe Fasern und eine Neigung zur Fettleibigkeit. Leeres, leidendes und abgehärmtes Aussehen. Gelbes oder blasses, kränkliches, aufgeschwemmtes Gesicht mit eingesunkenen Augen und taschenartigen Schwellungen über dem Oberlid.

Beschwerden durch
▷ der Kälte ausgesetzt sein, Eiscreme, Eiswasser
▷ Tadel, Ermahnung

Geist und Gemüt
▷ will getragen werden (ANT-T. ARS. CHAM. CINA), Schaukeln bessert
▷ große Abneigung vor dem Alleinsein, voll Furcht und Phantasien
▷ schreit um Hilfe; Schaukeln, gewiegt werden bessert
▷ eigensinnig, sehr reizbar; Weinen durch Ermahnung
▷ klammert sich an die Mutter, will stets die Hand halten; vereinnahmt die Familie, dennoch unfreundlich, macht ihr das Leben schwer
▷ erschreckt leicht durch Geräusche, Berührung, Schreck; erschreckt leicht durch jedes Geräusch, besonders wenn es nicht erwartet wird
▷ Das Kind kann es nicht ertragen, berührt zu werden. Die Haut, besonders die der Fußsohlen ist unglaublich empfindlich. Die leichteste Berührung an der Fußsohle kitzelt dermaßen, dass das Kind schreit und zittert. Abneigung angefasst zu werden. Kitzligkeit.
▷ unfähig zu Mathematik, Rechnen

Allgemeines
▷ **kalt und durstig**
▷ fettleibig, aufgeschwemmt; Verlangen nach Süßigkeiten
▷ Empfindsamkeit und Überempfindlichkeit; überempfindlich gegen Schmerzen; empfindlich gegen jeden Wetterwechsel
▷ große Trockenheit des Haares, rasanter Haarausfall mit vielen Schuppen

Indikationen
▷ **Pneumonie** – Stechende Schmerzen in der Brust, besonders durch die untere rechte Thoraxseite in den Rücken schießend. Giemen und Rasseln; viel Schleim in der Brust, schwer abzuhusten. Starke Atemnot.
▷ schwache Augen nach Masern bei Kindern
▷ Nasenbluten beim Waschen des Gesichtes am Morgen

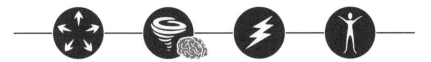

extrovertiert – geistig hyperaktiv – destruktiv – mager

KALIUM IODATUM passt auf skrofulöse Kinder mit lymphatischem Tempe-   Überblick
rament und auf syphilitische Patienten.

▷ traurig, gereizt   Geist und Gemüt
▷ Abneigung gegen Berührung (angefasst; getragen zu werden)
▷ barsches Wesen und Grausamkeit
▷ beleidigend, gefühllos und reizbar, besonders gegenüber der Familie
▷ Gedächtnisschwäche, vergesslich; kann die richtigen Worte nicht finden
▷ Sehr geschwätzig, fröhlich und witzig. Wenn sie reden, amüsieren sich
   alle über ihre Späße. Sie sind aktiv, arbeiten hart und sind sehr hilfs-
   bereit.[2]

▷ warm   Allgemeines
▷ Verlangen nach Luft, im Freien
▷ Beschwerden in Ruhe oder in geschlossenen Räumen
▷ Abmagerung: Marasmus ähnlich dem Endstadium der Tuberkulose
▷ rachitische Kinder: großer Kopf und ausgezehrte Glieder.

▷ Rachitis – Die Kinder können keine Berührung ertragen. Auch Erschüt-   Indikationen
   terungen und Vibrationen sind unerträglich. Diese Kinder haben einen
   großen Kopf und abgemagerte Glieder, große Zähne und einen schma-
   len Kiefer. Häufiges Wasserlassen und Defäkieren.
▷ Fissuren am Anus bei Säuglingen

introvertiert – geistig hyperaktiv – nicht destruktiv

Überblick
KALIUM MURIATICUM wirkt besonders gut im zweiten Stadium der Entzündung von Schleimhäuten und serösen Häuten wenn das Exsudat einen fibrinösen Charakter hat. Das Exsudat ist gewöhnlich von weißer Farbe.

Beschwerden durch
▷ Impfungen
▷ Schläge, Quetschungen, Verstauchungen
▷ Verbrennungen, Schnittwunden usw.

Geist und Gemüt
▷ unzufrieden, entmutigt
▷ Sitzt still und schweigend da und will nicht gestört werden.
▷ Sucht die Einsamkeit, um untätig und still zu sein.
▷ Furcht vor dem Bösen
▷ Reizbarkeit und Zorn durch Kleinigkeiten
▷ Raserei und Wut durch leichteste Provokationen
▷ Stellt sich vor, er müsste verhungern.

Indikationen
▷ Aphthen bei Kindern und stillenden Müttern
▷ hartnäckiges Ekzem: Milchschorf, schorfige Ausschläge am Kopf und im Gesicht kleiner Kinder

introvertiert – geistig hyperaktiv – destruktiv

KALIUM PHOSPHORICUM passt auf blasse, empfindliche, nervöse und sehr   Überblick
reizbare Kinder mit schwachem Nervensystem und Gehirn.

▷ mechanische Verletzungen   Beschwerden durch
▷ Kummer, Ärger
▷ geistige Überanstrengung
▷ Stress oder Überanstrengung, besonders bei Schülern und Studenten

▷ Reizbarkeit: Kinder weinen und kreischen, geraten in Wut und können   Geist und Gemüt
  kaum sprechen; Sprechen schwierig, schlechter durch Zorn
▷ nächtlicher Schrecken und schreckliche Träume bei Kindern (BOR.)
▷ Erwacht aus festem Schlaf und kreischt angstvoll. Schlafwandeln.
▷ Schüchternheit: Abneigung auf Fragen zu antworten, gegen Gesellschaft
▷ leicht erschreckt: überempfindliche Kinder, Auffahren durch Berührung
  und Geräusche
▷ schwaches Gedächtnis, vergesslich, kann sich Namen nicht merken
▷ Furcht vor Menschenmengen, vor Krankheit, vor dem Tod, vor Alleinsein,
  vor offenen Plätzen (Agoraphobie) usw.
▷ Zaghaftigkeit und exzessives Erröten (Schamesröte)
▷ Abneigung zu reden und Verlangen nach Einsamkeit
▷ Destruktivität: reißt, zerrt an Dingen, an der Kleidung; Gewalttätigkeit

▷ **kalt**   Allgemeines
▷ faulige Absonderungen und Ausscheidungen
▷ Verlangen nach eiskaltem Wasser, Essig, Süßigkeiten
▷ hungrig, auch bald nach dem Essen
▷ ständiges Naschen und Knabbern tagsüber

▷ Kopfschmerzen von Schulkindern und abgekämpften, überanstrengten   Indikationen
  Patienten
▷ Bettnässen bei größeren Kindern: bei hartnäckigen Fällen von Enuresis
  bei erregbaren, empfindlichen Kindern
▷ Paralyse der Säuglinge während der Zahnung

179

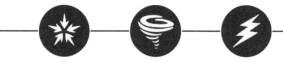

introvertiert – hyperaktiv – destruktiv

| Überblick | Man sagt, KALI-S. sei das mineralische Analogon zu PULSATILLA. Die Kinder sind milde, empfindlich, hellhäutig mit roten Lippen und schüchtern wie PULSATILLA. Aber sie sind sehr ruhelos. Während eines Fiebers zeigen sie sich von der erhöhten Temperatur unbeeindruckt. Sie leiden an Anfällen rezidivierender Bronchitis nach einer schweren Pneumonie.[7] |

Beschwerden durch

▷ Abkühlung nach Erhitzung
▷ Verletzungen

Geist und Gemüt

▷ ungeduldig, aggressiv
▷ Trost verschlechtert
▷ eigensinnig, faul und arbeitsscheu
▷ Weich und recht zaghaft wie PULSATILLA, aber in der Tiefe findet sich unerwartete Reizbarkeit und Härte.[5]
▷ Furcht vor fremder Umgebung
▷ schreckliche Träume: von Gespenstern, Tod, Räubern oder Mord mit heftigen Bewegungen während des Schlafes

Allgemeines

▷ **warm**
▷ besser durch kalte Luft im Freien
▷ Verlangen nach Süßigkeiten, kaltem Essen, kalten Getränken
▷ Abneigung gegen Eier

Indikationen

▷ Nach Bronchitis bei Kindern, wenn jede Erkältung ein Rasseln in der Brust verursacht und es keinen Auswurf gibt.[1]
▷ Rasseln in der Brust mit Husten bei jeder Erkältung und bei jedem Wetterwechsel
▷ Husten nach Grippe, besonders bei Kindern

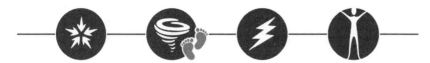

introvertiert – körperlich hyperaktiv – destruktiv – mager und groß

Passt besonders auf Säuglinge. Kinder sehen alt aus (LYC. ARG-N. SEC. OP. **Überblick**
ABROT.). Zahnende Kinder. Runzlig, skrofulös mit *rapider Abmagerung* und
schwieriger Zahnung. Zu groß gewachsen, aber unterentwickelt. Sehr groß
für ihr Alter (PHOS.). Kranker, leidender Ausdruck; alt aussehende Kinder.[4]

▷ Das Kind ist schlecht gelaunt, stur und eigensinnig.   **Geist und Gemüt**
▷ Das Kind will alles, ist aber mit nichts zufrieden. Es wirft alles weg und
   verlangt dann etwas Neues. Verlangt nach einem Spielzeug und wirft es
   jemandem ins Gesicht, sobald es ihm gegeben wird.
▷ große Ruhelosigkeit während der Zahnung: Das Kind will beständig in
   Bewegung sein und schreit die ganze Nacht.
▷ Musik verursacht Weinen und Herzklopfen
▷ Kinder können ohne Streicheln und Liebkosungen nicht einschlafen

▷ **kalt**   **Allgemeines**
▷ zu groß gewachsen und abgemagert
▷ Die Lippen sind rot und bluten, die Mundwinkel sind roh, wie wund, die
   Augenlider rot und die Haut wie wundgescheuert.[1]

▷ **Diarrhö** – KREOSOTUM ist ein sehr gutes Mittel bei Diarrhö im Sommer, **Indikationen**
   besonders bei Säuglingen.[1] Fissuren zwischen den Pobacken, rot und
   wund. Legt die Hände auf die wunden Genitalien und Fissuren und
   schreit höchst gereizt, wegen des Brennens.
▷ **Zahnung** – Säuglinge haben während des Zahnens nur Beschwerden,
   weil sie krank sind. Ginge es dem Kind ansonsten gut, hätte es auch
   beim Zahnen keine Beschwerden.[1] Jammert ständig oder döst mit halb-
   geöffneten Augen oder ist verärgert und schlaflos.[4] Heißes Zahnfleisch
   mit viel Durst während der Zahnung.
▷ **Zähne** zerfallen schon ab dem Moment des Erscheinens; schwammar-
   tiges, blutendes Zahnfleisch und fauliger Mundgeruch.
▷ **Bettnässen** bei Kindern – Einnässen während des ersten Schlafes
   (SEP.), während des Träumens vom Urinieren. Erwacht beim Urinieren,
   kann den Fluss aber trotzdem nicht anhalten.

Lac caninum

extrovertiert – geistig hyperaktiv – destruktiv

Überblick

Der LAC CANINUM-Zustand gleicht dem eines dunkelhäutigen Mädchens in einer indischen Familie. Ihre Schwestern sind hellhäutiger als sie. Sie versucht nun mit allen Mitteln, auch eine hellere Haut zu bekommen, weiß aber ganz genau, dass es ihr niemals gelingen wird. Sie wird ständig mit ihren ‹gutaussehenden› Schwestern verglichen und entwickelt eher früher als später Selbsthass. Leute bringen Kleider für ihre Schwestern vorbei, aber nie für sie. Niemand hört ihr zu. Sie ist einfach nicht intelligent genug. Alles was sie sagt, klingt töricht und dumm. Sie meint, wegen ihres ‹unschönen Körpers› vernachlässigt und abgelehnt zu werden. Sie beginnt, sich schmutzig zu fühlen und wäscht sich häufig.[2]

Das Mittel passt auf nervöse, sehr ruhelose und hochempfindliche Kinder.

Beschwerden durch

▷ Folgen von Stürzen (Neigung zu Fallen)
▷ Verachtung, Geringschätzung
▷ Geruch von Blumen

Geist und Gemüt

▷ Gedächtnisschwäche, sehr vergesslich
▷ Gedächtnisschwäche für das, was sie gelesen, gesagt oder getan hat
▷ Gedächtnisschwäche für Worte
▷ geistesabwesend, macht Fehler beim Sprechen oder Schreiben
▷ Furcht, die Treppe herunter zu fallen (BOR.), vor dem Alleinsein (KALI-C.), vor Schlangen
▷ sehr reizbar: Das Kind schreit die ganze Zeit, besonders in der Nacht (JAL. NUX-V. PSOR.).
▷ Sie sind erregbar, extrovertiert und voller Furcht.[5]
▷ sehr phantasievoll: Ihre Phantasie ist so stark, dass sie sich Symptome einbilden. Jedes Symptom scheint eine eigene Krankheit zu sein.
▷ viel Aggression: boshaft, Raserei und Wutanfälle mit Fluchen und Beleidigungen durch die leichteste Provokation (NIT-AC.)
▷ Hass: schreibt gemeine und verächtliche Briefe an ihre Freundin
▷ geringschätzig gegen sich selbst
▷ Furcht, dass sie ihre Pflichten nicht mehr erfüllen können
▷ chronische Traurigkeit: alles scheint sehr dunkel

▷ warm

▷ *abwechselnde Seiten*: Symptome wechseln die Seiten, oft sehr schnell; Wundheit des Rachens, Tonsillitis, Diphtherie und andere Affektionen wechseln die Seite. Symptome wechseln alle paar Stunden oder Tage die Seite.

▷ Großer Hunger auf große Mengen in kurzen Intervallen. Fühlt sich nach dem Essen genauso hungrig wie davor (CASC. CALC-C. CINA LYC.)

▷ Das Kind verlangt nach Milch (es kann auch eine Unverträglichkeit von Milch geben).

▷ überempfindliche Kinder: Überempfindlichkeit der Haut; kann es nicht ertragen, wenn ein Körperteil einen anderen berührt; muss sogar die Finger gespreizt halten; empfindlich gegen Licht und Geräusche

▷ ständiges Bedürfnis, sich die Hände zu waschen

▷ Schlaflage: Schläft auf dem Rücken, wobei ein Bein so angezogen wird, dass der Fuß auf dem Knie des anderen Beines ruht oder liegt fest eingerollt auf der Seite, wobei das Gesicht fast die Knie berührt.[5]

▷ **Diphtherie** bei Kindern: Die Membranen verschwinden wiederholt von einer Seite und bilden sich auf der anderen Seite neu. Diphtherische Ablagerungen sehen aus wie lackiert. *Glänzendes glasiertes Aussehen der Kehle*. Dabei Verlangen nach warmen Getränken.

▷ **Bettnässen** nachts bei Kindern während sie vom Urinieren träumen

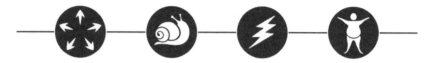

extrovertiert – hypoaktiv – destruktiv – dick

Überblick	LAC DEFLORATUM-Kinder sind schlaff und neigen zur Fettleibigkeit. Säuglinge und Kleinkinder sind kalt, anämisch und verabscheuen Milch. Sie leiden unter Mangelernährung. Der Verlust von geliebten Menschen, besonders der Mutter, spielt bei dieser Konstitution eine Rolle. Das gilt auch für adoptierte Kinder, die früh von der Mutter getrennt worden sind und sich nun verlassen fühlen.
Beschwerden durch	▷ körperliche Verletzungen ▷ Milch
Geist und Gemüt	▷ Ausnahme: Trotz Hypoaktivität ist das Mittel **destruktiv**! ▷ Furcht vor engen Räumen, Klaustrophobie: Toilettentüren dürfen bspw. nicht geschlossen werden ▷ Gedächtnisverlust ▷ lustlos, apathisch, gleichgültig ▷ Abneigung gegen jede körperliche und geistige Anstrengung
Allgemeines	▷ **kalt und durstig**
Indikationen	▷ **Abneigung gegen Milch** – LAC DEFLORATUM ist ein sehr nützliches und häufig eingesetztes Mittel bei Säuglingen und Kindern, die keine Milch vertragen. Es ist nicht immer ihr Konstitutionsmittel, aber es ist eins jener Mittel, die ihnen in der Wachstumsphase helfen. Denn manche dieser Kinder werden durch die Fütterung mit Milch krankhaft dick, andere wiederum magern ab.[1] ▷ Kinder die krank werden, also z. B. Schnupfen bekommen, wenn sie Milch trinken.

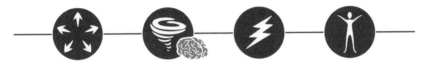

extrovertiert – geistig hyperaktiv – destruktiv – mager

LACHESIS passt auf dünne, ausgezehrte Personen. LACHESIS Kinder werden oft aufgrund von Verhaltensstörungen oder emotionalen Problemen von ihren Eltern zu uns gebracht. Typischerweise treten diese Probleme nach Geburt eines kleinen Geschwisterchens auf, die zu enormer Eifersucht bei dem älteren Kind führt.[5] — Überblick

▷ Schreck, Schock, Furcht — Beschwerden durch
▷ Eifersucht, Ärger
▷ unglückliche, enttäuschte Liebe

▷ Das Kind scheint eine Art frühreife Wahrnehmung für die Menschen um sich herum zu haben. Es ist fähig, ihre verwundbarste Stelle zu finden und mit Worten zu treffen. Es kann sich der Autorität einer anderen Person nicht unterwerfen und erträgt keinerlei Beschränkungen.[5] — Geist und Gemüt
▷ Spielt Lehrern und anderen Menschen böse Streiche. Beleidigt und beschimpft die Eltern. Ist boshaft und spottet.
▷ krabbelt auf dem Boden umher, spuckt häufig
▷ grundlose Eifersucht
▷ Das Kind ist sehr besitzergreifend gegenüber seinen Freunden und will, dass sie sich nur mit ihm beschäftigen und keine anderen Freunde haben.[5]
▷ Egoismus, spricht in Begleitung immer über sich selbst
▷ große Geschwätzigkeit: möchte die ganze Zeit reden, wechselt schnell von einem Thema zum anderen
▷ scharfzüngig, witzig, intelligent, kritisch, spaßhaft
▷ starke Neigung zu Humor und Späßen
▷ Kinder können sich schlecht konzentrieren.
▷ träge, faule Kinder *oder* überaktiver Geist und schnell im Handeln
▷ unruhiger Schlaf bei Kindern mit Ächzen und Stöhnen, Träumen von ihrem Zuhause und Angst, als ob sie etwas falsch gemacht hätten
▷ religiöse Affektionen bei Kindern
▷ Liebe zu Tieren, besonders zu Katzen
▷ Vorliebe für dunkelblaue Farben

Allgemeines	▷ **warm und durstig**
	▷ schlank, dünn, abgemagert
	▷ linksseitige Symptome
	▷ alle Symptome schlechter während und nach Schlaf
	▷ schläft auf der rechten Seite: auf der linken Seite unmöglich
	▷ Absonderungen und Ausscheidungen bessern
	▷ empfindlich gegen jede Berührung
	▷ blaues oder blaurotes Aussehen (Ausschläge usw.)
	▷ zitternde Zunge
Indikationen	▷ **Fieber** – Reizbarkeit während Fieber bei Säuglingen
	▷ Sie schreien, wollen nicht liegen, entwickeln dann Fieber mit Aufstoßen, Erbrechen Milch, haben häufigen Stuhlgang und strahlen Hitze aus.
	▷ **Aufstoßen** – nach dem Essen, während Fieber
	▷ Aufstoßen steigert sich bei Säuglingen bis zum Erbrechen
	▷ Erbrechen von Nahrung nach dem Essen
	▷ Aufschwulken von bitterem Wasser
	▷ Erbrechen von saurem Wasser nach dem Abendessen
	▷ saures und bitteres Erbrechen nach in Butter gebratenem Fleisch
	▷ heftige Magenkrämpfen abends

186

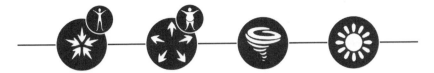

introvertiert (mager) / extrovertiert (dick) – hyperaktiv – nicht destruktiv

Überblick

Passend für reizbare, nervöse Kinder, die während einer Krankheit oder morgens nach dem Erwachen kaum zu bändigen sind. Sie sind sehr *schlecht gelaunt* und stoßen wütend jedermann von sich. Säuglinge und Kleinkinder sind abgemagert, runzelig und sehen alt aus… Kinder, die ihre Decke wegtreten, deren linker Fuß kalt, der rechte aber warm ist, die launischen Appetit haben, viel essen, manchmal unter ungewöhnlichem Hunger leiden, großen Durst haben und trotzdem kontinuierlich abmagern, können oftmals mit LYCOPODIUM geheilt werden.[1]

Es passt zu frühzeitig gealterten Kindern mit gelb-fleckiger Haut oder zu frühreifen, altklugen Kindern. LYCOPODIUM-Patienten haben einen scharfsinnigen Geist, sind aber körperlich schwach. Abmagerung an Hals und Oberkörper bei aufgeschwemmter unterer Körperhäfte.[4]

Die Zaghaftigkeit und Feigheit von LYCOPODIUM ist bei Kindern am besten zu erkennen. Sie fürchten sich vor neuen, unbekannten Situationen und Treffen mit neuen Bekanntschaften, die sie zu vermeiden suchen. Aus dieser Zaghaftigkeit erwächst zusammen mit der körperlichen Schwäche eine Abneigung zu spielen. LYCOPODIUM ist das Kind fordernder Eltern. Also hat es einerseits Erwartungsangst, Mangel an Selbstvertrauen und Furcht vor Misserfolgen und Zusammenbruch, andererseits liebt es Macht, ist ehrgeizig, egoistisch und dominant.[2]

Viele Kinder sind ärgerlich, diktatorisch und grob zu Eltern, die ihnen zu viel durchgehen lassen und zu nachgiebig sind. Die Eltern sind oft erstaunt, wenn sie erfahren, dass ihr Kind gute Noten in Betragen erhalten hat, weil sein tyrannisches Verhalten in der Schule nicht geduldet wird.[5]

Beschwerden durch

▷ Schreck, Schock, Furcht
▷ Zorn, Ärger; Demütigung, Kränkung
▷ (unterdrückte) Empörung, Unwille

Geist und Gemüt

▷ Das Kind wirkt ernst und lächelt nie.
▷ Ärger und Zaghaftigkeit zeigen sich, wenn der Arzt sich zur Untersuchung nähert. Das Kind wird seinen Unmut nicht am Arzt sondern an der Mutter auslassen indem es sie schlägt.

Lycopodium clavatum

Geist und Gemüt	▷ hart gegenüber Untergebenen, doch freundlich und zustimmend gegenüber Vorgesetzten und Personen, die er fürchtet
	▷ Will nur mit den Menschen zusammen sein, die immer da sind und die es dominieren kann. Er fürchtet die Anwesenheit von Fremden oder Besuchern und möchte, dass immer jemand im Nebenraum ist.
	▷ Das LYCOPODIUM-Kind möchte andere dominieren. Es bringt seine eigenen Spielsachen zu seinen Freunden mit, damit es bestimmen kann, was und wie gespielt wird. Wenn jemand seinen Anweisungen nicht Folge leistet, dann droht es, mit seinen Spielsachen wieder nach Hause zu gehen.
	▷ kann keinen Widerspruch und keinen Widerstand ertragen
	▷ sucht Streit, gerät leicht in Zorn
	▷ Das Kind ist scheu und vorsichtig. Es vermeidet körperliche und tendenziell ‹grobe› Beschäftigungen wie Radfahren, Rutschen oder Schwimmen. Es verwendet seine Energien lieber für die intellektuelle Beschäftigung mit Büchern, Computern oder anderen Hobbys.[5]
	▷ Das Kind möchte allein sein, hat aber große Angst beim Alleinsein.
	▷ verworrenes Reden, schwaches Gedächtnis
	▷ Unfähigkeit sich richtig auszudrücken
	▷ mürrisch und verärgert beim Erwachen: schreit und tritt boshaft
	▷ erwacht traurig am Morgen
	▷ schläft den ganzen Tag und schreit die ganze Nacht
	▷ lacht oder weint im Schlaf
Allgemeines	▷ **warm und durstig**
	▷ rechtsseitige Symptome
	▷ Abmagerung bei introvertierten Kindern
	▷ Fettleibigkeit bei extrovertierten Kindern (Sykose)
	▷ schlechter 16 bis 20 Uhr
	▷ roter Grieß im Urin, das Kind weint vor dem Urinieren
	▷ Verlangen nach Süßigkeiten, warmen Speisen und Getränken
Indikationen	▷ **Obstipation** bei Kindern: vergeblicher Stuhldrang durch Sphinkterkontraktion, kleine Mengen, schwierige Entleerung
	▷ nach Defäkation Gefühl, als ob viel zurückgeblieben wäre

▷ Stuhl mit sandartigen Beimengungen bzw. sandartigen Körnern

▷ Der erste Teil des Stuhls ist hart und schwierig zu entleeren, danach ist er   weich, dünn und herausspritzend.

▷ Stuhlgang gefolgt von Ohnmacht und Schwäche

▷ Urin – spärlich, schreit vor dem Urinieren (besonders Kinder, die durch Schmerzen erwachen und die Glieder umherwerfen), rotes Sediment

▷ Urin kommt langsam, muss sich anstrengen

▷ Urin milchig trübe

▷ **Nase** –Die Problematik beginnt oft im Kleinkindalter. Das Kind leidet zuerst an einer merkwürdigen rasselnden Nasenatmung und atmet schließlich nur noch durch den Mund, da die Nase verstopft ist. Dieser Zustand hält tage- und monatelang an. Das Kind atmet nur durch den Mund, und wenn es weint und schreit, dann mit einem schrillen Ton, der typischerweise bei verstopfter Nase auftritt. Das Kind leidet weiterhin an diesen Nasenbeschwerden, bis sich schließlich große, gelbe, zuweilen schwärzliche oder auch grünliche Borken gebildet haben und es zu Nasenbluten kommt.[1]

▷ Verstopfte Nase; Schniefen; atmet durch den Mund; Kind fährt aus dem Schlaf hoch und reibt sich die Nase.[4]

Magnesium carbonicum

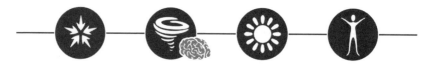

introvertiert – geistig hyperaktiv – nicht destruktiv – mager

Überblick   Reizbare Kinder mit nervösem Temperament und schlaffer Faser. Kinder tuberkulöser Eltern. Der ganze Körper riecht sauer und das Kind neigt zu Furunkeln.

Ein MAGNESIUM-Patient hat das Gefühl, dass er die Fürsorge und den Schutz, den er benötigt, nicht bekommt. Es ist der Zustand eines Säuglings, der in allem auf seine Mutter angewiesen ist, aber von ihr verlassen wurde. Sie fühlen sich, als wären sie Waisen.[2]

Beschwerden durch
- ▷ Ärger, leidenschaftliche Ausbrüche
- ▷ übermäßige Sorge
- ▷ Stöße, Schläge
- ▷ Zahnung

Geist und Gemüt
- ▷ voll von Furcht und Ängsten
- ▷ Kinder, die anfangen zu weinen, wenn sie den Arzt sehen
- ▷ zurückhaltend, verschlossen
- ▷ Reizbarkeit bei Kindern: missmutig, griesgrämig und überempfindlich
- ▷ unfähig, die Gefühle im Zaum zu halten
- ▷ empfindlich gegen und Auffahren durch Geräusche und Berührung
- ▷ empfindlich gegen Sinneseindrücke
- ▷ geistesabwesend beim Schreiben
- ▷ Schulprobleme wegen Schwierigkeiten mit dem Lesen und Schreiben
- ▷ Ein Gefühl von Unsicherheit führt zu Hyperaktivität.[3]

Allgemeines
- ▷ **kalt und durstig**
- ▷ abgemagert
- ▷ Säuglinge scheiden Milch unverdaut wieder aus (Diarrhö durch Milch: NAT-C. SEP.).
- ▷ Kümmerliche und kränkliche Kinder, die Milch ablehnen und Magenschmerzen bekommen, wenn sie Milch trinken.
- ▷ Verlangen nach Früchten und Fleisch
- ▷ saure Ausscheidungen

▷ Marasmus – Bei Kindern von tuberkulösen Eltern besteht die Neigung zu Marasmus. Die Muskeln des Kindes verlieren an Kraft, das Kind gedeiht trotz guter Ernährung und medizinischer Versorgung nicht.[1]

▷ Kent hat beobachtet, dass es besonders bei ungewollten Kindern vorkommt, die aus ‹illegitimen›, heimlichen Affären hervorgehen und dass diese Kinder eine Neigung zur Abmagerung am Hinterkopf haben.

▷ Der Hinterkopf beginnt einzufallen, als würde das Kleinhirn atrophieren.[1]

▷ Ein Absinken des Hinterhauptbeins ist bei marastischen Kindern nicht ungewöhnlich.

▷ saurer Geruch – Das MAG-C.–Baby riecht sauer wie das HEPAR-Baby. Man kann es waschen, so oft man will, es riecht immer noch sauer; der Schweiß riecht sauer, das ganze Baby riecht sauer. Der Stuhl riecht streng und beißend, wie verwest. Oft strömt das ganze Kind einen beißenden Geruch aus, als wäre es unsauber, und dass, obwohl es frisch gewaschen ist.[1]

▷ Ungeheurer Appetit auf Fleisch bei Kindern. Der Magen bereitet Probleme. Der MAG-C.-Patient klagt ständig über einen übersäuerten Magen; saures Aufstoßen.[1]

▷ Verstopfung – Der Stuhl ist groß, hart und bröckelig. Der Stuhl wird herausgedrückt und zerbröckelt schon in viele Stücke, bevor er noch ganz abgesetzt ist.

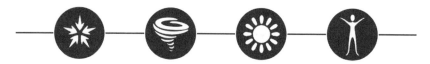

introvertiert – hyperaktiv – nicht destruktiv – mager

| Überblick | Es passt zu kümmerlichen rachitischen Kindern während der Zahnung und zu nervösen, ruhelosen und zappeligen skrofulösen Kindern. |

Es passt zu kümmerlichen rachitischen Kindern während der Zahnung und zu nervösen, ruhelosen und zappeligen skrofulösen Kindern.

Ein gutes Mittel für Kinder, die familiären Konflikten ausgesetzt sind. Wenn die Eltern Streit haben oder sich gar in Scheidung befinden, dann bekommen die Kinder Epilepsie oder Asthma. Sie lehnen Mutter und Vater ab und suchen nach einem wahren Freund.[3]

Beschwerden durch
- ▷ Baden im Meer
- ▷ Auseinandersetzungen zwischen Verwandten, Freunden

Geist und Gemüt
- ▷ mürrisch, verdrießlich, schlecht gelaunt
- ▷ Abneigung gegen Unterhaltungen, Verlangen nach Alleinsein
- ▷ große Empfindlichkeit gegen Geräusche, *extrem ruhelos*
- ▷ Angstzustände, wenn das Kind gezwungen wird, sich ruhig zu verhalten
- ▷ Das Kind ist bereit, die normalen und natürlichen Verhaltensweisen der Kindheit zu opfern, um gut, liebenswert und annehmbar zu sein.
- ▷ Abneigung gegen Streit; empfindlich gegen Grobheiten.
- ▷ Kleptomanie; stiehlt Naschwerk

Allgemeines
- ▷ warm
- ▷ abgemagert (rachitisch)
- ▷ Zunge groß und gelb, mit Zahneindrücken

Indikationen
- ▷ **Verstopfung** bei Säuglingen ähnlich MAG-C.: Nur wenig Stuhl wird abgesetzt; Stuhl ist knotig, wie Schafskot, zerbröselt am Rand des Anus.
- ▷ **Milch** – Kinder, die Milch nicht verdauen können. Kinder mit schwieriger Zahnung sind nicht fähig, Milch zu verdauen. Milch verursacht Magenschmerzen und wird unverdaut ausgeschieden. Durchfall nach Milch.
- ▷ **Leber**erkrankungen bei kümmerlichen, rachitischen Kindern; Lebervergrößerung bei Kindern, v. a. des linken Lappens
- ▷ **Bandwurm** bei Kindern
- ▷ **Haut**probleme bei Kindern, vor allem Tinea ciliaris: ein Ausschlag an den Haarwurzeln, besonders der Augenlider; das Haar fällt aus

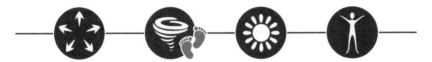

extrovertiert – körperlich hyperaktiv – nicht destruktiv – mager

MAGNESIUM PHOSPHORICUM passt auf dünne, abgemagerte Kinder, die   Überblick
hochgradig nervös sind. Sie sind müde, schwach, erschöpft und haben
rechtsseitige Beschwerden. Ihre Haut ist dunkel.

▷ Zahnung   Beschwerden durch
▷ Stehen in kaltem Wasser, kaltes Baden

▷ extrovertiert und kontaktfreudig wie PHOSPHORUS   Geist und Gemüt
▷ jammert und klagt die ganze Zeit
▷ klagt über ihre Schmerzen, spricht immer von ihren Schmerzen
▷ Abneigung gegen geistige Arbeit, Lernen fällt schwer
▷ Schläfrigkeit bei jedem Versuch zu lernen, Schläfrigkeit bei Studenten
▷ Trägt Dinge von einem Ort zum anderen und wieder zurück.

▷ abgemagert (bei schmalem Körperbau)   Allgemeines

▷ nervöse Anspannung und plötzliche, heftige Anfälle neuralgischer   Indikationen
   Schmerzen, die plötzlich den Ort wechseln
▷ Krämpfe bei Erwachsenen und Kindern, gefolgt von großer Berüh-
   rungsempfindlichkeit, Empfindlichkeit gegen Wind, gegen Geräusche,
   gegen Aufregung, gegen alles.[1]
▷ Beschwerden zahnender Kinder: Spasmen und Konvulsionen von Kindern während der Zahnung ohne Temperaturerhöhung, gefolgt von ex-
   tremer Empfindlichkeit gegen alles
▷ Zahnschmerzen besser durch Wärme und warme Getränke

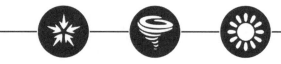

introvertiert – hyperaktiv – nicht destruktiv

Überblick   Die Situation von MANGANUM ist die eines schüchternen Kindes von do-
minanten Eltern. Das Kind hat einen Mangel an Selbstvertrauen als Er-
gebnis dieser Dominanz und wird ängstlich, nervös, angespannt, hibbelig
und schreckhaft. Es entwickelt ein Gefühl von Bitterkeit gegenüber seinen Eltern und ist unzufrieden mit sich und seiner Situation. Es wird traurig, reserviert, schweigsam und grüblerisch.[2]

Geist und Gemüt   ▷ ständiges Jammern und Stöhnen
▷ reizbar
▷ Hass auf Personen, die ihn beleidigt oder gekränkt haben
▷ alle Gemütsbeschwerden besser durch Hinlegen
▷ Lachen verschlechtert bzw. verursacht Beschwerden

Indikationen   ▷ Kinder, die wegen Problemen mit den Fußknöcheln nicht laufen können
▷ Wachstumsschmerzen, besonders der Tibia
▷ Neigung vorwärts bzw. nach vorne zu Fallen
▷ läuft nach vorn gebeugt
▷ rennt umher beim Versuch vorwärts zu gehen

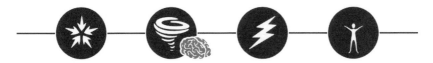

introvertiert – geistig hyperaktiv – destruktiv – mager und klein

MEDORRHINUM passt gut auf Kinder, die aufgrund einer sykotischen oder syphilitischen Belastung zwergenhaft und verkümmert sind. Geistig verkümmerte, schwachsinnige Babys, die auch körperlich schwach sind. Die Nase ist schmutzig und die Lippen durch Mundatmung vergrößert.
Das Kind kommt oft wegen Verhaltensauffälligkeiten oder ist zusätzlich zu seinen körperlichen Problemen auch noch übermäßig aggressiv. Oft ist es blass, sieht schlecht ernährt aus und leidet an Ekzemen, Rhinitis oder Asthma. Es kann Wutanfälle haben, bei denen es Eltern und andere Kinder tritt oder schlägt.[5]

Überblick

▷ Ermahnung, Vorwürfe
▷ Lampenfieber

Beschwerden durch

▷ Gedächtnisschwäche: kann sich nicht konzentrieren
▷ vergisst Namen, später auch Worte; kann Sätze nicht beenden
▷ macht Fehler bei den Hausarbeiten wegen zu großer Eile
▷ verschiebt die Hausarbeit auf den nächsten Tag
▷ Abneigung gegen Verantwortung
▷ Erwartungsangst und -spannung vor einer Verabredung, Lampenfieber
▷ Kleinigkeiten reizen, kann nicht sprechen ohne zu weinen
▷ selbstsüchtig und betrügerisch, Lügner, destruktiv
▷ schlägt Tiere, zieht an den Haaren, wirft Dinge nach Personen
▷ Das Kind ist tagsüber schlecht gelaunt, nachts überschwenglich.
▷ extrem empfindlich, Auffahren durch geringste Geräusche
▷ empfindlich gegen Tadel, Kritik, Vorwürfe und Grobheiten

Geist und Gemüt

▷ **warm und durstig**, zwergenhaft und verkümmert
▷ *typische Schlaflage in Knie-Ellenbogen-Position*
▷ Absonderungen reichlich, ätzend, verursachen Jucken
▷ widerlich fischiger Geruch der Ausscheidungen, der Körper riecht sauer
▷ Heiße Füße bei Kindern: Sie ziehen ihre Schuhe aus, sobald es erlaubt ist und lieben es, barfuß auf kaltem Fußboden zu laufen.[5]
▷ empfindlich gegen Zugluft

Allgemeines

Indikationen

▷ **Gonorrhö in der Familie (Sykose)** – Eines der vielen Einsatzgebiete für dieses Mittel sind die angeborenen Beschwerden von Kindern. Der Säugling magert schnell ab und entwickelt Marasmus, das Kind erkrankt an Asthma oder leidet unter heftigem Katarrh der Nase oder Augenlider. Es entwickelt eine Flechte auf der Kopfhaut oder im Gesicht, oder das Kind ist kleinwüchsig. Nach einer ganzen Weile Zeit verschwendender Suche fällt einem ein, dass der Vater des Kindes wegen hartnäckiger Gonorrhö behandelt worden ist und höchstwahrscheinlich auch noch Feigwarzen an den Genitalien gehabt hat... MEDORRHINUM hat viele Fälle von Marasmus bei Säuglingen geheilt, die Sykose von ihren Eltern geerbt hatten.[1]

▷ Asthma bei Kindern sykotischer Eltern (NAT-S.)[4]

▷ Rachitis die aus ererbter Gonorrhö hervorgeht

▷ **Flammend roter Hautausschlag** um den Anus, der sich bei einem nur wenige Tage alten Baby entwickelt hat; kupferfarbene Flecken. Der Anus ist rot und feucht. Feuchtigkeit sickert aus dem Anus, übelriechend wie Fischlake.

▷ Der Körpergeruch ist extrem widerwärtig: sauer riechende Kinder.

▷ **Katarrhe** – chronisch katarrhalische Zustände bei Kindern mit schmutziger Nase und vergrößerten Tonsillen

▷ Dicker, gelber Schleim kommt aus den Nasenlöchern.

▷ Lippen durch Mundatmung verdickt, Schniefen

▷ akute Darmaffektionen bei rachitischen Kindern

▷ Bettnässen bei Kindern: Das Kind setzt abnorm große Mengen stark gefärbten, nach Ammoniak riechenden Urins ab; jede Nacht.

▷ starke Neigung Finger- und Zehennägel zu beißen

▷ Masturbation bei Kindern

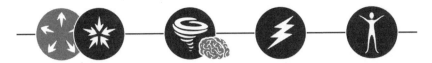

extrovertiert / introvertiert – geistig hyperaktiv – destruktiv – mager

MERCURIUS passt am besten auf hellhaarige Kinder mit schlaffer Haut und schlaffer Muskulatur. Skrofulöse Kinder. Das MERC.-Kind ist sehr frühreif und scheint schon fast erwachsene Gefühle zu haben. Es kann kokett, intensiv und sensitiv sein. Die sehr starken Emotionen können von großer Reizbarkeit begleitet werden.

Überblick

▷ Das Kind dreht sich von einer auf die andere Seite und stöhnt.
▷ große Ruhelosigkeit: innere Eile mit Langsamkeit im Handeln
▷ antwortet nur langsam auf Fragen
▷ hastiges, schnelles Sprechen
▷ eilig und impulsiv ohne nachzudenken oder zu überlegen
▷ Trägheit bei Kindern, Abneigung zu spielen
▷ mag die Einsamkeit: verlegen in Gesellschaft, errötet leicht, nervös
▷ Das Kind ist zurückgezogen und introvertiert. Die Gefühle sind im Inneren oft sehr stark, aber werden nach außen nicht ausgedrückt.[5]
▷ nervös, furchtsam und schüchtern: meidet Menschen, Abneigung berührt oder angeschaut zu werden
▷ Neigung, vorbeigehenden Fremden an die Nase zu fassen
▷ Grobheit, unhöflich

Geist und Gemüt

▷ **kalt und durstig**
▷ abgemagert, dünn
▷ Alle Ausscheidungen sind übelriechend und stinkend.
▷ reichliches Schwitzen bei den meisten Beschwerden, aber ohne Erleichterung oder sogar mit Verschlechterung während des Schwitzens
▷ übermäßiger Speichelfluss
▷ alle Beschwerden schlechter von Sonnenuntergang bis Sonnenaufgang
▷ Der Patient, der MERCURIUS benötigt, ist empfindlich gegen Zugluft, dennoch hat er Verschlechterung durch Wärme. Das Nasensekret ist ätzend und die Nase ist rot und wund.
▷ Rotznasen bzw. Kinder mit ‹schmutziger Nase›, Geruch nach altem Katarrh in der Nase mit brennenden Schmerzen in den Nasenlöchern

Allgemeines

197

▷ **Nervensystem** – MERCURIUS ist ein wichtiges Mittel für Kinder mit epileptiformen Anfällen, Zuckungen oder unkoordinierten Bewegungen. Es hilft den Kindern, diese unkoordinierten, eckigen Bewegungen der Hände und Füße zu überwinden. Rucken, Zucken und Zittern. Die Zungenbewegungen sind gestört und das Kind kann nicht sprechen... Man sollte an MERCURIUS denken, wenn man zu einem Kind gerufen wird, das unter Kopfschweiß, erweiterten Pupillen, Rollen des Kopfes und einer Verschlimmerung während der Nacht leidet, ein Kind, das eine Scharlacherkrankung hinter sich hat, oder bei dem Ohrabsonderungen unterdrückt worden sind... MERCURIUS brachte die Absonderungen innerhalb 24 Stunden wieder in Gang, der Schiefhals verschwand, das Fieber ließ nach und das Kind erholte sich zusehends.[1]

▷ MERCURIUS ist hervorragend geeignet, akutem Hydrozephalus nach Masern und Scharlach vorzubeugen; das Kind rollt den Kopf hin und her und stöhnt, es schwitzt am Kopf.[1]

▷ **Ekzeme** – nässende Ekzeme und übelriechende Ausschläge, bei denen sich die Haut abschält

▷ Jucken der Genitalien durch den Kontakt mit Urin; er muss weggewaschen werden... Bei Kindern, Jungen wie Mädchen, brennt der Urin nach dem Urinieren, und sie fassen ständig mit der Hand an ihre Genitalien.[1]

▷ Sie haben immerzu die Hände an den Genitalien, um wegen einer Art Juckens an ihnen zu kratzen und zu ziehen.[4]

▷ **Zähne** – Schwarze Zähne und frühzeitiger Zahnverfall bei syphilitischen Kindern, wie bei STAPHYSAGRIA.[1]

▷ Die Zahnkronen zerfallen, während die Wurzeln in Ordnung sind.

▷ Das Zahnfleisch schmerzt bei Berührung. Es hat einen blau-roten Rand oder eine violette Farbe, ist schwammig und blutet leicht.[1]

▷ Zunge mit Zahneindrücken, metallischer Geschmack im Mund

▷ **Speichel** – übelriechender, stinkender Speichelfluss, Mundsoor bei Kindern und stillenden Müttern

▷ kleine aphthöse Flecken mit dem typischen MERCURIUS- Geruch

▷ schlaffes, schwammiges Aussehen der Mundschleimhaut und der Zunge

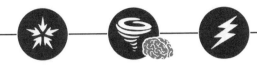

introvertiert – geistig hyperaktiv – destruktiv

MERCURIUS DULCIS passt besonders gut auf jene skrofulösen Kinder, die für Gallenaffektionen anfällig sind und eine charakteristische, leichenartige Blässe zeigen. Blasse skrofulöse Kinder mit Drüsenschwellungen am Hals und anderswo. Die Haut ist schlaff und wirkt schlecht ernährt.

> Überblick

▷ Amalgamfüllungen bzw. Quecksilbermissbrauch

> Beschwerden durch

▷ nervös, aufgewühlt, besorgt
▷ Erregung und Erregbarkeit mit galligem Temperament

> Geist und Gemüt

▷ Erkrankungen der Ohren bei skrofulösen Kindern
▷ Trommelfell eingezogen, verdickt und unbeweglich
▷ Otitis media, Verschluss der Eustachischen Röhre (Tubenkatarrh)
▷ zyklisches Erbrechen bei Kleinkindern
▷ Eine schwarze Zunge, ein entzündetes Zahnfleisch und ein ständiger Fluss fauligen Speichels bei Ulzerationen der Mundschleimhaut sind charakteristisch für MERCURIUS DULCIS.
▷ Das Mittel ist nützlich bei Säuglingsdiarrhö. Es gibt so gut wie keine Tenesmen, der Stuhl ist grasgrün und wundmachend, die Leber ist vergrößert, die Mundschleimhaut blass, geschwürig und übelriechend. Außerdem sind die Drüsen geschwollen und es gibt einen übermäßigen Speichelfluss.

> Indikationen

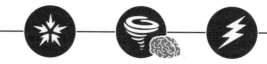

introvertiert – geistig hyperaktiv – destruktiv

Überblick MEZEREUM passt auf Kinder mit blonden Haaren, die unentschlossen, phlegmatisch und syphilitisch sind.

Beschwerden durch
▷ Ärger, Zorn
▷ unterdrückte Hautausschläge
▷ Quecksilber
▷ Impfungen

Geist und Gemüt
▷ Gedächtnisschwäche, schnell verwirrt
▷ Gleichgültigkeit gegenüber allem und jedem
▷ verdrießlich, mürrisch, schlecht gelaunt
▷ Ärger über Kleinigkeiten

Allgemeines
▷ **kalt und durstig**

Indikationen
▷ **Haut** – Die Hauptanwendung dieses Mittels liegt in der Behandlung von Hautausschlägen und Geschwüren. Die heftigsten und wichtigsten Symptome betreffen die Schleimhäute, die Haut und das Periost.[1]
▷ Hautausschläge an den Beinen und Armen, an Körperstellen, die schwach durchblutet sind, an den Ohren, den Handgelenken und Handrücken; auf die Hautausschläge folgen Geschwüre, die einen dicken, weißen, fauligen Eiter absondern. Hautausschläge auf dem Gesicht, an den Augen, Ohren und auf der Kopfhaut; bei Kindern oder Erwachsenen, die den Ausschlag durch das Benutzen von Salben unterbunden haben, entwickeln sich hartnäckige Katarrhe oder Augensymptome; chronisch geschwollene Konjunktiven, Ektropiumbildung, Bindehautentzündungen, die wie rohes Fleisch aussehen; Fissuren in den Augenwinkeln; rote Narben um die Augen an den Stellen, an denen sich die Ausschläge befanden; trockene Stellen und vergrößerte Venen um die Augen und die Nase; die Haut fühlt sich verhärtet an.[1]
▷ Kinder zupfen mit ihren Fingern an den Krusten
▷ geschwollene Drüsen mit dickem Bauch bei Kindern
▷ Schnarchen bei Kindern

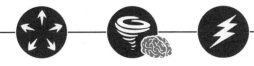

extrovertiert – geistig hyperaktiv – destruktiv

MOSCHUS passt v. a. zu verwöhnten, verzogenen Kindern. Selbstsüchtige, dickköpfige Mädchen, die eigensinnig und doch sehr verzärtelt sind. Sie setzen all ihre Schlauheit und Gerissenheit daran, ihre Launen um jeden Preis zu befriedigen. (ASAF. IGN. VALER.).

▷ **hysterisch**, wie berauscht
▷ eilig, zittrig und ungeschickt; Eile aus Unbeholfenheit
▷ Gerissenheit: hinterlistig, verschlagen, heimtückisch
▷ Sie sucht Aufmerksamkeit, täuscht Krankheit vor oder lügt über ihre Beschwerden, bis sie bekommt, was sie will.[3]
▷ Geschwätzigkeit, spricht erregt und laut
▷ heftiger Zorn, tobt und beleidigt
▷ Sie schimpft, bis der Mund trocken, die Lippen blau und die Augen starr werden und sie in Ohnmacht fällt.
▷ Zerstörungssucht, schlägt nach eingebildeten Objekten

▷ Krampfartige Kruppanfälle bei nervösen Kindern nach Bestrafung.[1]
▷ Krampfartiges Asthma bei extrem nervösen Frauen und Kindern.[1]
▷ Konvulsionen bei Kindern

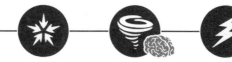

introvertiert – geistig hyperaktiv – destruktiv

Überblick
NATRIUM CARBONICUM passt zu hellhaarigen, blassgesichtigen Kindern mit blauen Augenringen.

Geist und Gemüt
▷ schlecht gelaunt und reizbar
▷ *starke Abneigung gegen bestimmte Personen*
▷ Schüchternheit, meidet Anblick von Menschen
▷ Menschenfeindlichkeit
▷ selbstgenügsam und unabhängig, dennoch sehr mild und freundlich
▷ mitfühlend und uneigennützig
▷ feinfühlig: empfindlich auf Stimmung, Atmosphäre und Umgebung
▷ Angst und Ruhelosigkeit während eines Gewitters
▷ vergesslich, macht Fehler beim Schreiben.
▷ Konzentration schwierig bis unmöglich, langsames Begreifen
▷ albernes Benehmen, kindisches Benehmen
▷ überempfindlich auf Musik, Traurigkeit und Reizbarkeit durch Musik, alle Gemütssymptome schlechter durch Musik

Allgemeines
▷ **kalt und durstig**
▷ Absonderungen dick, grün und übelriechend
▷ große Schwäche verursacht durch Sommerhitze und Sonne
▷ anhaltende Nachwirkungen eines Sonnenstichs

Indikationen
▷ Schwellung und Verhärtung der Drüsen
▷ Soor bei Säuglingen; kleine aphthöse Stellen, besonders bei nervösen, verkümmerten Säuglingen, die keinerlei Art von Milch vertragen können und an Durchfall erkranken, wenn sie Milch trinken. Sie gedeihen besser mit Getreideprodukten…[1]
▷ Geschwüre im Mund, Mundfäule bei stillenden Müttern
▷ abgemagerte, anämische Kinder mit Milchunverträglichkeit
▷ Diese Kinder erwachen, springen hoch, schreien, greifen nach der Mutter; nervöse, kalte Babys, die sehr schreckhaft sind, wie ein BOR.-Baby.[1]
▷ schwache Fußknöchel, Verrenkung und Verstauchung von Gelenken

202

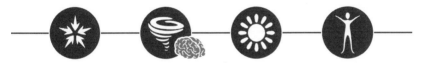

introvertiert – geistig hyperaktiv – nicht destruktiv – mager

Psorische, skrofulöse, ausgezehrte Babys. Abgemagerte Kinder mit glän-   Überblick
zendem, öligem und wächsernem Gesicht. Die Abmagerung ist am Hals
besonders deutlich; langer, dünner Hals (kurzer Hals: KALI-BI.).
Das NATRIUM-Kind ist wohlerzogen und oft frühreif wie ein ‹kleiner Erwachsener›. Es hat ein großes Bedürfnis nach der Zuneigung seiner Eltern und ist emotional sehr verletzlich. So ein Kind bevorzugt es, allein zu
sein und schüttelt die tröstenden Umarmungen seiner Eltern ab. Auch
nimmt es seine Verantwortung bezüglich der Hausaufgaben oder der Bedürfnisse seiner Familie extrem ernst. [5]

▷ Schreck   Beschwerden durch
▷ Kummer

▷ verärgert, wenn angesprochen, wenn zu einer Antwort gezwungen   Geist und Gemüt
▷ sehr reizbar, zornig über Kleinigkeiten, Zorn schlechter durch Trost
▷ schreit aus dem kleinsten Grund, Trost verschlechtert
▷ leicht beleidigt und verletzt: Beschwerden durch Demütigung, Kränkung
▷ Neigung zu Fehlern beim Sprechen und Schreiben
▷ abgelenkt, verwirrt, ungeschickt: lässt Gegenstände fallen
▷ Rachsucht mit Hass
▷ zurückhaltend, reserviert
▷ kann in Gegenwart anderer Personen nicht urinieren
▷ Verlangen nach Alleinsein
▷ antwortet kurz und knapp, abrupt, widerwillig
▷ Furcht vor Ablehnung, sehr verletzlich
▷ Weinen durch Ermahnung

▷ **warm und durstig**   Allgemeines
▷ Haarausfall bei Kindern
▷ Landkartenzunge
▷ Verlangen nach Salz und Fisch
▷ Abneigung gegen Brot
▷ Liebe zu Tieren

<table>
<tr><td>Indikationen</td><td>

▷ **Abmagerung** trotz guten Appetits, mit Heißhunger; am deutlichsten am Hals der dünn und eingefallen ist. Die Abmagerung erstreckt sich von oben nach unten; Abmagerung des Gesäßes bei Kleinkindern.

▷ Die Abmagerung schreitet von oben nach unten fort. Die Schlüsselbeine treten hervor, der Hals sieht dürr aus, die Hüften und unteren Gliedmaßen bleiben jedoch weiterhin füllig und rund (LYC.).[1]

▷ Der NATRIUM MURIATICUM-Säugling sieht aus wie ein alter Mann.[1]

▷ **Entwicklungsschritte** verzögert – Die Kinder lernen nur langsam und unter großen Schwierigkeiten sprechen. Sie lernen im Allgemeinen sehr langsam. Kinder sprechen spät, sind übellaunig, reizbar und weinen wegen des geringsten Anlasses. Kinder, die nicht lernen zu laufen.[5]

▷ **Kopfschmerz** anämischer Schulmädchen: Kopfschmerz von Sonnenaufgang bis Sonnenuntergang, Kopfschmerz beginnt mit teilweiser Blindheit, schlechter durch Anstrengung der Augen und Husten

▷ **Erkältungsneigung** – warme Babys mit großer Erkältungsneigung, ständiges Niesen und Laufen der Nase

▷ **Urin** – muss lange warten, bis in Anwesenheit von Fremden Urin abgeht

▷ tropfenweiser Urin, schwacher Strahl beim Urinieren, wenig Druck

▷ unwillkürlicher Abgang von Urin beim Husten oder Lachen

▷ **Trockenheit** aller Schleimhäute von den Lippen bis zum Anus, trockene Haut, trockener Anus mit Rissen und Fissuren

▷ Trockener, harter, bröckeliger Stuhl verursacht Analfissuren mit Wundheit und Brennen.

▷ **Urtikaria**, akut oder chronisch mit Jucken am ganzen Körper, besonders nach heftigen Anstrengungen oder Körperübungen

▷ Augenlid mit schräg verlaufender Linie durch die Mitte des oberen Augenlids, besonders bei Kindern

▷ Fieberbläschen erscheinen wie Perlen um die Lippen. Die Lippen sind trocken, entzündet, eingerissen und geschwürig, besonders in der Mitte.

</td></tr>
</table>

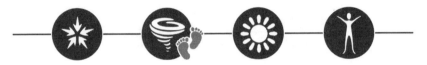

introvertiert – körperlich hyperaktiv – nicht destruktiv – mager

Säuglinge, die im Übermaß mit Milch und Zucker gefüttert wurden und an
Marasmus leiden.

Überblick

- ▷ erschreckt leicht
- ▷ Angst um sein Zuhause
- ▷ Furcht, dass sich etwas ereignen wird
- ▷ Furcht vor Insekten

Geist und Gemüt

- ▷ abgemagert: Marasmus bei Flaschenkindern
- ▷ Das Kind zupft an der Nase.
- ▷ saurer Geruch von Säuglingen (MAG-C. HEP.)
- ▷ gelber Zungenbelag

Allgemeines

- ▷ Zähneknirschen im Schlaf bei Kindern
- ▷ Erbrechen von galleartiger, bitterer, schaumiger Masse beim Husten,
  mit Kopfschmerzen, Säuglinge erbrechen *sauren* Schleim nach dem
  Füttern mit Milch, saure käsige Massen, bei Wechselfieber; in der
  Schwangerschaft Erbrechen einer gelben oder grünen Masse.[1]
- ▷ Schwäche der Fußknöchel bei Kindern (NAT-C.)

Indikationen

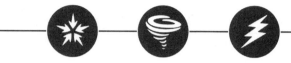

introvertiert – hyperaktiv – destruktiv

Überblick	Kinder mit ererbter sykotischer Konstitution

Beschwerden durch
▷ feuchtkaltes Wetter, Kellerräume
▷ Kopfverletzungen, Stürze

Geist und Gemüt
▷ ungeschickt wenn in Eile
▷ fröhlich nach dem Stuhlgang
▷ starkes Pflichtbewusstsein, Verantwortung zu stark

Allgemeines
▷ kalt und durstig
▷ übelriechende Absonderungen

Indikationen
▷ **Asthma** – NATRIUM SULPHURICUM ist ein äußerst hilfreiches Mittel bei Asthma humidum (Atemnot mit Auswurf und eingeschränkter Lungenfunktion, z. B. bei chronischer Bronchitis) von Kindern sykotischer Eltern. Tatsächlich ist NAT-S. eines der besten, ja eines der am deutlichsten angezeigten Mittel bei konstitutionellen Beschwerden von Kindern, die zu Brustkatarrhen und asthmatischen Beschwerden führen.[1]
▷ sykotisches Asthma; als Konstitutionsmittel bei Kindern hat es Verschlechterung am frühen Morgen
▷ häufige Hustenanfälle mit dickem, zähem, grünlichem Auswurf; große Schwäche der Brust (STANN.), muss sie beim Husten mit beiden Händen halten (BRY.)
▷ Asthmaanfälle mit jeder neuen Erkältung, Asthma entwickelt sich aus einem gewöhnlichen Bronchialkatarrh, Asthma mit Diarrhö morgens
▷ sykotische Pneumonie bei Kindern, der untere linke Lungenlappen ist besonders betroffen

▷ **Diarrhö** beim morgendlichen Aufstehen und nach dem Aufstehen im Allgemeinen; Rumpeln und Gurgeln in den Därmen, dann plötzlich herausspritzend mit viel Flatus; laute, stotternde Geräusche; schmerzlos

▷ Ikterus neonatorum

206

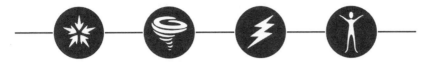

introvertiert – hyperaktiv – destruktiv – mager

Das Mittel passt auf schlanke Kinder mit fester Faser, die eher brünett als **Überblick**
blond sind und ein nervöses Temperament haben. Dunkle Hautfarbe, oft
schwarzes Haar, schwarze Augen. Ein zusammengebrochenes und sehr
geschwächtes Kind, das die ganze Zeit an Durchfall leidet. Das Gesicht ist
blass, gelb und wirkt ebenso eingefallen wie die Augen. Oft zeigen sich
tiefe Sorgenfalten.

▷ andauernden Schlafmangel   **Beschwerden durch**
▷ lang anhaltende Angst
▷ Überanstrengung von Körper und Geist

▷ reizbar, *rachsüchtig*, heftiger Ärger   **Geist und Gemüt**
▷ Fluchen, beschimpft und beleidigt andere, vulgäre Sprache
▷ Erregung während einer Diskussion
▷ denkt ständig an vergangene Kümmernisse, zurückkommen und ver-
   weilen bei vergangenen, unangenehmen Ereignissen
▷ keine Neigung zu arbeiten: Arbeit unmöglich, Abscheu vor der Arbeit
▷ Angst um die Gesundheit
▷ Hass, unberührt durch Entschuldigungen
▷ Hass auf Menschen, die ihn gekränkt haben
▷ selbstsüchtig, unzufrieden, unzufrieden mit sich selbst

▷ **kalt und durstig**   **Allgemeines**
▷ Absonderungen wundmachend, dünn, übelriechend und schmutzig
   oder braun
▷ stechende, splitterartige Schmerzen in den betroffenen Teilen

▷ Der schlaffe Zustand der Muskeln bei schwächlichen Knaben, der zur   **Indikationen**
   Entstehung eines Leistenbruchs disponiert, wird oftmals durch NIT-AC.
   behoben und die Hernie heilt aus (LYC. NUX-V.).[1]
▷ Der Gang ist kraftlos und schwankend. Das Kind hinkt oder geht nur auf
   den Zehen.

Indikationen
▷ keuchende **Atmung**, besonders beim Lesen oder bei Schuljungen, die gebeugt am Schreibtisch sitzen; Atemnot und Schwindel bei Kindern

▷ Bei **Diarrhö** gibt es eine rohe Wundheit am Anus. Der Stuhl ist faulig und kann Klumpen von Kasein enthalten. Schleimige Stühle, die mit großer Mühe ausgeschieden werden, besonders bei skrofulösen Kindern; blasse, klebrige, saure, übelriechende Stühle.

▷ Ein Hauptmerkmal von NIT-AC.-Stühlen ist der *Schmerz nach Stuhlgang*, egal ob er aufgrund von Durchfall oder Verstopfung auftritt. Während des Stuhlgangs schmerzt es, als ob Anus und Rektum zerrissen würden. Heftige reißende, schneidende und brennende Schmerzen halten nach Stuhlgang für Stunden an.

▷ **Urinieren** häufig, unwillkürlich, reichlich; evtl. dünner Strahl wegen Harnröhrenstriktur; Bettnässen

▷ Der Urin hat einen starken, stechenden Geruch, wie Pferdeurin.

extrovertiert – hypoaktiv

NUX MOSCHATA passt auf Kinder mit trockener Haut, die nur wenig schwitzen. Das Haar ist eher glatt und starr, als spröde und lockig. Es handelt sich um eine zarte und empfindliche, hydrogenoide Konstitution.   Überblick

▷ kaltem Wetter ausgesetzt sein   Beschwerden durch
▷ kalte Getränke, Überessen
▷ Schreck, geistige Anstrengung
▷ unterdrückte Hautausschläge

▷ **hysterisch**: wechselhafte Stimmung mit Lachen und Weinen   Geist und Gemüt
▷ Gedächtnisschwäche und Trägheit
▷ vergesslich, verläuft sich in wohlbekannten Straßen
▷ Gleichgültigkeit
▷ geistesabwesend, versunken in Gedanken
▷ unwiderstehliches Verlangen zu schlafen

▷ **kalt und durstlos**   Allgemeines
▷ große Trockenheit der Haut und der Schleimhäute: Der Mund ist so trocken, dass die Zunge am Gaumen klebt, dennoch besteht kein Durst.
▷ benommen und schläfrig

▷ **Krämpfe** bei Kindern ohne Bewusstseinsverlust – Konvulsionen bei Kindern; Epilepsie ohne Bewusstseinsverlust, mit Diarrhö; Katalepsie   Indikationen
▷ Wells sagt, dass «bei Hirnstörungen von Kleinkindern, bei Stupor mit Unempfindlichkeit und unüberwindlichem Schlafbedürfnis, entweder bei idiopathischen Erkrankungen des Gehirns oder solchen, die bei Cholera infantum auftreten, …NUX-M. eines der wertvollsten Mittel der Materia medica [ist].» (Wells, P. P. 1862: The homœopathic treatment of diarrhœa & dysentery, New York)
▷ **Diarrhö** bei Kindern: im Sommer, durch kalte Getränke, von gekochter Milch, während der Zahnung; Stuhl wie Rührei, gehacktes Ei; mit völlig fehlendem Appetit und Schläfrigkeit
▷ Marasmus bei kleinen Kindern

Nux vomica

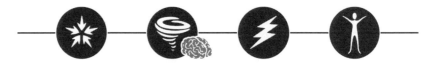

introvertiert – geistig hyperaktiv – destruktiv – mager

Überblick NUX VOMICA passt auf dünne, magere Menschen mit dunklem Haar und dunkler Hautfarbe, die viel sitzen, nervös und übermäßig empfindlich für äußere Eindrücke sind.

Das NUX-V.-Kind ist extrem ehrgeizig, was seine Noten und seine Leistungen im Sport angeht. Es ist ein furchtbar schlechter Verlierer. Die Eltern berichten vielleicht, dass das Kind unter keinen Umständen zugeben kann, dass es im Unrecht ist oder einen Fehler gemacht. Oft besteht auch Eifersucht gegenüber anderen Geschwistern.[5]

Beschwerden durch
- ▷ der Kälte ausgesetzt sein
- ▷ sitzende Lebensweise

Geist und Gemüt
- ▷ starker innerer Drang, etwas zu erreichen, sehr ehrgeizig
- ▷ Eifersucht zwischen Kindern
- ▷ ruhelose Kinder: streifen und wandern umher
- ▷ sehr reizbar: anspruchsvoll, kritisch, tadelsüchtig, streitsüchtig
- ▷ schlecht gelaunt und impulsiv, findet Fehler bei jedem und schimpft
- ▷ Ungeduld, besonders bei der Arbeit
- ▷ Zorn leicht zu erregen, wegen Kleinigkeiten, jedes harmlose Wort ist eine Beleidigung, geringfügige Beschwerden scheinen unerträglich
- ▷ Streitsucht sogar bis hin zu Gewalttätigkeit, boshaft und gehässig
- ▷ Drang Dinge aus Wut und Frustration zu zerbrechen und zu zerstören
- ▷ beißt Menschen, die versuchen ihn zu kontrollieren, zerreißt Dinge
- ▷ überempfindlich gegen alle äußeren Reize

Allgemeines
- ▷ **kalt und durstig**

Indikationen
- ▷ **Kolik** bei Babys, nachdem die Mutter anregende Speisen genossen hat
- ▷ große nervliche Schwäche, Zittern
- ▷ **Konvulsionen** bei Kindern, bei Neugeborenen
- ▷ Konvulsionen bei erhaltenem Bewusstsein
- ▷ **Asthma** – asthmatische Kinder mit Verschlechterung in warmen Räumen und Besserung durch kalte Luft und feuchtes Wetter

▷ **Schniefen** bei Säuglingen mit Katarrh und Schnupfen: Der Schnupfen stockt nachts und fließt tagsüber.

▷ **Nabelbruch** bei Kleinkindern durch Verstopfung oder Schreien
▷ Druck und Schwächegefühl im linken Leistenring; daher heilt NUX-V. auch Hernien bei Babys (LYC. bei rechtsseitigen Hernien).[1]

▷ **Aphthen** bei Kindern: kleine aphthöse Geschwüre in Mund und Kehle mit fauligem Geruch
▷ blutiger Speichel läuft nachts aus dem Mund, skorbutisches Zahnfleisch, Ausspucken geronnener Massen

▷ häufiges Bedürfnis zu urinieren, schreit vor dem Urinieren
▷ Wurmerkrankungen bei Kindern
▷ ausgezehrte, abgemagerte Kinder mit Heißhunger
▷ Verstopfung bei Kleinkindern und Neugeborenen, Stuhlentleerung unvollständig, ungenügend

Opium crudum

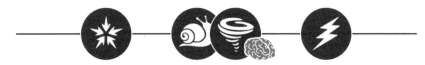

introvertiert – hypoaktiv / geistig hyperaktiv – destruktiv

Überblick Kinder mit faltigem Gesicht und faltiger Haut, die aussehen wie ein kleiner, ausgetrockneter alter Mann. Kinder mit hellem Haar, schlaffen Muskeln und Mangel an körperlicher Reaktionsfähigkeit (Unempfindlichkeit). An OPIUM ist bei solchen Kindern zu denken, deren Moral sich nie entwickelt hat, die lügen und stehlen.

Beschwerden durch
▷ Schreck, Furcht, Zorn
▷ anhaltende Folgen von Schreck (Furcht durch Schreck besteht fort)
▷ Freude, angenehme Überraschungen
▷ Unterdrückung oder plötzliches Zurückweichen von akuten Exanthemen
▷ Sonne

Geist und Gemüt
▷ verwöhnte Kinder, ohne Moralempfinden, lügen und stehlen
▷ Kreischen vor oder während Konvulsionen
▷ beklagt sich nicht, über nichts; verlangt nichts, sagt er sei nicht krank
▷ Delirium mit großem Stumpfsinn; zupft an der Bettdecke, im Schlaf
▷ OPIUM ist ein sehr wichtiges Mittel für *Beschwerden durch Schreck oder Schock*, wenn die Furcht oder der Gedanke an die entsprechende Bedrohung zurückbleiben.
▷ große Empfindlichkeit gegen Geräusche, Licht und geringste Gerüche
▷ furchtlose, mutige, unbesonnene Kinder

Allgemeines
▷ warm
▷ Reaktionsmangel trotz gut gewählter Arzneien
▷ alle Beschwerden mit starkem Stumpfsinn bzw. Stupor und Schweiß
▷ Schmerzlosigkeit von normalerweise schmerzhaften Beschwerden
▷ warmer Schweiß an bedeckten Hautstellen

Indikationen
▷ **Epilepsie** im Schlaf, durch Annäherung von Fremden (bei Kindern), durch Schock, schlechter durch blendendes Licht, durch Ärger, durch Beleidigung
▷ Zittern und Zucken der Gesichtsmuskeln bei altem Aussehen, nach Cholera infantum, bei einem drei bis vier Wochen alten Säugling

▷ **Spasmen und Konvulsionen** der Eingeweide, nach plötzlichem Zurückweichen von akuten Ekzemen, beim Stillen durch Schreck der Mutter (HYOS.; nach Zorn der Mutter: CHAM. NUX-V.), durch Schreien

▷ Augen während der Krämpfe halb geöffnet und nach oben verdreht (nach unten verdreht: AETH.)

▷ Konvulsionen in einem warmen Zimmer, Schlaf nach Konvulsionen

▷ schreit vor und während der Krämpfe (APIS. HELL.)

▷ Harnverhalt nach Zorn, durch Wutausbruch der Mutter

▷ **Cholera infantum** mit Stupor und Zittern und Zucken der Gesichtsmuskeln. Altes Aussehen nach Cholera infantum mit herab hängendem Unterkiefer. Unwillkürlicher, schwarzer, übelriechender Stuhl. Große Schwäche, dunkelrotes Gesicht, Kollaps und Schläfrigkeit. OPIUM ist nützlich bei Cholera infantum, wenn die Ausscheidungen unterdrückt worden sind, das Kind das Bewusstsein verloren hat und mit reaktionslosen Pupillen und rotem Gesicht daliegt. (Cholera infantum bezeichnet eine unspezifische Dysenterie bei Kindern unter fünf Jahren, die durch wässrige Durchfälle, Erbrechen, Erschöpfung, Fieber und Kollapsneigung charakterisiert ist.)

▷ Ausgezehrte Kinder, die wie kleine, ausgetrocknete alte Männer mit faltiger Haut aussehen.

▷ Das Kind ist gewöhnlich verstopft. Der Stuhl ist hart, schwarz und trocken wie Schafskot (CHEL. PLB. THUJ.). Stuhl schlüpft wieder zurück (SIL. THUJ. SAMB.). Unwillkürlicher Stuhlgang nach Schreck (GELS.).

▷ warmer Schweiß: Das Kind verlangt nach frischer Luft und will abgedeckt werden.

Phosphoricum acidum

introvertiert – hypoaktiv

Überblick	Ein Junge der in einem Internat wohnt hat ausgiebig gelernt, aber trotzdem in den Prüfungen schlechte Noten geschrieben. Danach befindet er sich in einem typischen PH-AC.-Zustand: er will mit niemandem reden, nicht einmal mit seinen Freunden, hat Heimweh, will nach Hause gehen und fängt an zu weinen. Wenn seine Freunde ihm Fragen stellen, wird er wütend. Diese jungen Menschen wachsen zu schnell und sind geistig und körperlich überfordert und überanstrengt.

Das Mittel ist in allen Lebensphasen nützlich, in denen es um Veränderung, Wachstum oder Entfaltung geht, z. B. bei Veränderungen in Beziehungen, wenn die Mutter wieder zur Arbeit geht, bei Umzügen oder sogar im Urlaub, bei Schulwechseln oder bei steigenden Ansprüchen im Schulstoff (Typischerweise macht Mathematik ihnen am meisten Probleme.).[2]

Beschwerden durch	▷ Kummer
	▷ Demütigung, Kränkung
	▷ schlechte Nachrichten
	▷ Heimweh

Geist und Gemüt	▷ will still sein, Abneigung gegen Sprechen
	▷ weigert sich zu antworten, antwortet widerwillig und schroff
	▷ Gleichgültigkeit gegen alles, will liegen und fernsehen
	▷ entmutigt, verzagt, Resignation
	▷ verweigert das Essen
	▷ intellektuell, mit Verstand begabt
	▷ Apathie mit unverhältnismäßigem Aufbegehren gegen widrige Umstände bzw. durch vergebliches Aufbegehren gegen widrige Umstände
	▷ kann sich schlecht konzentrieren
	▷ mildes, nachgiebiges Gemüt

Allgemeines	▷ **kalt**
	▷ geistige Schwäche erscheint *vor* körperlicher Schwäche
	▷ große Schwäche bei ungehindert fließenden Absonderungen[4]
	▷ Verlangen nach erfrischenden und saftigen Dingen; nach kalter Milch

▷ **Fieber** – Träges, schmerzloses Fieber. Eine Seite des Gesichts oder des Abdomens ist kalt; dabei besteht große Schwäche mit Verlangen nach Erfrischungen. Indikationen

▷ **Diarrhö** – reichlicher, schmerzloser *aber nicht schwächender* Durchfall
▷ PHOSPHORICUM ACIDUM ist hilfreich bei Kindern, die im Sommer reichliche, wässrige Stühle haben; aufgrund der riesigen Entleerungen scheinen die Windeln nutzlos; der Stuhl läuft über das Kleid der Mutter auf den Boden und bildet dort große Pfützen; er ist fast geruchlos, dünn und wässrig; und das Kind lächelt dabei, als ob nichts passiert sei. Die Mutter fragt sich, wo die große Stuhlmenge herkommt, und dennoch scheint es dem Kind gut zu gehen. Wenn der Durchfall jedoch aufhört, geht es dem Patienten schlechter und er bekommt Symptome...[1]
▷ unwillkürliche Stühle, mit Blähungsabgang, bei Bewegung bzw. wenn die Kinder bewegt werden
▷ Diarrhö bei gutem Appetit

▷ Konvulsionen bei Kindern, klonische Epilepsie mit Fallen
▷ abgemagerte, schmachtende Knaben
▷ Erektionen bei Kindern

Phosphorus

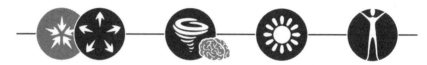

intro-/extrovertiert – geistig hyperaktiv – nicht destruktiv – mager u. groß

Überblick PHOSPHORUS-Kinder befinden sich oft in der Lage, zu Hause nicht die Aufmerksamkeit und Zuwendung zu bekommen, die sie brauchen. Deswegen legen sie sich viele Freunde zu, die ihr Bedürfnis nach Liebe und Zuneigung erfüllen sollen. Aber obwohl sie so viele Freunde haben, sind sie oft unfähig, enge und persönliche Freundschaften aufzubauen. Die meisten Beziehungen bleiben auf einem ziemlich oberflächlichen Niveau… Das Mitgefühl von CAUSTICUM gründet auf der *Angst um andere*, wogegen PHOS. die *Angst der anderen* buchstäblich mitfühlt. Wachsame Kinder, die auf jede Geste und Gebärde achten.[2]

Es handelt sich um große, gertenschlanke, schmalbrüstige Kinder von sanguinischem Temperament. Sie wachsen zu schnell und neigen zu einer gebeugten Haltung, sind zart, wächsern, anämisch und abgemagert. Die Haut ist durchscheinend, die Wimpern sehr fein, das Haar seidig und oft lang. Sie sind wohlerzogen und anmutig. Das PHOSPHORUS-Kind ist sehr empfindlich, frühreif und extrovertiert und macht sich in allen Altersgruppen leicht Freunde.

Beschwerden durch
▷ geistige Anstrengung, starke Gefühle, starke Gerüche
▷ *Gewitter, Regen*
▷ Haareschneiden
▷ *übermäßigen Genuss von Speisesalz*

Geist und Gemüt
▷ Verlangen nach Mitgefühl, möchte magnetisiert werden
▷ offen, extrovertiert, lebhaft
▷ achtet sehr aufmerksam auf die Umgebung
▷ empfindlich gegen alle äußeren Eindrücke: Geräusche, Gerüche, Licht
▷ Hellsichtigkeit, Furcht vor Geistern, Furcht beim Alleinsein
▷ erwacht nachts und kommt ins Bett der Eltern (PULS. STRAM.)
▷ Schüchternheit: zurückhaltend und reserviert; Halten, möchte Gehalten werden; Anklammern, Kind will immer die Hand der Mutter halten
▷ ruhelos, zappelig: bewegt sich ständig und kann keinen Moment stillsitzen oder stillstehen
▷ Das Kind gerät leicht in Wut und wird heftig.

216

▷ kalt und durstig

▷ groß und gebeugt

▷ stellenweiser brennender Schmerz, in Flecken zwischen den Schulterblättern

▷ Heißhunger während Fieber, geht Kopfschmerz voraus

▷ Verlangen nach rohem Fleisch bei Kindern

▷ **Erkältungsneigung** – Das Kind erkältet sich leicht (SIL.) und es gibt eine   ausgeprägte Neigung zu Bronchitiden.

▷ Pneumonie bei Kindern mit Beteiligung des linken Unterlappens

▷ **Diarrhö** – PHOSPHORUS hat sich als sehr nützliches Mittel bei Cholera infantum erwiesen. Schmerzlose, reichliche, schwächende und unwillkürliche Durchfälle, als ob der Anus weit offen stehen würde. Schleimabsonderungen mit Tenesmen aus dem ständig offenstehenden Anus. (Cholera infantum bezeichnet eine unspezifische Dysenterie bei Kindern unter fünf Jahren, die durch wässrige Durchfälle, Erbrechen, Erschöpfung, Fieber und Kollapsneigung charakterisiert ist.)

▷ Bei Verstopfung ist der Stuhl lang, schmal, hart wie Hundekot und schwer zu entleeren.

▷ verzögerte Sprachentwicklung: lernt langsam und erst spät sprechen

▷ Konvulsionen bei Kindern

▷ Nasenbluten bei Kindern

introvertiert – hypoaktiv

Überblick

Bei Schulkindern wird dieses sehr wertvolle, doch vernachlässigte Mittel häufig gebraucht. Wenn das Kind anfängt, das Alphabet zu lernen, treten dabei Kopfschmerzen auf, die auch bei jedem erneuten Versuch wiederkehren; die Pupillen sind dabei häufig erweitert.[1]

Das Mittel passt auf dunkelhaarige Kinder, deren Fingerknöchel schmutzig aussehen. Sie sind anämisch, kachektisch, gelbsüchtig und sowohl körperlich als auch geistig ausgelaugt.

Beschwerden durch

▷ *Übermüdung, Schlafmangel*
▷ Lernen, Studieren
▷ geistige Anstrengung

Geist und Gemüt

▷ geistige Erschöpfung, Trägheit
▷ Schwerfälligkeit, nach der geringsten geistigen Anstrengung, nach Schreiben
▷ Furcht und Erwartungsspannung vor Prüfungen
▷ schreckliche Furcht in einer Prüfung zu versagen
▷ möchte allein sein
▷ möchte stillsitzen, sitzt regungslos und stillschweigend da
▷ Gleichgültigkeit und schwacher Wille
▷ Willenskraft um irgendetwas zu unternehmen fehlt

Allgemeines

▷ kalt und durstig

Indikationen

▷ Kopfschmerzen von Schulkindern, wenn sie beginnen zu lernen oder nach einer Prüfung
▷ Diarrhö durch geistige Anstrengung

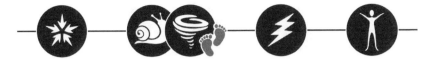

introvertiert – hypoaktiv/körperlich hyperaktiv – destruktiv – mager

PLUMBUM passt auf Erkrankungen, die ihren Ursprung im Rückenmark ha-   Überblick
ben (PHOS. PIC-AC. ZINC.). Langsame, schleichende, tückische Erkrankungen, die kontinuierlich fortschreiten. Das Gesicht ist blass, kachektisch,
fettig oder ölig und glänzt. Der Hautton ist insgesamt blassgelb oder
aschfarben, wie bei einer Leiche. Die Wangen sind eingefallen.
Kinder, die als ‹Problemkinder› gebrandmarkt wurden. Sie können die
Einschränkungen des Schulalltags nicht ertragen und werden oft wegen
ihres Mangels an Disziplin von Schule zu Schule verwiesen.[3]

▷ unterdrückte Hautausschläge   Beschwerden durch

▷ geistige Trägheit, schwer von Begriff   Geist und Gemüt
▷ Gedächtnisschwäche und Gedächtnisverlust
▷ vergisst Worte beim Sprechen
▷ verstellt sich, täuscht Krankheit vor, übertreibt Beschwerden
▷ verlangsamte Wahrnehmung und Schmerzempfindung: ein Nadelstich
    wird nicht unmittelbar gespürt
▷ Schüchternheit, Zaghaftigkeit in der Öffentlichkeit

▷ **kalt und durstig**   Allgemeines
▷ abgemagert, dünn, marastisch

▷ **Marasmus** bei Kindern, besonders bei augenscheinlich hoffnungslosen   Indikationen
    Fällen mit großem Abdomen und extremer Verstopfung[4]
▷ **Verstopfung** mit krampfartiger Zusammenschnürung des Anus
▷ Hartnäckige Verstopfung oder Koliken von Säuglingen[4]
▷ **Kolik** besser durch Druck

extrovertiert – geistig hyperaktiv – nicht destruktiv

Überblick	PODOPHYLLUM passt auf gastrointestinale Störungen die von der Galle ausgehen, besonders nach Missbrauch von Quecksilber. Die Kinder leiden während der Zahnung und bei heißem Sommerwetter an Durchfall.

Beschwerden durch
- Sommer
- Zahnung
- Quecksilbermissbrauch

Geist und Gemüt
- will über der Schulter getragen werden
- Stöhnen, Ächzen, Wehklagen; während der Zahnung
- Geschwätzigkeit während Fieberhitze und während Fieberfrost
- zappelig und ruhelos, kann nicht stillsitzen

Allgemeines
- **warm und durstig**

Indikationen
- **Diarrhö** – explosive Diarrhö, spritzt, schießt, sprudelt heraus; besser durch liegen auf dem Bauch, schlechter durch Baden oder Waschen, durch Obstkonserven und Milch
- Kinder mit Neigung zu reichlichem Durchfall und Analprolaps, ohne weitere Symptome, werden oftmals durch PODO. geheilt. Die Stühle haben nicht die normale Farbe, sondern sind weiß wie Kalk (CALC.).[1]
- Ein typisches Merkmal bei PODO.-Kleinkindern ist folgendes: Das Kind muss nicht unbedingt Durchfall haben, es kann sogar auch verstopft sein, aber es liegt im Bett und rollt den Kopf im Schlaf hin und her.[1]
- große Neigung die Leberregion mit den Händen zu reiben
- **Zahnung** – Das Kind hat ein großes Verlangen, das Zahnfleisch und die Zähne zusammenzupressen.
- Beschwerden während Zahnung: katarrhalischer Husten, Lungen- oder Bronchialkatarrh, Cholera infantum, Hydrozephalus, Hirnreizungen
- Diarrhö während Zahnung, mit glühenden Wangen beim Baden; grüne, reichliche, wässrige, faulige, herausspritzende Stühle
- Hirnreizung während Zahnung: Stöhnen und Jammern im Schlaf, der Kopf wird zurückgeworfen und hin und her gerollt; Zähneknirschen

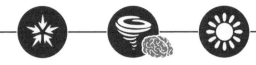

introvertiert – geistig hyperaktiv – nicht destruktiv

Das Mittel passt zu schmutzigen Kindern, die sogar nach einem Bad unsauber riechen; blasse, kränkliche, zarte, ungesund aussehende Kinder,
die einen unannehmbaren Geruch verbreiten; nervöse, ruhelose Kinder,
die leicht erschrecken.[4]

                                                          Überblick

▷ Erwarten eines Ereignisses, Erwartungsspannung   *Beschwerden durch*
▷ emotionale Erregung

▷ Kranke Babys schlafen weder bei Tag noch bei Nacht, sondern sind un-   *Geist und Gemüt*
   ruhig, missvergnügt und weinerlich; oder es geht ihnen tagsüber gut
   und sie schreien die ganze Nacht.[4]
▷ Gefühl verlassen zu sein
▷ Erwartungsspannung
▷ Mangel an Selbstvertrauen
▷ Furcht vor Fehlschlag, Misserfolg
▷ unfähig zu Mathematik, Rechnen
▷ unordentlich, Gesicht sieht schmutzig aus

▷ **kalt und durstig**   *Allgemeines*
▷ übelriechend

▷ Haut – Ekzem an der Kopfhaut und im Gesicht; die Krusten bedecken   *Indikationen*
   die ganze Kopfhaut. Es kommt zu Haarausfall. Durch das Heraussickern
   der Flüssigkeit werden die Krusten angehoben, darunter kommen neue
   Bläschen zum Vorschein. Die Stellen sehen aus wie rohes Fleisch und
   es kribbelt so heftig, dass das Kind immer mit den Fingern daran knib-
   beln muss; die Beschwerden verschlimmern sich durch Bettwärme,
   durch warme Umschläge und durch alles, was Luft davon fernhält;
   kühle Luft bessert, Zudecken verschlechtert.[1]

▷ übelriechende Absonderungen – Der üble Geruch ist ein ausgeprägtes
   Merkmal und zieht sich durch das gesamte Mittelbild hindurch, daher
   soll es an dieser Stelle näher erläutert werden. Der Patient hat üble Aus-

Indikationen dünstungen und stinkenden Atem. Die Absonderungen und das Sekret aus den Hautausschlägen riechen aashaft. Der Stuhl stinkt fürchterlich und der Gestank breitet sich im ganzen Haus aus, beispielsweise bei Diarrhö, Sommerdurchfall oder Cholera infantum. Auch der Schweiß stinkt. Widerwärtig stinkende Leukorrhö. Wenn der Patient aufstößt, riecht es, als hätte er hart gekochte Eier gegessen, die im Magen verrottet sind; der Geruch ist auch für die Umstehenden wahrnehmbar. Stuhl, Blähungen und aufgestoßene Luft riechen wie faule Eier. Menschen, die PSORINUM als Heilmittel benötigen, sind also *sowohl von ihrem Äußeren als auch vom Geruch her abstoßend.*[1]

▷ **Diarrhö** – Cholera infantum; in den ersten Tagen ist der Stuhl oft fürchterlich stinkend, schleimig, mit unverdauten Rückständen; es besteht Erbrechen und anhaltende Schwäche; das ganze Kind hat einen üblen Geruch an sich, sieht schmutzig aus; die Nase ist eingefallen (ANT-T.) und auch das Gesicht ist eingesunken. PSORINUM ruft hier eine Reaktion hervor und führt die Heilung herbei, oder aber es bringt das Kind in einen solchen Zustand, dass ein Folgemittel die Heilung vervollständigen kann.[1] (Cholera infantum bezeichnet eine unspezifische Dysenterie bei Kindern unter fünf Jahren, die durch wässrige Durchfälle, Erbrechen, Erschöpfung, Fieber und Kollapsneigung charakterisiert ist.)

▷ **Asthma** bei Kindern nach unterdrückten Ausschlägen, besser durch Liegen mit weit auseinandergespreizten Armen

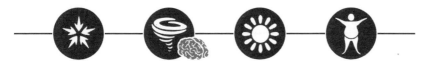

introvertiert – geistig hyperaktiv – nicht destruktiv – dick

Ein typisches PULSATILLA-Kind ist scheu und hängt an seiner Mutter, aber aus der Sicherheit des mütterlichen Schoßes nimmt es gern Kontakt mit dem Arzt auf. Oft handelt es sich um Mädchen. Sie sind verletzlich, lassen sich von anderen Kindern leicht tyrannisieren und verlangen nach Aufmerksamkeit und Zuwendung. Die Mutter berichtet häufig, dass das Mädchen sich bei jeder Gelegenheit auf ihren Schoß setzt und oft fragt: «Mami, hast du mich lieb?» Für ein PULSATILLA-Kind ist die Mutter der einzige Bezugspunkt. Die Nabelschnur ist nie richtig durchtrennt worden, und wenn die Mutter nicht da ist, dann muss das Kind einen Ersatz haben, z. B. ein Kuscheltier, die Lieblingsdecke oder das Daumenlutschen.

Überblick

▷ Nasswerden der Füße
▷ fettige und stärkehaltige Nahrung
▷ Eiscreme, Tee, Kaffee
▷ Wurmbefall und Verdauungsstörungen

Beschwerden durch

▷ will langsam getragen werden (FERR.; besser durch schnelle Bewegung, will schnell getragen werden: BROM. ARS.)
▷ Kinder mögen Zärtlichkeiten und Getue, das Kind liebkost und küsst.
▷ zaghaft, schüchtern und traurig; nachgiebig und unterwürfig; Scham
▷ Furcht beim Alleinsein, vor Dunkelheit, vor Geistern abends
▷ weint jedes Mal, sobald ihm die Brust gegeben wird; weint beim Stillen
▷ schroff, kurz angebunden, jedoch herzlich
▷ herzlich, liebevoll; will jedem gefallen (z. B. durch Akribie)
▷ kann manipulieren, um Aufmerksamkeit zu bekommen
▷ leicht beleidigt
▷ gibt alles, wenn man ihm schmeichelt; saugt Zuneigung auf
▷ weint und lacht leicht: Sie kann kaum ihre Beschwerden schildern, ohne zu weinen.
▷ Gier, will alles für sich; Selbstsucht
▷ verweichlicht
▷ intellektuell, mit Verstand begabt; Bedürfnis nach Literatur; Verlangen nach Lesen in medizinischen Büchern

Geist und Gemüt

Allgemeines	▷ **warm und durstlos**
	▷ dicke, grüne oder gelbe und milde Absonderungen der Schleimhäute
	▷ **wechselhafte Symptome**: Schmerz verlagert sich von einem Gelenk in ein anderes, keine zwei Stühle sind gleich, keine zwei Fieberfröste sind gleich
Indikationen	▷ **Ohrenschmerzen** – PULSATILLA ist für gewöhnlich bei Ohrenschmerzen bei Kindern angezeigt, insbesondere wenn das Kind sanftmütig und korpulent ist, ein rotes Gesicht hat und immer Mitleid erregend weint. Zu Ohrenschmerzen hat das Mittel einen solch engen Bezug, dass es auch in Fällen, bei denen das Kind keine weiteren ausgeprägten Merkmale für eine Verschreibung aufweist, oftmals vorübergehend hilfreich sein wird. Die Ohrenschmerzen treten abends oder in der Nacht auf und werden durch langsames Umhergehen im Zimmer gebessert.[1]
	▷ Das CHAMOMILLA-Kind ist zornig, knurrt, ist nicht zufrieden zu stellen, beschimpft die Krankenschwester und die Mutter; seine Beschwerden bessern sich jedoch ebenfalls durch Umhergehen. Die Reizbarkeit gibt in einem solchen Fall jedoch den Ausschlag für CHAMOMILLA.
	▷ Man kann das Mitleid erregende Weinen von PULSATILLA leicht von dem knurrenden, wilden Schreien des CHAMOMILLA-Kindes unterscheiden.
	▷ **Augen** – PULSATILLA ist auch das Mittel bei katarrhalischen Augenerkrankungen von gonorrhoischem Charakter bei Säuglingen; Ophthalmia neonatorum (eitrige Bindehautentzündung durch Gonokokken oder Chlamydien in den ersten 28 Lebenstagen).[1]

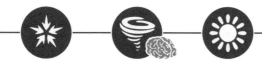

introvertiert – geistig hyperaktiv – nicht destruktiv

RHEUM-Kinder haben für gewöhnlich Eltern, die das Kind früh allein oder mit einem Kindermädchen zu Hause lassen, wenn sie zur Arbeit gehen müssen. Die vertrauensvolle emotionale Bindung zwischen Mutter und Kind entwickelt sich nicht, und das Kind gerät in einen Zustand von Bitterkeit. Es wird sauer und gleichgültig gegen alle Dinge des Lebens.

Überblick

▷ Pflaumen und unreifes Obst
▷ Zahnung

Beschwerden durch

▷ Das Kind ist schlecht gelaunt, ungeduldig, verlangt viele Dinge und weint. Obwohl es nach vielen Dingen schreit, lehnt es sogar sein Lieblingsspielzeug ab, wenn es ihm angeboten wird.
▷ Das Kind weint und wirft sich die ganze Nacht umher (PSOR.).
▷ ruhelos und reizbar während der Zahnung; Neigung zum Stirnrunzeln
▷ unzufrieden, übellaunig, unmöglich zufrieden zu stellen
▷ Abneigung gegen Spielen bei Kindern, Gleichgültigkeit gegen alles
▷ Grobheit ungezogener Kinder

Geist und Gemüt

▷ kalt
▷ Die ‹Säuerlichkeit› ist sehr deutlich: Das ganze Kind riecht sauer; waschen beseitigt den Geruch nicht. [4]
▷ benötigt sehr wenig Schlaf und nicht viel Nahrung

Allgemeines

▷ **Koliken** – Kinder weinen und kreischen ständig; bei Babys schlechter durch Abdecken eines Beines oder Armes, beim Stehen und nicht besser durch Stuhlgang; Gelbsucht durch unreifes Obst mit weißer Diarrhö
▷ saure Diarrhö während schwieriger Zahnung; Schreien bei Stuhldrang
▷ ständiger starker Kopfschweiß, wach und im Schlaf, in Ruhe und in Bewegung; Haar ist immer nass; saurer Geruch kann fehlen (CALC. SANIC.).
▷ verlangt nach vielen Speisen, kann sie aber nicht essen, weist sie zurück; schmecken nicht, widerwärtiger Geschmack; verweigert die Brust
▷ Schlafstörungen mit Umherwerfen, Weinen, Jammern und Schnarchen; mit konvulsivischem Zittern der Lider, Gesichtsmuskeln und Finger

Indikationen

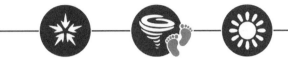

introvertiert – körperlich hyperaktiv – nicht destruktiv

Überblick	RHUS TOXICODENDRON passt auf Kinder mit tiefsitzender psorischer Belastung oder ererbter Tuberkulinie.

Beschwerden durch

▷ *Verstauchung, Verrenkung oder Zerrung einzelner Teile, Muskeln, Gelenke oder Sehnen*
▷ Liegen auf feuchtem Boden oder einer feuchten Unterlage
▷ Nasswerden nach Überhitzung
▷ übertriebenes, zu langes Baden in Seen oder Flüssen im Sommer
▷ kalte Luft

Geist und Gemüt

▷ sehr nützlich bei Verhaltensstörungen von ruhelosen Kindern
▷ sehr reizbar und schlecht gelaunt; Zorn wegen Kleinigkeiten
▷ scherzende, fröhliche und lebhafte Patienten
▷ will schnell getragen werden

Allgemeines

▷ **kalt und durstig**

Indikationen

▷ **Lähmungen** – Zum Arzneimittelbild von RHUS-T. gehören auch Lähmungen und Empfindungslosigkeit der Gliedmaßen. Das Mittel wird auch sehr häufig bei Säuglingslähmungen eingesetzt.[1]
▷ Säuglingslähmungen durch feuchte Kälte
▷ Heutzutage werden diese Lähmungszustände häufig von den Kindermädchen verursacht; sie gehen mit den Babys in den Park, nehmen sie aus dem Kinderwagen, legen sie auf den kalten, feuchten Boden, und ein paar Tage später erkrankt das Kind an Säuglingslähmung.[1]

▷ **Haut** – RHUS TOXICODENDRON ist ein sehr nützliches Mittel bei der Behandlung von Ekzemen der Kopfhaut bei Säuglingen. Flechtenartige Ausschläge der Kopfhaut.[1]

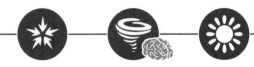

introvertiert – geistig hyperaktiv – nicht destruktiv

SABADILLA passt gut auf Kinder, die eine Neigung zu Wurmerkrankungen haben; mit verstopfter Nase.

▷ Schreck
▷ geistige Anstrengung
▷ Denken
▷ Würmer

▷ SABADILLA ist das Mittel bei schwächlichen Kindern, die wegen ihrer Kopfschmerzen von der Schule heimgeschickt werden müssen und die zu Hause dann eigenartige Wahnvorstellungen bezüglich der Schule und sich selbst haben.[1]
▷ zaghaft, schüchtern und leicht erschreckt

▷ kalt
▷ Wurmerkrankungen der Kinder
▷ Konvulsionen durch Würmer

▷ **Schnupfen** – hartnäckig, heftig oder stockend (Stockschnupfen); Niesen mit Jucken und Kitzeln in der Nase; reibt die Nase oder muss mit dem Finger bohren

▷ **Würmer** – SABADILLA wird als ein Routinemittel bei allen Arten von Würmern, bei Bandwürmern, Madenwürmern und Spulwürmern eingesetzt. Ein achtsamer Behandler wird aber niemals daran denken, ein Mittel nur gegen Würmer zu verordnen. Er nimmt alle Symptome des Patienten auf und lässt sich von ihnen zum Heilmittel führen.[1]

Sanicula aqua

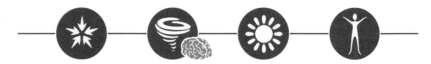

introvertiert – geistig hyperaktiv – nicht destruktiv – mager

Überblick	Kopfschweißige Kinder mit gestörter Assimilation. Fortschreitende Abmagerung.[6] Das SANICULA-Kind wirkt alt und sieht schmutzig, ölig, fettig und bräunlich aus. Die Haut am Hals ist runzlig und hängt in Falten herab; die Kopfhaut ist schuppig, ebenso die Augenbrauen. Das Kind ist abgemagert, dickbäuchig und neigt zu skrofulösen Affektionen.

Geist und Gemüt

▷ Die Patienten sind dünn und sehen alt aus, besonders die Kinder.[4]
▷ Das Kind stößt nachts die Bettdecke weg; möchte auf etwas Hartem liegen, obwohl es so dünn ist.[4]
▷ eigenwillig, störrisch, gereizt
▷ Abneigung angefasst oder getragen zu werden; kann es nicht ertragen, wenn irgendjemand neben ihm liegt oder ihn berührt
▷ will beständig getragen werden
▷ Verdrießlichkeit schnell abwechselnd mit Lachen und Spielen
▷ Das Kind wird ärgerlich und wirft sich nach hinten.
▷ Ruhelosigkeit, treibt von Ort zu Ort
▷ das Kleinkind lernt langsam und spät Sprechen
▷ Furcht vor abwärts gerichteter Bewegung

Allgemeines

▷ **warm und durstig**
▷ reichliches Schwitzen an Kopf und Nacken während Schlaf, durchnässt das Kopfkissen großflächig (CALC. SIL.)
▷ übelriechender Fußschweiß verursacht Wundheit zwischen den Zehen
▷ Kann es nicht ertragen, wenn ein Körperteil einen anderen berührt. Schwitzt dort, wo sich Körperteile berühren.
▷ Verlangen nach Abdecken, Entblößen; stößt Decken und Kleider von sich, sogar bei kältestem Wetter (HEP. SULPH.)
▷ mangelhafte Assimilation, fortschreitende Abmagerung mit Kugelbauch
▷ Das Kind kann auch mit sechzehn Monaten noch nicht alleine stehen oder gehen.[6]
▷ übelriechende Absonderungen, Geruch fischig oder wie alter Käse
▷ trinkt wenig, aber oft; Flüssigkeit wird erbrochen, sobald sie den Magen erreicht hat (ARS. PHOS.)

228

▷ **Abmagerung** – Das Kind will die ganze Zeit trinken, verliert aber trotzdem an Gewicht. Der Hals ist schwach und mager; das Kind kann seinen Kopf nicht halten; Steifheit des Halses.

▷ **Rückenschmerzen** schlechter durch Bewegung, durch Rennen von kür-
zesten Strecken, durch Heben der Arme oder wenn die Hände hinter den
Rücken geführt werden
▷ Steifheit: muss den ganzen Körper drehen, wenn er sich umsehen will
▷ sitzt mit vorwärts gebeugtem Kopf, um die Schmerzen zu lindern

▷ **Verstopfung** bei Kindern, die keinen Stuhldrang verspüren, bis sich
nicht eine größere Menge angesammelt hat.
▷ Der Stuhl wird teilweise ausgetrieben und schlüpft wieder zurück (SIL.
THUJ. OP.) oder zerbröckelt am Rand des Anus (MAG-M.).
▷ große Stuhlmenge bestehend aus kleinen, trockenen, grauen Kugeln,
die mechanisch entleert werden müssen (SIL. CALC.)
▷ Fäkaliengeruch haftet trotz Baden am Kind (SULPH.)

▷ **Urin** – schreit vor dem Wasserlassen, spärlich in großen Intervallen
▷ strengt sich an, um während des Stuhlganges zu urinieren

▷ Beim Erwachen reibt sich das Kind mit den Fäusten Augen und Nase.

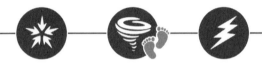

introvertiert – körperlich hyperaktiv – destruktiv

Überblick	Der SECALE-Patient ist dünn, hager, schwächlich, kachektisch, von blasser Erscheinung mit eingefallenem Gesicht. Die Augen liegen tief in den Höhlen und sind von blauen Ringen umgeben. Das Gesicht ist blass und farblos, die Lippen bläulich oder totenblass.

Beschwerden durch

▷ Unterdrückung von Absonderungen (Tränen, Schweiß usw.)

Geist und Gemüt

▷ Wahnsinn mit der Neigung zu beißen, bei Manie oder im Delirium
▷ Geistesschwäche
▷ Bewusstlosigkeit oder voll bewusst bis zum letzten Atemzug: Unmittelbar vor dem Tode hat es den Anschein, als ob es dem Patienten besser ginge.
▷ eigensinnige Kinder
▷ Zerstörungssucht, zerstört Dinge
▷ schamlos, entblößt den Körper, möchte nackt sein

Allgemeines

▷ **warm und durstig**
▷ Die Haut fühlt sich kalt an, aber Bedeckung wird nicht vertragen.
▷ Brennen als ob ein Funkenregen auf ihn fallen würde

Indikationen

▷ **Epilepsie** bei Kindern, später allmählicher Schwachsinn; Opisthotonus mit tonischen Muskelkontraktionen, Angst und lautem Schreien
▷ **Delirium** bei Kindern mit rotem Gesicht, rasend, toll; danach tiefer Schlaf und Schnarchen; wenn geweckt, gibt sie leise raunend wirres Zeug von sich; versteht nichts und gibt keine Antwort
▷ schwierige Zahnung
▷ **Cholera infantum** – wässriger Durchfall, plötzlich mit unstillbarem Durst; sie trinken und erbrechen; Harnverhalt; schrumpelige Haut; eisige Kälte, jedoch Abneigung gegen Hitze; möchte nicht zugedeckt werden
▷ Sogar bei erschöpfendem Durchfall ist er hungrig.
▷ Krämpfe der Streckmuskeln in Fingern und Zehen, besonders bei Kindern während Cholera infantum (Beugemuskeln: CUPR.)
▷ Ausscheidung von Würmern bei Kindern

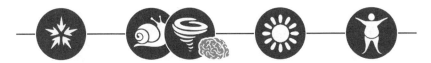

introvertiert – hypoaktiv / geistig hyperaktiv – nicht destruktiv – dick

Kinder mit dunklem Haar und fester Faser, aber mildem Gemüt. Aufge-   Überblick
dunsene, schlaffe Kleinkinder mit schmutzig-brauner oder fleckiger Haut.

▷ kalte Luft, kalten Zug; vor Gewitter   Beschwerden durch
▷ Milch, Säuren, Fett; nach dem Essen
▷ Verlegenheit, Zorn, Ärger

▷ reizbare Kinder, Eifersucht zwischen Kindern   Geist und Gemüt
▷ Anwesenheit Fremder verschlechtert
▷ Furcht davor, den Arzt zu sehen, der ihr Angst zu machen scheint.
▷ scheint niemals glücklich zu sein: ärgerlich, empfindlich, leicht beleidigt
   und unglücklich
▷ Gleichgültigkeit gegen geliebte Personen
▷ Abneigung gegen Spielen bei Kindern
▷ Abneigung Auszugehen; aber sie ist glücklich, wenn sie es tut.
▷ verträgt keinen Widerspruch
▷ halten oder gehalten werden bessert
▷ empfindlich gegen Sinneseindrücke
▷ kann keine Zuneigung zeigen
▷ Schmutzigkeit: Kind uriniert und defäkiert überall hin
▷ intellektuell, mit Verstand begabt

▷ **kalt und durstlos**   Allgemeines
▷ hungrig, aber schon nach wenigen Bissen gesättigt

▷ Husten im ersten Schlaf (LACH; bei sehr reizbaren Kindern: CHAM.)   Indikationen
▷ Kinder, die sich bei Wetterwechsel sehr schnell erkälten
▷ Atrophie bei Kindern: Gesicht wie ein alter Mann, großer Bauch und
   trockene, schlaffe Haut
▷ Rucken und Werfen des Kopfes vorwärts und rückwärts, unwillkürlich;
   bei offenen Fontanellen; aus Hysterie oder wegen Schmerzen
▷ grünlicher Durchfall bei Säuglingen, durch gekochte Milch, mit rapidem
   Kräfteverlust

Silicea terra

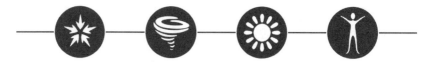

introvertiert – hyperaktiv – nicht destruktiv – mager

Überblick

SILICEA passt zur psorischen Diathese; für Kinder, die schwach, nervös, leicht reizbar und zart besaitet sind. Schwächliche Kinder mit zarter Haut und blassem Gesicht, heller Hautfarbe und schlaffer Muskulatur. Es eignet sich für wachsende Kinder, die unter Mangelernährung leiden, die durch Assimilationsstörungen verursacht wird. Das Kind ist ernst, wohlerzogen und fleißig.

SILICEA kommt aus einer Situation, in der das Kind einem ganz bestimmten Bild entsprechen muss, um akzeptiert zu werden; z. B. wird einem Kind vermittelt, dass es nur akzeptiert und geliebt wird, wenn es etwas ganz Bestimmtes erreicht oder leistet. Es kann sich um herausragende sportliche Leistungen handeln, die das Kind z. B. zu einem guten Kricketspieler machen würden. Also wird es für dieses Kind sehr wichtig, dass die Leute es auch für einen guten Kricketspieler halten, egal wie gut es wirklich ist. Das erzeugt die Anspannung und Schüchternheit in Gegenwart anderer.[2]

Beschwerden durch

▷ Impfungen
▷ unterdrückten Fußschweiß

Geist und Gemüt

▷ Das SILICEA-Kind ist reizbar und schreit, wenn man es anspricht.[1]
▷ nervöses Kriechen und Rollen, beim Rennen werden sie blass
▷ mitleiderregend weinende Kinder, wenn getragen oder festgehalten
▷ eigensinnige, bockige und starrköpfige Kinder
▷ hat keine Ausdauer, Mangel an Geisteskraft, Geistesschwäche
▷ geistige Arbeit ist sehr schwierig: Lesen und Schreiben machen müde
▷ sowohl geistig als auch körperlich überempfindlich, besonders gegen Geräusche; wird ängstlich davon
▷ ruhelos, zappelig, durch das geringste Geräusch
▷ Das Kind ist nachgiebig, milde, ängstlich und zart besaitet.
▷ Furcht vor spitzen Gegenständen, Nadeln und scharfen Dingen
▷ Zaghaftigkeit, Schüchternheit, Scham, Furcht vor öffentlichen Auftritten
▷ Weigert sich auch nur eine einzige Frage zu beantworten, sondern flüstert mit der Mutter, die die Information an den Arzt weitergeben muss.[5]
▷ gewissenhaft in Kleinigkeiten: alles wird sauber geordnet, aber nichts neues entsteht; es fehlt an Vorstellungskraft

▷ kalt und durstig

▷ Langsamkeit in Entwicklung und Wachstum, der Rekonvaleszenz; sogar Verschlechterungen sind langsam; spät im Entwickeln von Beziehungen

▷ **Ernährung** – Auftreibung des Abdomens bei Kindern und Erwachsenen (BAR-C.). Engegefühl um das Abdomen.[1] Hartes, heißes, geblähtes Abdomen, besonders bei Kindern mit dünnen Beinen.[4]

▷ Es bringt eine mangelhafte Ernährung hervor, besonders bei Kindern; diese beruht auf mangelhafter Assimilation.[4]

▷ Sie vertragen keine Muttermilch und verlieren an Gewicht; Abneigung gegen Muttermilch und Erbrechen dadurch.

▷ Verstopfung ohne Stuhldrang; ‹Schüchterner Stuhl›, der wieder zurückschlüpft, nachdem er fast schon ausgetrieben war.

▷ Schwäche der Beine mit spätem Gehenlernen: Skrofulöse, rachitische Kinder mit großem Kopf und offenen Fontanellen lernen langsam und spät Laufen. Der Körper und besonders die Beine sind verkümmert.

▷ Die Gelenke fühlen sich schwach an, besonders das Sprunggelenk.

▷ **Haut** - Das Baby leidet unter verschiedenen Hautproblemen als Folge von Impfungen. Jede noch so kleine Wunde eitert; Entzündungen, Schwellungen und Abszesse bilden sich nach Impfung.

▷ **Schweiß** – Das Kind schwitzt am ganzen Kopf, der schweißnass ist; nachts. Saurer, übelriechender Schweiß. Füße und Beine sind kalt und mit kaltem Schweiß bedeckt. Übelriechender Fußschweiß mit Wundheit zwischen den Zehen. Schweiß im Gesicht, auf dem Kopf und im Nacken, sobald es in den Schlaf fällt; der Rest des Körpers bleibt trocken.

▷ Das Kind möchte den Kopf gut eingepackt haben, liebt aber kaltes Essen und Trinken.

▷ **Asthma** – SILICEA ist insbesondere angezeigt bei Asthma alter Sykotiker und bei Kindern sykotischer Eltern. Hierbei konkurriert es mit NAT-S.[1]

▷ Das Kind bohrt sich in den Ohren wenn es schläft.

▷ Nasenbluten bei Säuglingen

▷ Bettnässen, durch Würmer

extrovertiert – geistig hyperaktiv – nicht destruktiv

Überblick	SPONGIA passt auf Kinder mit heller Haut, schlaffen Fasern und geschwollenen Drüsen. Besonders gut eignet es sich für die Kinder tuberkulöser Eltern. Diese Kinder bleiben schwach und gedeihen nicht.

Beschwerden durch
▷ kalte Getränke
▷ Erregung
▷ Süßigkeiten

Geist und Gemüt
▷ eigensinnig
▷ herausfordernd und ungehorsam
▷ fröhlich, ausgelassen; Spaßen, Scherzen; witzig, geistreich
▷ boshaft, heimtückisch und mutwillig
▷ leicht erschreckt
▷ zurückhaltend: spricht nicht viel, Abneigung gegen Sprechen
▷ Abneigung gegen Veränderung[2]

Allgemeines
▷ **durstig**
▷ schläft sich in die Verschlechterung

Indikationen
▷ Schwellung und Verhärtung von Drüsen
▷ Husten: hohl, bellend, krächzend, rauh, kruppartig; erwacht dadurch
▷ Auswurf: große Schleimmengen, schwierig herauszubringen; schluckt den Schleim wieder; Auswurf schmeckt wie Milch

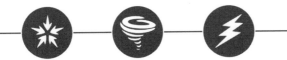

introvertiert – hyperaktiv – destruktiv

Das STAPHISAGRIA-Kind ist für gewöhnlich still, ernst und beherrscht. Sei- Überblick
ne Empfindlichkeit, Befangenheit und Verletzlichkeit sind offensichtlich.
Es kann sporadische Episoden emotionaler Ausbrüche geben. In den
meisten Fällen gibt es eine Geschichte von emotionalem Missbrauch
durch die Eltern oder durch ältere Geschwister, die das STAPHISAGRIA-Kind
unterdrücken oder demütigen.

Beschwerden durch

▷ Tadel oder Bestrafung
▷ Impfungen
▷ *unterdrückten Fußschweiß*
▷ Luftzug

Geist und Gemüt

▷ **empfindlich**: überempfindlich gegen den geringsten geistigen Eindruck;
   sehr empfindlich darauf, was andere über sie sagen
▷ leicht beleidigt: nimmt Anstoß an jeder noch so kleinen Beleidigung, ob
   nun beabsichtigt oder nicht
▷ empfindlich gegen Berührung, Tadel, Grobheiten, moralische Eindrücke
▷ Schüchternheit und Scham
▷ Scheu vor dem anderen Geschlecht
▷ Weinen durch Ermahnung

▷ **schlecht gelaunt**: Das Kind schreit nach vielen Dingen und lehnt sie ab,
   wenn sie ihm angeboten werden. Es stößt beim Erwachen alles von sich
   weg und will, dass alle hinaus gehen; ruft oft nach seiner Mutter.[4]
▷ Grobheit von ungezogenen Kindern

▷ **unterdrückter Zorn**: Das Kind wurde beleidigt, ist aber zu würdevoll, um
   zu streiten oder zu kämpfen. Es unterdrückt oder schluckt den Zorn hin-
   unter und geht zitternd und aufgelöst nach Hause.
▷ große Entrüstung über Dinge, die er selbst oder andere getan haben;
   sorgt sich um die Konsequenzen
▷ wirft im Zorn mit Gegenständen, nach Personen
▷ große Abneigung gegen jede Autorität (Anarchist)

Allgemeines	▷ **kalt und durstlos**
	▷ Heißhunger sogar wenn der Magen voll ist
	▷ Verlangen nach Süßigkeiten und Milch

Indikationen ▷ chronischer Durchfall oder **Dysenterie nach Ärger** bei schwächlichen und kränklichen Kindern; nach Bestrafung oder nach Gefühlserregung (COLOC. CHAM.)

▷ Schwerhörigkeit durch geschwollene Tonsillen, bei Kindern mit Polypen

▷ Dysenterie bei schwachen, kränkelnden, kugelbäuchigen Kindern

▷ dickbäuchige Kinder mit viel Blähungen, Koliken und Würmern

▷ Unruhiger und gestörter **Schlaf** mit einem halben Erwachen jeweils nach einer Stunde; kann dabei auf jeder Seite liegen; vor Mitternacht geht ihm eine Fülle von Gedanken durch den Kopf und er ruft ständig nach seiner Mutter; wirft sich im Bett umher.

▷ Das Kind schläft den ganzen Tag und liegt nachts wach.

▷ zerbröckelnde **Zähne** bei Kindern, vorzeitiger Zerfall der Zähne

extrovertiert – hyperaktiv – destruktiv

Das STRAMONIUM-Kind ist allein im Dschungel zurückgelassen worden und spürt, dass es von Gefahren umgeben ist. Es fühlt sich in der Wildnis allein gelassen, ausgesetzt an einem furchterregenden Ort. Wenn das Kind diese entsetzliche Situation dann plötzlich realisiert, dann verweigert sein überforderter Geist die Arbeit: es kann die Menschen, die bei ihm sind, nicht mehr erkennen und klammert sich einfach an alles und jeden in seiner Nähe.[2]

Überblick

▷ Schreck, Schock, Furcht
▷ Unterdrückung von Absonderungen und Ausscheidungen

Beschwerden durch

▷ Kind erwacht angsterfüllt, erkennt niemanden, schreit entsetzt, klammert sich an Personen die neben ihm stehen; antwortet mit Schrecken im Gesicht, als ob es sich vor dem ersten was es sieht, fürchten würde
▷ Lüsternheit ist sehr betont: Kleine Jungen ziehen ständig am Genital.
▷ Die Pupillen weiten sich, wenn das Kind getadelt wird.
▷ religiöse Affektionen bei Kindern, religiöse Kinder
▷ exzessive Geschwätzigkeit im Delirium, spricht von nichts anderem als von einem einzigen Thema
▷ Einsamkeit und Dunkelheit schlechter, möchte Licht und Begleitung
▷ Furcht vor dem Tod, der Dunkelheit, dem Alleinsein und vor Tieren

Geist und Gemüt

▷ kalt

Allgemeines

▷ **Stammeln**: muss sich sehr anstrengen, bevor er ein Wort äußern kann
▷ **delirant im Fieber**: ruft nach Mama und nach Papa, obwohl sie bei ihm sitzen und versuchen, ihn zu beruhigen
▷ **Konvulsionen** bei Kindern, mit heftigem Schwitzen und darauf folgendem Schlaf; Zucken der Glieder mit Weinen; konvulsivische Bewegungen und Zucken, besonders beim Berühren oder Fixieren der Augen auf glänzende Objekte (Kerzenlicht, Spiegel, Wasser); oder periodisch
▷ graziöse, rhythmische Bewegungen; Konvulsionen der oberen Extremitäten und einzelner Muskelgruppen

Indikationen

Sulphur

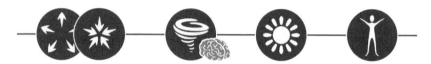

extrovertiert / introvertiert – geistig hyperaktiv – nicht destruktiv – mager

Überblick | Das Kind sieht aus, wie ein vertrockneter alter Mann. Kopf und Bauch erscheinen groß, die Glieder sind abgemagert.[4] SULPHUR-Patienten wirken schmutzig und unsauber und neigen zu Hauterkrankungen. Das Mittel passt auf abgemagerte Kinder mit alten Gesichtern, dicken Bäuchen und trockener, schlaffer Haut, die ruhelos und warm sind und nachts das Bettzeug wegstoßen.

SULPHUR-Kinder sind technisch sehr interessiert und begabt darin, herauszufinden wie irgendetwas funktioniert. Sie nehmen gerne Kontakt mit Erwachsenen auf und ärgern sich, wenn sie nicht auch wie Erwachsene behandelt werden. So finden sie es äußerst unfair, wenn sie früh ins Bett gehen sollen, während die Erwachsenen sich weiter unterhalten.[5]

Beschwerden durch
- ▷ *Unterdrückung von Hauterkrankungen*
- ▷ Sonnenhitze
- ▷ Überanstrengung

Geist und Gemüt
- ▷ verwöhnte Kinder, sehr selbstsüchtig; nehmen keinerlei Rücksicht auf andere Menschen
- ▷ Neigung zum Weinen bei Kindern
- ▷ Zaghaftigkeit und große Neigung zu erschrecken
- ▷ Das Kind fährt hoch und schreit fürchterlich.
- ▷ Lumpen erscheinen schön.
- ▷ Abneigung zu spielen bei Kindern, Abneigung gegen Vergnügung
- ▷ religiöse Affektionen bei Kindern, verweilt bei religiösen Spekulationen
- ▷ Ruhelosigkeit und Schlaflosigkeit bei Kindern
- ▷ Traurigkeit bei Kindern, Trägheit bei Kindern
- ▷ Angeberei: prahlt mit seinen Besitztümern, seinen Spielsachen
- ▷ albernes Benehmen, Glück und Stolz
- ▷ zu sehr kokett, gefallsüchtig
- ▷ sehr extrovertiert, offen und kontaktfreudig
- ▷ künstlerisch begabt, kann gut Zeichnen

238

▷ **warm und durstig**

▷ abgemagert mit dickem Bauch

▷ scharfe, wundmachende Absonderungen

▷ Angst davor, gewaschen zu werden (bei Kindern). Die Kinder schreien aus vollem Halse, wenn sie gewaschen werden sollen. Der SULPHUR-Patient scheut das Baden und erkältet sich durch Baden.[1]

▷ Der Patient leidet an mangelhafter Assimilation. Trotz des unstillbaren Appetits magert er ab (besonders bei Kindern).

▷ Die Halsmuskulatur ist schwach, das Kind kann den Kopf nicht halten.

▷ Kinder haben die sehr erstaunliche Tendenz, ständig schmutzig zu sein: schmutzige, blässliche, ärmliche Kinder.

▷ Brennen der Füße: muss die Füße unter der Decke hervorstrecken oder sucht ruhelos nach einer kühlen Stelle.

▷ Das Kind schläft ohne Bedeckung.

▷ Katarrhe – Das SULPHUR-Kind neigt zu katarrhalischen Absonderungen aus der Nase, den Augen oder anderen Schleimhäuten, und oftmals isst es auch die Absonderungen aus der Nase.[1]

▷ Der Patient leidet an Katarrhen an allen Schleimhäuten und sämtliche Absonderungen machen das umliegende Gewebe wund. Zuweilen brennt das in der Nase zurückbleibende Sekret wie Feuer und auch wenn es mit den Lippen in Berührung kommt, brennt es, so scharf ist es. Die Teile, über die das Sekret fließt, werden sehr rot, ähnlich wie bei SULPHURICUM ACIDUM.[1]

▷ Durchfall: bei Kindern mit blassem Gesicht, reichlichem Schwitzen, Schläfrigkeit, halb offenen Augen, Harnverhalt und Spasmen der Glieder; sie Erwachen niesend oder lachend, wobei Blähungen abgehen.

▷ Bei SULPHUR-Kindern wird der After und der Bereich zwischen den Pobacken wund; auf der gesamten Länge ist die Gesäßfalte durch den scharfen Stuhl rot, wund und entzündet.[1]

▷ Angst vor Stuhlgang wegen Schmerzen bei Kindern

▷ Bettnässen, besonders bei skrofulösen, unsauberen Kindern

▷ knallrote Ohren bei Kindern

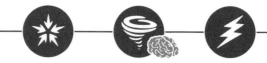

introvertiert – geistig hyperaktiv – destruktiv

Überblick Bei SYPHILINUM handelt es sich im Allgemeinen um verkümmerte, zwergenhafte, verschrumpelte, alt aussehende Babys und Kinder mit kahlem Kopf, aufgeworfenen Lippen und dickem Bauch. Kinder mit angeborener Syphilis, die einige Allgemeinsymptome dieser Krankheit zeigen.

Beschwerden durch
▷ feuchtkaltes Wetter
▷ Gewitter

Geist und Gemüt
▷ geistesabwesend
▷ furchtbare Angst vor der Nacht, während der die Symptome sich verschlechtern
▷ ärgerlich und nervös, reizbar und mürrisch
▷ Schreibabys, die sofort nach der Geburt anfangen zu weinen
▷ Das Kreischen und Schreien kommt plötzlich und mit voller Kraft, aber nicht aus Wut oder Raserei heraus wie bei STRAMONIUM.
▷ Einige Kinder haben eine sadistische Ader. Sie erfreuen sich daran, Tiere beim Sterben zu beobachten und finden sich dabei wieder, wie sie Insekten zertreten oder sie ins Wasser werfen und beim Ertrinken beobachten.[3]

Allgemeines
▷ **kalt und durstig**

Indikationen
▷ SYPHILINUM hat zahlreiche Fälle von übelriechenden, gelben oder grünen Nasensekreten bei Kindern mit Syphilis in der Familienanamnese geheilt.[1]
▷ Die Zähne sind deformiert, schief, fleckig. Vorzeitiger Zahnverfall. Becherförmige Zähne bei Kindern.[1]
▷ exzessiver Speichelfluss: Der Speichel läuft während des Schlafes aus dem Mund.

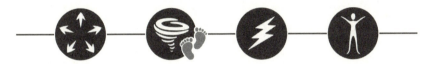

extrovertiert – körperlich hyperaktiv – destruktiv – mager

Das Mittel gleicht einer Spinne: Es ist sehr unruhig und seine Bewegungen sind nicht rhythmisch wie bei LACHESIS, sondern unregelmäßig und abrupt. TARENTULA-Patienten sind so unruhig, dass sie die ganze Zeit etwas tun müssen. Gewaltige Manie zu tanzen. Das typische Bild ist das des ‹Popeye-Babys›: So ein TARENTULA-Kind besitzt enorme Kräfte, obwohl es sehr schlank ist.   **Überblick**

▷ *enttäuschte, unglückliche, unerwiderte Liebe*   **Beschwerden durch**
▷ *Vorwürfe, Tadel, Bestrafung*
▷ schlechte Nachrichten

▷ abrupte, unregelmäßige Bewegungen   **Geist und Gemüt**
▷ große Eile, intensiv, erregt und ruhelos: Jedermann muss sich beeilen.
▷ lacht, spottet, rennt, tanzt, gestikuliert, scherzt, weint und singt bis zur Erschöpfung; empfindlich gegen Musik und besser durch Musik
▷ Mangel an Kontrolle; schlau, manipulativ und unredlich; selbstsüchtig
▷ boshaft und ungehorsam, verweigert Essen, streitsüchtig
▷ zerbricht, zerreißt und wirft Dinge; was immer er in die Finger kriegt
▷ zerreißt die Kleidung und beißt in die Kleidung
▷ Hypochondrie. Phatak sagt: «Simuliert; nur wenn die Aufmerksamkeit auf ihr ruht; ohne Zuschauer gibt es auch keine Hysterie.»
▷ rollt auf dem Boden herum oder schlägt heftig; Kreischen

▷ kalt oder warm und durstig oder durstlos   **Allgemeines**
▷ Beschwerden plötzlich und mit großer Heftigkeit, Periodizität
▷ kann besser Rennen als Laufen
▷ Verlangen nach rohen Speisen

▷ Stuhlgang bzw. Stuhldrang, sobald der Kopf gewaschen wird.   **Indikationen**
▷ Kontakt der Hände mit kaltem Wasser verursacht Symptome
▷ Schnappen und Knacken im rechten Ohr, Schmerzen und Schluckauf
▷ Eine Pupille ist kontrahiert, die andere dilatiert; Gefühl von Sand und Dornen in den Augen. Sieht Geister und Gesichter.

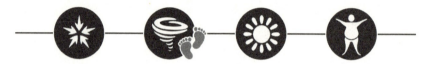

introvertiert – körperlich hyperaktiv – nicht destruktiv – dick

Überblick   Sehr eigensinnige Kinder, die sich zornig auf den Boden werfen und keine
              Luft mehr bekommen, wenn ihnen im Mindesten widersprochen wird und
              sie nicht ihren Willen bekommen.
              Hydrogenoide, sykotische, lymphatische aber auch syphilitische Konsti-
              tution… Sykotische Kinder mit Asthma.[6]

Beschwerden durch   ▷ *Impfungen*

Geist und Gemüt   ▷ gewissenhaft in Kleinigkeiten
                    ▷ verschlossen, aber wohlerzogen und höflich
                    ▷ geringes Selbstwertgefühl: fühlt sich hässlich, verächtlich und gering-
                      schätzig gegenüber sich selbst
                    ▷ fixe Ideen, religiöser Fanatismus, religiöse Schwärmerei
                    ▷ reizbar und eifersüchtig: sucht Streit mit der Mutter, aber hält sich un-
                      ter Fremden und bei Ärzten im Zaum

Allgemeines   ▷ **warm und durstlos**

Indikationen   ▷ Schreikinder, mit sykotischer Befleckung vom Vater
                 ▷ Schreien wegen angeborenen Leistenbruchs
                 ▷ Asthma schlechter nachts bei sykotischen Kindern
                 ▷ Ophthalmia neonatorum
                 ▷ Verstopfung mit zurückschlüpfendem Stuhl

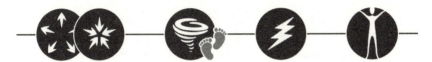

extro- / introvertiert – körperlich hyperaktiv – destruktiv – mager und groß

Geeignet für Menschen mit heller Komplexion; mit blauen Augen; von großer Statur; von schmaler Gestalt; mit großem oder engem Brustkorb; die geistig rege und frühreif sind; die eine Abneigung gegen jegliche Arbeit haben, vor allem gegen geistige…[6]   *Überblick*

▷ Wetterwechsel   *Beschwerden durch*
▷ Anstrengung

▷ Unzufriedenheit und Ruhelosigkeit mit Verlangen nach Veränderung   *Geist und Gemüt*
▷ Die Ruhelosigkeit von TUBERCULINUM besteht v. a. aus einem Verlangen zu wandern und umherzustreifen.
▷ Verlangen zu Reisen: bleibt nicht lange an einem Ort
▷ Gewalttätigkeit und Verlangen zu kämpfen
▷ empfindlich gegen und schlechter durch Musik
▷ gleichgültig gegenüber Bestrafung und Ermahnung
▷ eigensinnig, ungehorsam, boshaft, mutwillig und zerstörerisch

▷ **warm und durstig**   *Allgemeines*
▷ groß gewachsen
▷ Schwäche und Abmagerung mit vermehrtem Appetit
▷ Beschwerden beginnen plötzlich und gehen plötzlich zurück
▷ Verlangen nach kalten Getränken und Milch.
▷ schwitzt durch die kleinste Anstrengung

▷ geistige Entwicklungsverzögerung bzw. -störung bei Kindern   *Indikationen*
▷ zurückgeblieben: Geistesschwäche, Idiotie, Schwachsinn
▷ Kinder erwachen schreiend mit Ruhelosigkeit
▷ wochenlanger Durchfall bei Kindern, mit Schwächung, Erschöpfung und bläulicher Blässe

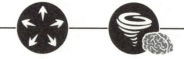

extrovertiert – geistig hyperaktiv – destruktiv

Überblick   Die Pathologie beginnt mit einer überschießenden geistigen Entwicklung und Frühreife. Das Kind ist neugierig und was seine Denkfähigkeit angeht fast schon auf Erwachsenenniveau. Aber diese Überstimulation des Geistes führt letztendlich zu großer Ruhelosigkeit. Eine Art innerliche Frustration führt zu Ungehorsam und Verhaltensproblemen. Das Kind leidet unter dieser enormen Ruhelosigkeit, die typischerweise durch sinnlose, monotone Tätigkeiten ausgedrückt wird, z. B. stapelt es Dinge oder zerschneidet Papier in immer kleinere Stücke. Es kann sich auch nicht zum Essen hinsetzen. So ein Kind kann sich emotional extrem abschotten und auch sehr hart und unempfindlich sein. Es zeigt keine Gefühle, nicht einmal, wenn es gemaßregelt wird.[5]

Beschwerden durch
- ▷ Schreck, Schock, Furcht und Angst
- ▷ verletzten Stolz oder verletzte Ehre (Kränkung)
- ▷ körperliche Verletzung

Geist und Gemüt
- ▷ hochmütig und arrogant
- ▷ Angeber, will als reich gelten
- ▷ schmeichlerisch, herzlich, umarmt jeden
- ▷ täuscht Krankheit vor, um Mitgefühl zu bekommen
- ▷ Lügner, betrügt; täuscht, um sein Ziel zu erreichen.
- ▷ Unverschämtheit und Grobheit.

Allgemeines
- ▷ **kalt und durstig**

Indikationen
- ▷ Cholera infantum mit schmerzhaftem Epigastrium (Cholera infantum bezeichnet eine unspezifische Dysenterie bei Kindern unter fünf Jahren, die durch wässrige Durchfälle, Erbrechen, Erschöpfung, Fieber und Kollapsneigung charakterisiert ist.)
- ▷ Verstopfung bei Säuglingen, Verstopfung durch kaltes Wetter
- ▷ Der Hals ist so schwach, dass das Kind den Kopf nur mit Mühe aufrecht halten kann; schlechter bei Keuchhusten.[4]

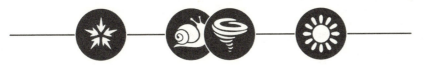

introvertiert – hypoaktiv./hyperaktiv – nicht destruktiv

Passend für alle erschöpften Zustände, d. h. Zustände, in denen Gewebe schneller erschöpft als wiederhergestellt werden. Mangelnde Vitalität.[6] ZINCUM passt nicht für Patienten, die von Natur aus eine geistige Schwäche haben, beispielsweise wenn ein Kind an der Schwelle zur Idiotie steht. Hier wird BAR-C. benötigt, das so einen Geist nähren kann.[1]

Überblick

▷ Kummer, Zorn, Angst und Schreck

Beschwerden durch

▷ quengelig, schlecht gelaunt

Geist und Gemüt

▷ schreit wenn es sich ärgert oder bewegt wird, während des Schlafes
▷ leicht erschreckt, erregt oder berauscht
▷ Abneigung gegen Reden und Arbeit
▷ Mangel an Ideen
▷ geistige Trägheit, schwer von Begriff
▷ unzufrieden und klagend: treibt andere mit seinem ständigen Gejammer zur Raserei, Weinen bei Ärger
▷ grundsätzlich nachgiebige und ruhige Gemütsveranlagung

▷ **kalt und durstig**

Allgemeines

▷ unstillbarer Hunger um elf oder zwölf Uhr

▷ ruhelose, zappelige Füße

Indikationen

▷ Kopfschmerzen bei überlasteten Schulkindern
▷ Kopfschmerz mit Trübsehen schlechter durch Hitze
▷ Hydrozephalus nach Cholera infantum oder nach Durchfall
▷ Cholera infatum, choleraartiger Durchfall bei Kindern
▷ fasst sich an die Genitalien, bei Husten oder Krämpfen
▷ Spielen mit den Genitalien während Husten

Aceticum Acidum   Acet-ac.

▷ Kind will getragen werden
▷ Kind lässt sich nicht am Kopf berühren
▷ Kinder sind durstig, aber haben Schwierigkeiten auch nur einen Teelöffel voll zu schlucken; bei Diphtherie.
▷ Abmagerung besonders im Gesicht, an Händen und Oberschenkeln
▷ chronischer Durchfall bei abgemagerten Kindern

Arum triphyllum   Arum-t.

▷ enorm schlecht gelaunt, ärgerlich, stur und widerspenstig
▷ diktatorisch
▷ Die Kinder verlieren ihren Appetit, wollen nicht spielen, magern ab und haben Kopfschmerzen.
▷ Andauerndes in der Nase bohren oder an den Lippen zupfen; befingert eine Stelle bis sie wund wird oder blutet, besonders bei Kindern.
▷ legt die Hand an den Hinterkopf und schreit, bei Kopfschmerzen

Bovista   Bov.

▷ ungeschickt in Sprechen und Handeln, lässt Dinge fallen, stottert usw.
▷ geistesabwesend, schwaches Gedächtnis.
▷ lacht und weint abwechselnd
▷ stotternde Kinder

Jalapa   Jal.

▷ Dem Kind geht es tagsüber gut, aber nachts weint es unausgesetzt und wirft sich umher; oder das Kind ist tags und nachts ruhelos und anstrengend; ohne Beschwerden.
▷ kindliche Diarrhö mit Kälte am ganzen Körper und bläulichem Gesicht

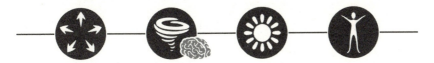

extrovertiert – geistig hyperaktiv – nicht destruktiv – mager

▷ Unentschlossenheit
▷ heißhungrig, unersättlich; magert trotzdem ab
▷ Verhärtung der Drüsen
▷ Erbrechen; Erbrechen unverdauter Nahrung bei Säuglingen
▷ akute Verdauungsstörung durch Ermattung und geistige Erschöpfung
   bei überforderten Kindern
▷ rachitische Vergrößerung des Femur bei Säuglingen und Kleinkindern

Jede Verrichtung der Homöopathie muss auf einem unumstößlichen Prinzip beruhen.

Kent, Aphorismen

Anhang

Schema der Fallanalyse bei Kindern

▷ **Altersgruppe** – Identifizieren der passenden Altersgruppe
▷ **SAD-Achse** – Bestimmung der Soziabilitäts-Aktivitäts-Destruktivitäts-Achse unter Beachtung der normalen kindlichen Entwicklung

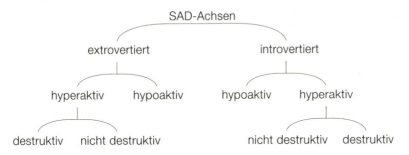

▷ **Geist und Gemüt** – Untersuchung der charakteristischen Gemütsveranlagungen (z.B. widerspenstig, diktatorisch, frühreif, fleißig usw.)
▷ **Reizreaktion** – Reaktion auf überschwellige negative Reize
▷ **‹Generals›** – Bestimmung von Temperatur, Durst, anderer allgemeiner Veranlagungen und charakteristischer körperlicher Allgemeinsymptome
▷ **Körperkonstitution** – Berücksichtigung des Körperbaus und seiner Merkmale (dick oder mager, groß oder klein, schlaff oder straff usw.)
▷ **Miasma** – Feststellen des vorherrschenden Miasmas

Die Berücksichtigung all dieser Faktoren entsprechend ihrer Bedeutung für den individuellen Fall führt Sie zum **Similimum**.

Die SAD-Achsen der Mittel finden sich in der Materia Medica und als Flussdiagramm auf den nächsten Seiten. Bei der Arbeit mit dem Diagramm muss beachtet werden, dass viele Mittel in mehreren Zweigen bzw. Achsen stehen. Steht ein Mittel ausschließlich auf einer Achse, z.B. nur unter introvertiert, dann wird es durch leichten Fettdruck hervorgehoben. Ist eine Veranlagung nachrangig, steht das Mittel auf der Achse in Klammern, z.B. wenn es *auch introvertiert sein kann*, aber primär extrovertiert ist. Ist eine Veranlagung bei einem Mittel nur bedingt vorhanden, z.B. bei akuter Krankheit, steht die Bedingung eingeklammert hinter dem Mittel. Ausschließlich *hypoaktive Mittel sind in der Regel nicht destruktiv* und werden daher nicht weiter differenziert. Ausnahmen von dieser Regel werden hinter dem betreffenden Mittel in eckigen Klammern angegeben.

(Randnotizen:)
Zur Arbeit mit dem Flussdiagramm

nat-m.

(phos.)

bell.(akut)

bufo [destruktiv]

Flussdiagramm

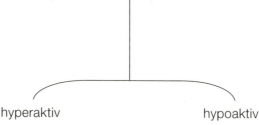

extrovertiert

aeth. agar. aloe apis arg-n. bell. bufo **calc-f.** calc-s. carc. **dulc. hyos.** (iod.) **kali-i. lac-c. lac-d. lach.** lyc. (dick) **mag-p.** (merc.) **mosch. nux-m.** phos. **podo. spong. stram.** sulph. **tarent. tub. verat.**

hyperaktiv

agar. aloe apis arg-n. bell. **calc-f.** carc. **dulc. hyos. iod. kali-i. lac-c. lach.** lyc. **mag-p. merc. mosch.** phos. **podo. spong. stram.** sulph. **tarent. tub. verat.**

hypoaktiv

aeth. bufo [destruktiv] calc-s. [destruktiv] carc. hyos. (akut) **lac-d.** [destruktiv] **nux-m.**

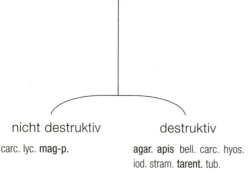

körperlich hyperaktiv

agar. apis bell. carc. hyos. iod. lyc. **mag-p. stram. tarent. tub.**

geistig hyperaktiv

aloe arg-n. bell. **calc-f.** carc. **dulc.** iod. **kali-i. lac-c. lach.** lyc. merc. **mosch.** phos. **podo. spong. stram.** sulph. **verat.**

nicht destruktiv

carc. lyc. **mag-p.**

destruktiv

agar. apis bell. carc. hyos. iod. stram. **tarent. tub.**

destruktiv

aloe bell. carc. **dulc.** iod. **kali-i. lac-c. lach.** merc. **mosch.** stram. **verat.**

nicht destruktiv

arg-n. **calc-f.** carc. lyc. phos. **podo. spong.** sulph.

252

der SAD-Achsen

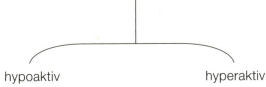

introvertiert

abrot. acon. all-c. alum. ambr. am-c. anac. ant-c. ant-t. arg. arg-n. ars. aur. bar-c. bar-m. bell. (akut) bism. bor. brom. bry. bufo calc. calc-p. calc-s. caps. carc. caust. cham. chin. cina cupr. ferr. gels. graph. hell. hep. ign. iod. ip. kali-bi. kali-br. kali-c. kali-m. kali-p. kali-s. kreos. lyc. (mager) mag-c. mag-m. mang. med. merc. merc-d. mez. nat-c. nat-m. nat-p. nat-s. nit-ac. nux-v. op. ph-ac. (phos.) pic-ac. plb. psor. puls. rheum rhus-t. sabad. sanic. sec. sep. sil. staph. sulph. syph. thuj. tub. zinc.

hypoaktiv

alum. am-c. ant-c. **bar-c. bar-m.** bry. bufo [destruktiv] calc. calc-s. [destruktiv] caps. carc. **gels. graph. hell.** kali-bi. op. ph-ac. pic-ac. plb. sep. zinc.

hyperaktiv

abrot. acon. alum. ambr. am-c. **anac.** ant-c. ant-t. arg. arg-n. ars. aur. **bell. bism. bor. brom.** bry. calc. **calc-p.** caps. carc. caust. cham. chin. cina cupr. ferr. hep. **ign.** iod. ip. **kali-bi. kali-br. kali-c. kali-m. kali-p. kali-s. kreos.** lyc. **mag-c. mag-m. mang.** med. merc. **merc-d. mez. nat-c. nat-m. nat-p. nat-s. nit-ac. nux-v.** op. phos. plb. **psor. puls. rheum rhus-t. sabad. sanic. sec.** sep. **sil. staph.** sulph. **syph.** tub. zinc.

geistig hyperaktiv

abrot. acon. alum. **ambr.** ant-c. **arg.** arg-n. ars. **aur. bell. bism. bor.** brom. bry. calc. caps. carc. **caust.** cham. chin. cina **ferr. ign.** iod. **ip.** kali-bi. kali-c. **kali-m. kali-p.** kali-s. lyc. **mag-c.** mag-m. mang. **med.** merc. **merc-d. mez. nat-c. nat-m.** nat-s. nit-ac. **nux-v.** op. phos. **psor. puls. rheum** sabad. sanic. sep. sil. staph. sulph. **syph.** zinc.

körperlich hyperaktiv

acon. am-c. **anac. ant-t.** ars. bell. brom. **calc-p.** carc. cham. chin. cina **cupr. hep.** iod. **kali-br.** kali-c. kali-s. **kreos.** lyc. mag-m. mang. **nat-p.** nat-s. nit-ac. plb. **rhus-t. sec.** sil. staph. **thuj.** tub. zinc.

nicht destruktiv

acon. **ambr.** ant-c. **arg.** arg-n. **bism.** brom. bry. calc. carc. **caust.** chin. **ign. ip.** kali-bi. **kali-m.** lyc. **mag-c.** mag-m. mang. **nat-m.** phos. **psor. puls. rheum sabad. sanic.** sep. sil. sulph. zinc.

destruktiv

abrot. alum. ars. **aur.** bell. bor. caps. carc. cham. cina **ferr.** iod. kali-c. **kali-p. kali-s. med.** merc. **merc-d. mez. nat-c.** nat-s. nit-ac. **nux-v.** op. staph. **syph.**

destruktiv

am-c. **anac. ant-t.** ars. bell. carc. cham. cina **cupr. hep.** iod. kali-c. kali-s. **kreos.** nat-s. nit-ac. plb. **sec.** staph. tub.

nicht destruktiv

acon. brom. **calc-p.** carc. chin. **kali-br.** lyc. mag-m. mang. **nat-p. rhus-t.** sil. **thuj.** zinc.

Literaturverzeichnis

Allen, T. F. 2011: The Encyclopaedia of Pure Materia Medica (nicht in Deutsch erhältlich)

Allen, Henry C. 2005: Leitsymptome homöopathischer Arzneimittel

[6]**Bhanja**, K. C. 2006: Masterkey zur homöopathischen Materia Medica

Borland, Douglas M. 1961: Kindertypen

Hahnemann, Samuel 1992: Organon der Heilkunst, Textkritische Ausgabe der von Samuel Hahnemann für die sechste Auflage vorgesehenen Fassung, Haug

Hering, Constantin 1998: Leitsymptome unserer Materia Medica

[1]**Kent**, James T. 2007: Lectures on Homoeopathic Materia
(deutsch: Gesamte homöopathische Arzneimittellehre)

[5]**Morrison**, Roger 1993: Desktop Guide to Keynotes and Confirmatory Symptoms
(deutsch: Handbuch der homöopathischen Leitsymptome und Bestätigungssymptome)

[4]**Phatak**, S. R. 1999: Materia Medica of Homœopathic Medicines
(deutsch: Homöopathische Arzneimittellehre)

[2]**Sankaran**, Rajan 1997: The Soul of Remedies (deutsch: Die Seele der Heilmittel)

[3]**Vermeulen**, Frans 2004: Prisma. The Arcana of Materia Medica Illuminated
(deutsch: Prisma. Das Arcanum der Materia Medica ans Licht gebracht)

Vermeulen, Frans 2000: Konkordanz zur Materia Medica

Vijayakar, Prafull 2004: Die Theorie der Unterdrückung. Vorhersagbare Entwicklungsverläufe von Krankheit und Heilung auf der Grundlage der Miasmen

Vijayakar, Prafull et al. 2010: Workshop-Mitschrift. Mahabaleshwar/Indien 2002

Vijayakar, Prafull 2011: Die homöopathische Behandlung von akuten Krankheiten. Mit Materia Medica und Fallbeispielen

Vijayakar, Prafull 2012: Typische Begegnungen. Extrovertiert – Introvertiert

[7]**Vijayakar**, Prafull 2013: Trimiasmatische Materia Medica der genetischen Merkmale. Schüchtern und Rechtsseitig: Barium, Calcium, Kalium und die Kohlenstoffe

Wells, P. P. 1862: The homœopathic treatment of diarrhœa & dysentery

Zandvoort, Roger van (Hrsg.) 2007: Complete Repertory. Deutsche Ausgabe
(zitiert nach Complete Synopsis 2.2 für Mac – http://www.complete-synopsis.com)

Schwangerschaft, Geburt, Entwicklung und Psychologie

Dahlke, Ruediger et al. 2001: Der Weg ins Leben. Schwangerschaft und Geburt aus ganzheitlicher Sicht

Erikson, Erik H. 1973: Identität und Lebenszyklus. Drei Aufsätze

Gardner, Howard 2013: Intelligenzen. Die Vielfalt des menschlichen Geistes
(im Original: Intelligence Reframed. Multiple Intelligences for the 21st Century)

Gesell, Arnold. & Illg, Frances L. u. v. a. 1964: Säugling und Kleinkind in der Kultur der Gegenwart. Die Förderung der Entwicklung in Elternhaus und Kindergarten
(im Original: Child Development. An Introduction to the Study of Human Growth I = Infant and child in the Culture of today)

Gesell, Arnold. & Illg, Frances L. u. v. a. 1964: Das Kind von Fünf bis Zehn
(im Original: Child Development. An Introduction to the Study of Human Growth II = The child from Five to ten)

Harms, Thomas 2008: Emotionelle Erste Hilfe. Bindungsförderung – Krisenintervention – Eltern-Baby-Therapie

Hurlock, Elizabeth B. 1972: Die Entwicklung des Kindes
(im Original: Child Growth and Development)

Illingworth, Ronald S. 1990: Unser Kind. Die ersten Lebensjahre: Umfassende Informationen über die Entwicklungsstadien des Kindes in den ersten Jahren, mit den Möglichkeiten der Förderung. (im Original: Development of the Infant and Young Child. Normal and Abnormal)

Leboyer, Frédérick 1974: Der sanfte Weg ins Leben – Geburt ohne Gewalt

Lowen, Alexander 1981: Körperausdruck und Persönlichkeit. Grundlagen und Praxis der Bioenergetik

Miller, Alice 2010: Am Anfang war Erziehung

Odent, Michael 2010: Geburt und Stillen. Über die Natur elementarer Erfahrungen

Piaget, Jean 1983: Meine Theorie der geistigen Entwicklung

Thomas, Alexander und Chess, Stella 1985: Temperament und Entwicklung. Über die Entstehung des Individuellen
(im Original: Temperament and Development)

Thompson, George G. 1962: Child Psychology. Growth Trends in Psychological Adjustment

Watson, Robert I. 1980: Psychology of the Child and the Adolescent